INDEX

TO

HOMŒOPATHIC PROVINGS,

BY

THOMAS LINDSLEY BRADFORD, M. D.,

AUTHOR OF "LIFE OF HAHNEMANN," "HOMŒOPATHIC BIBLIOGRAPHY,'
" PIONEERS OF HOMŒOPATHY," ETC., ETC.

———————

PHILADELPHIA :
BOERICKE & TAFEL.
1901.

TO THE MEMORY OF
DR. CONSTANTINE HERING,
THE NESTOR OF
MATERIA MEDICA.

"As gold is tryed by the touch, so good bookes by their worth."—*Wit's Academy, 1635.*

PREFACE.

THIS book is intended as a guide to publications containing records of the testing, or proving the effects of drugs and poisons upon the healthy human body.

The name of each medicinal substance is first given, followed by the most important of its synonyms and popular names. It has been thought best not to include the German or French names of the remedies.

Titles of books containing pathogeneses follow, and afterwards references to original provings, with the names of the provers, alphabetically arranged.

This index includes the provings from the first publication by Hahnemann of the Fragmenta de viribus in 1805 up to January 1, 1900.

Reference has in some cases been made to experiments upon animals, and also to certain drug results that cannot be strictly classified as pure homœopathic provings. It has simply been the aim to direct the student of Materia Medica to all important drug data.

All the homœopathic journals, obtainable, have been carefully examined, and comparisons have been made with the references in Allen's Encyclopædia, the Cyclopædia of Drug Pathogenesy, the Guiding Symptoms, and some references have been added from these authorities.

There is a vast fund in these three great collections to the careful student, and each one has its own especial value.

Thus Allen includes poisoning cases in connection with the symptomatology; the Cyclopædia of Drug Pathogenesy records the provings in most cases verbatim from the note books or the first publication of the proving; while in the Guiding Symptoms may be found a vast accumulation of clinical references and results.

So that each set of books covers a distinct field of research, and each should be in the library of the thorough student.

In the first accumulation by Jahr, the Symptomen Codex, tables may be found of duration of action, names, etc., of the remedies.

The names of the remedies have been obtained from the American Homœopathic Pharmacopœia, the British Homœopathic Pharmacopœia, and from Dr. H. M. Smith's List of Homœopathic Medicines, and from the Standard Botanies.

The drug name used and recorded by the prover is first given : the synonyms follow.

Part III is a Bibliography. 1st. Of Journals fully examined. 2d. Of Journals partially examined. 3d. Of Journals that it has been impossible to obtain.

There is also a list of books and pamphlets to which reference is made in the Index.

The numbering the volumes is in all cases continuous from the initial volume, and not by the pernicious and senseless system of series by which one set of a journal may have several volumes, each numbered volume one.

The compiler is under great obligations to Dr. Richard Hæhl, of Stutgart, Germany, who very carefully examined sets of the Allgemeine homöopathische Zeitung, and several other of the German journals.

In this age of fantastic pharmaceutical compounds, let us not forget that the cure is made easier and more complete by the selection of the similimum according to the directions laid down by Hahnemann, than by floundering about with empirical doses of chemical extracts given according to eclectic fancy and not by the certain law our school possesses, the Law Similia.

T. L. BRADFORD.

Philadelphia, Jan. 21, 1901.

PART I.

LIST OF MEDICINES.

Abies canadensis.
Abies nigra.
Abrotanum.
Absinthium.
Acacia arabica.
Acalypha indica.
Acantha lectularius.
Acanthus mollis.
Acetic acid.
Acetic acid et Hyoscyamus.
Achillea millefolium.
Acoranthera venenata.
Acris tinctura.
Aconitum anthora.
Aconitum cammarum.
Aconitum ferox.
Aconitum lycoctonum.
Aconitum napellus.
Aconitum septentrionale.
Aconitinum.
Actæa racemosa.
Actæa spicata.
Ær maritim artificialis.
Adamas.
Adelheilsquelle.
Adeps suis.
Adonis vernalis.
Adoxa moschatellina.
Æsculus glabra.

Æsculus hippocastanum.
Æthusa cynapium.
African Lily.
Agaricus campanulatus.
Agaricus campestris.
Agaricus citrinus.
Agaricus emeticus.
Agaricus muscarius.
Agaricus pantherinus. .
Agaricus phalloides.
Agaricus procerus.
Agaricus semiglobatus.
Agaricus stercorarius.
Agave americana.
Agnus castus.
Agrostemma githago.
Agkistrodon contortrix.
Ailanthus glandulosa.
Alcohol.
Alcohol sulphuris.
Aldehyde.
Aletris farinosa.
Allium cepa.
Allium sativum.
Alnus rubra.
Aloe soccatrina.
Alstonia constricta.
Alstonia scholaris.
Alumen.

2

Alumina.

Alumina, silico-sulphate.

Aluminium metallicum.

Amagallis arvensis.

Amanita.

Ambra grisea.

Ambra succinum.

Ambrosia artemisiæfolia.

Ammoniacum gummi.

Ammonium aceticum.

Ammonium benzoicum.

Ammonium bromidum.

Ammonium carbonicum.

Ammonium causticum.

Ammonium citricum.

Ammonium jodatum.

Ammonium muriaticum.

Ammonium nitricum.

Ammonium phosphoricum.

Ammoniæ spiritus aromaticus.

Ampelopsis Hogii.

Ampelopsis quinquefolia.

Amphisbœna vermicularis.

Amygdalæ amaræ aqua.

Amygdala dulcis.

Amyl nitrosum.

Anacardium occidentale.

Anacardium orientalis

Anagallis arvensis.

Anagyris fœtida.

Anantherum muricatum.

Anchusa officinalis.

Andromeda arborea.

Anemone nemorosa.

Anemone ranunculoides.

Anethum fœniculum.

Anethum graveolens.

Angelica atropurpurea.

Angustura vera.

Angustura spuria.

Anilinum.

Aniline sulphate.

Anhalonium.

Anisum stellatum.

Anterrhinum linaria.

Anthemis cotula.

Anthemis nobilis.

Anthemis pyrethrum.

Anthracinum.

Anthrakokali.

Anthriscus cerefolium.

Antifebrin.

.Antimonium arsenitum.

Antimonium chloridum.

Antimonium crudum.

Antimonium oxidum.

Antimonium muriaticum.

Antimonium sulphuratum curatum.

Antimonium et Potass. tart.

Antipyrin.

Antitoxin.

Aphis chenopodii glauci.

Apis mellifica.

Apium virus.

Apium graveolens.

Apiol.

Apocynum androsæmifolium.

Apocynum cannabinum.

Apomorphinum.

Apuino.

Aqua calcis.

Aqua marina.

Aqua petra.

Aqua tepida.

Aquilegia vulgaris.

Aralia hispida.
Aralia nudicaulis.
Aralia racemosa.
Aralia spinosa.
Aranea diadema.
Aranea scinencia.
Aranea tela.
Arans excels.
Arctium lappa.
Argemone mexicana.
Argentum chloratum.
Argentum cyanidum.
Argentum iodatum.
Argentum muriaticum ammo-
    niatum.
Argentum metallicum.
Argentum nitricum.
Aristolochia milhomens.
Aristolochia serpentaria.
Armoracia.
Arnica montana.
Arsenicum album.
Arsenicum creosotum.
Arsenicum hydrogenisatum.
Arsenici et Hydrargyri iodidi.
Arsenicum iodatum.
Arsenicum metallicum.
Arsenicum nitricum.
Arsenicum sulfuratum flavum.
Arsenicum sulfuratum rubrum.
Arsenite of soda.
Artanthe elongata.
Artemisia abrotanum.
Artemisia tridentata.
Artimesia vulgaris.
Arum dracunculus.
Arum Italicum.
Arum maculatum.

Arum seguinum.
Arum triphyllum.
Arundo mauritanica.
Asafœtida.
Asarum canadensis.
Asarum Europæum.
Asclepias cornuti.
Asclepias curassavica.
Asclepias incarnata.
Asclepias tuberosa.
Asimina triloba.
Asparagus officinalis.
Askalabotes lævigatus.
Assacu.
Astacus fluviatalis.
Asterias rubens.
Astragalus menzieshii.
Athamanta oreoselinum.
Atropa mandragora.
Atropinum.
Atropia sulphate.
Aurum foliatum.
Aurum fulminans.
Aurum metallicum.
Aurum muriaticum.
Aurum muriaticum natronatum.
Aurum sulfuratum.
Australian black ant.
Avena.
Azadirachta Indica.

Bacillinum.
Bacillus prodigiosus.
Badiaga.
Balsamum Peruvianum.
Balm of Gilead buds.
Balnea maritima.
Bananæ flos.

Baptisia tinctoria.
Bartfelder.
Barbæ ciprini ova.
Baryta acetica.
Baryta carbonica.
Baryta muriatica.
Baryosma tongo.
Belladonna.
Bellis perennis.
Benzinum.
Benzinum nitricum.
Benzoic acid.
Benzoin odoriferum.
Berberinum.
Berberis vulgaris.
Berylla carbonica.
Betonica aquatica.
Betula.
Biod.
Bismuthum metallicum.
Bismuthum oxydatum.
Blatta americana.
Blatta orientalis.
Boletus laricis Europæ.
Boletus luridus.
Boletus satanas.
Bombyx chrysorrhœa.
Bombyx processionea.
Bondonneau.
Boracic acid.
Boracica salia.
Borax.
Bothrops lanceolatus.
Bovista.
Brayera anthelmintica.
Brachyglottis repens.
Brassica napus.
Branca ursina.

Bromium.
Brucea antidysenterica.
Brucinum.
Bryonia alba.
Bufo rana.
Bufo sahytiensis.
Bunafa.
Bursa pastoris.
Buxus.

Cacao.
Cactus grandiflorus.
Cadmium bromide.
Cadmium iodatum.
Cadmium muriaticum.
Cadmium sulfuratum.
Cæsium met. et sulph.
Caffeinum.
Cainca.
Cajuputum.
Calabar bean.
Caladium seguinum.
Calcarea acetica.
Calcarea arsenica.
Calcarea caustica.
Calcarea carbonica.
Calcarea chlorata.
Clacarea fluorata.
Calcarea iodata.
Calcarea muriatica.
Calcarea phosphorica.
Calcarea sulfurica.
Calcium hydrate.
Calx vivas mineralis.
Calendula officinalis.
Caltha palustris.
Calla ætheopica.
Callilaris.

Caloptris gigantea.
Camphora.
Camphora monobromate.
Cancer fluviatilis.
Canchalagua.
Canna.
Cannabis indica.
Cannabis sativa.
Cantharidin.
Cantharis.
Capanapi.
Capsicum annum.
Carbo animalis.
Carbo vegetabilis.
Carbolic acid.
Carboneum.
Carboneum chloratum.
Carboneum hydrogenisatum.
Carboneum oxygenisatum.
Carboneum sulfuratum.
Carduus benedictus.
Carduus marianus.
Carlsbad water.
Carum carui.
Carya alba.
Cascara sagrada.
Cascarilla.
Cassada.
Castenea vesca
Castor equorum.
Castoreum.
Catalpa bignonoides.
Caulophyllum thalactroides.
Causticum.
Ceanothus americanus.
Cedron.
Cepa.
Centaurea tagana.

Celtis occidentalis.
Cencris contortrix.
Cephalanthus occidentalis.
Cerasus virginiana.
Cereus bonplandii.
Cereus serpentinus.
Cerevisiæ fermentum.
Cervus brazillicus.
Cetraria islandica.
Chamomilla.
Chelidonium glaucum.
Chelidonium majus.
Chelon glabra.
Chenopodium anthelminticu
Chenopodium glauci aphis.
Chenopodium hydridum.
Chenopodium vulvaria.
Chimaphila maculata.
Chimaphila umbellata.
China officinalis.
Chininum arsenicosum.
Chininum hydracyanidum.
Chininum muriaticum.
Chininum sulfuricum.
Chinaria canadensis.
Chionanthus virginica.
Chloralum.
Chlorinum.
Chloroform.
Cholesterine.
Chromicum acidum.
Chromium oxidatum.
Chrysophanic acid.
Cichorium intybus.
Cicuta maculata.
Cicuta virosa.
Cimex lectularius.
Cimicifuga racemosa.

Cina.
Cinchona officinalis.
Cinchcna boliviana.
Chinchoninum sulfuricum.
Cinnabar.
Cinnamomum.
Cistus canadensis.
Citrus limonum.
Citrus vulgaris.
Civet cat.
Clematis erecta.
Clematis virginiana.
Cobaltum chloride.
Cobaltum metallicum.
Coca.
Cocaine.
Coccinella septempunctata.
Cocculus indicus.
Coccus cacti.
Cochlearia armoracia.
Codeinum.
Cœrulium iritis solis.
Coffea arabica.
Coffea tosta.
Coffeinum.
Colchicinum.
Colchicum autumnale.
Collinsonia canadensis.
Colocynthinum.
Colocynthis.
Colorado potato bug.
Commocladia dentata.
Conchiolinum.
Coniinum.
Conium maculatum.
Convallaria majalis.
Convolvulus arvensis.
Convolvulus duartinus.

Copaiva officinalis.
Corraline.
Corallium rubrum.
Coriara myrtifolia.
Coriaria ruscifolia.
Cornus alternifolia.
Cornus circinata.
Cornus florida.
Cornus sericea.
Corydalis formosa.
Cotyledon umbilicus.
Creasote.
Cresotum.
Crocus sativus.
Crotalus cascavella.
Crotalus horridus.
Croton tiglium.
Cryptopinum.
Cubeba.
Culex musca.
Cundurango.
Cupressus australis
Cuprum aceticum.
Cuprum arsenicosum.
Cuprum ammoniæ sulphuricum.
Cuprum carbonicum.
Cuprum metallicum.
Cuprum muriaticum.
Cuprum nitricum.
Cuprum sulphuricum.
Curare.
Cyclamen europæum.
Cypripedium pubescens.
Cysticus laburnum.

Damiana.
Daphne indica.

Daphne mezereum.
Datura arborea.
Datura ferox.
Datura meteloides.
Datura sanguinea.
Datura stramonium.
Daturin.
Delphininum.
Delphinus amazonicus.
Dematium petræum.
Derris pinnata.
Dictamnus fraxinella.
Diadema aranea.
Digitalinum.
Digitalis purpurea.
Digitoxinum.
Dioscorea villosa.
Dioscorein.
Di-nitrobenzol.
Dipterix odorata.
Dirca palustris.
Dolichos pruriens.
Doryphora decem lineata.
Dracontium fœtidum.
Drosera rotundifolia.
Duboisia myoporoides.
Duboisia hopwoodi.
Duboisin.
Dulcamara.

Eaux Bonnes.
Eger.
Echinacea angustifolia.
Echites suberecta.
Elaps corallinus.
Elæis guineensis.
Elaterium.
Electricity.

Electricitas frictionale.
Electro-magnetismus.
Elmen Soolbad.
Emetinum.
Ems.
Ephedra vulgaris.
Epigæa repens.
Epilobium palustre.
Epiphegus virginiana.
Equisetum hyemale.
Erechthites hieracifolia.
Erigeron canadense.
Eriodictyon californicum.
Eryngium aquaticum.
Eryngium maritimum.
Ervum ervilia.
Erythrophlæum judiciale.
Erythroxylon coca.
Eserinum.
Ether.
Ethyl nitrate.
Eucalyptus globulus.
Eugenia jambos.
Euonymus atropurpurea
Euonymus europæus.
Eupatorium aromaticum.
Eupatorium perfoliatum.
Eupatorium purpureum.
Euphorbia amygdaloides.
Euphorbia corollata.
Euphorbia cyparissias.
Euphorbia hypericifolia.
Euphorbia ipecachuanha.
Euphorbia lathyris.
Euphorbia peplus.
Euphorbium officinarum.
Euphrasia officinalis.
Eupion.

Faba.
Fagopyrum esculentum.
Fagus sylvatica.
Fel tauri.
Farfara.
Ferrum aceticum.
Ferrum bromatum.
Ferrum carbonicum.
Ferrum jodatum.
Ferrum magneticum.
Ferrum metallicum.
Ferrum muriaticum.
Ferrum phosphoricum.
Ferrum sesquichloratum.
Ferrum sulfuricum.
Ferrum tartaricum.
Ferula glauca.
Fettgift.
Filix mas.
Ficus indica.
Flos percici.
Fluoric acid.
Fluoride calcium.
Fœniculum.
Folium persicum.
Formica rufa. and Seriaca.
Fragaria vesca.
Franzenbad.
Frasera carolinensis.
Fraxinus americana.
Friedrichshaller Bitterwasser.
Fucus vesiculosus.
Fuschin.
Furfur iritici.

Gadus morrhua.
Galium aparine.
Gallicum acidum.

Gallinæ stomachi tunica interior.
Galvanismus.
Gambogia.
Gastein.
Gaultheria procumbens.
Gelseminum sempervirens.
Gemiasma verdans.
Genista tinctoria.
Gentiana criciata.
Gentiana lutea.
Geoffroya vermifuga.
Geranium maculatum.
Gettysburg water.
Geum rivale.
Ginseng.
Glanderine.
Glonoine.
Gnaphalium polycephalum.
Gossipium herbaceum.
Granatum.
Graphites.
Gratiola officinalis.
Grindelia robusta.
Grindelia squarrosa.
Guaco.
Guaicum.
Guano australis.
Guarana.
Guarea trichiloides.
Gymnema sylvestre.
Gymnocladus canadensis.
Gummi gutti.

Haschisch.
Hæmatoxylon campechianum.
Hall Springs.
Hamamelis virginica.

Hedeoma puligioides.
Hedysarum ildeofonsianum.
Hekla lava.
Helianthus annuus.
Heliotropum peruvianum.
Heloderma horridus.
Helleborus fœtidus.
Helleborus niger.
Helleborus orientalis.
Helleborus viridis.
Helonias dioica.
Hepar sulphuris calcareum.
Hepar sulph. natronatum.
Hepatica triloba.
Heracleum sphondylium.
Hilotropium peruvianum.
Hippomanes.
Hippozænin.
Hoang nan.
Homarus.
Homeria collina.
Hura braziliensis.
Hydrastis canadensis.
Hydriodic acid.
Hydrocotyle asiatica.
Hydrocyanic acid.
Hydrophobin.
Hydrophyllum virginicum.
Hyoscinum hydriodicum.
Hyoscyamus niger.
Hyoscyaminum.
Hypericum perforatum.
Hypophyllum sanguineum.

Iberis amara.
Ichthyol.
Ictodes fœtida.
Ignatia amara.

Ilex casseine.
Illicium anisatum.
Imperatoria.
Imponderabilia.
Incajea.
Indigo.
Indium metallicum.
Ingluvin.
Inula helenium.
Iodium.
Iodoform.
Ipecachuanha.
Ipomœa.
Iridium.
Ira.
Iris fœtidissima.
Iris florentina.
Iris minor.
Iris versicolor.
Itu.

Jaborandi.
Jacaranda caroba.
Jacea.
Jag-rinum.
Jalapa.
Jambos eugenia.
Janipha manihot.
Jasminum officinale.
Jasper.
Jatropha curcas.
Jatropha urens.
Jatzfeld.
Jelly fish.
Juglans cinerea.
Juglans regia.
Juncus effusus.
Juniperus virginiana.

Kali aceticum.
Kali arsenicosum.
Kali bichromicum.
Kali bromatum.
Kali carbonicum.
Kali chloricum.
Kali chlorosum.
Kali chromicum.
Kali cyanatum.
Kali ferrocyanatum.
Kali jodatum.
Kali muriaticum.
Kali nitricum.
Kali oxalicum.
Kali permanganicum.
Kali phosphoricum.
Kali picricum.
Kali sulfuratum.
Kali sulfuricum.
Kali tartaricum.
Kali telluricum.
Kalmia latifolia.
Kaolin.
Karaka.
Katipo.
Kava kava.
Keresolene.
Kerosenum.
Kino.
Kissengen water.
Kosen water.
Kobaltum.
Kousso.
Kreosotum.
Kronthal.
Kurchi.

Laburnum.

Lacerta agilis.
Lachesis.
Lachnanthes tinctoria.
Lac caninum.
Lac felinum.
Lac vaccinum defloratum.
Lac vaccinum.
Lactic acid.
Lactuca virosa.
Lactucarium thridace.
Lager beer.
Lamium album.
Landeck.
Langenbrucken.
Lappa officinalis.
Lapathum acutum.
Lapis albus.
Lathyrus sativus.
Laurocerasus.
Ledum palustre.
Lemon juice.
Lepidium bonariense.
Leonurus cardiaca.
Leptandra virginica.
Levisticum officinale.
Lilium tigrinum.
Lilium superbum.
Limulus cyclops.
Linaria vulgaris.
Linum catharticum.
Lippspringe.
Liquorice.
Lithium carbonicum.
Lithium muriaticum.
Lobelia cardinalis.
Lobelia inflata.
Lobelia coerulea.
Lobelia syphilitica.

Lobelinum.
Lolium tumulentum.
Lonicera xylosteum.
Luffa.
Luna.
Lupulus humulus.
Lupulin.
Lycopersicum.
Lycopodium clavatum.
Lycopus virginicus.
Lyssin.

Madar.
Macrotinum.
Magnesia carbonica.
Magnesia muriatica.
Magnesia phosphorica.
Magnesia sulphurica.
Magnet.
Magnes artificialis.
Magnetis polus Arcticus.
Magnetis polus Australis.
Magnolia glauca.
Magnolia grand.
Majorana origanum.
Malandrinum.
Malaria officinalis.
Mancinella.
Mandragora officinarum.
Manganum aceticum.
Marum verum teucrium.
Maté.
Matico.
Marienbader Kruzbrunner.
Meconinum.
Medorrhinum.
Medusa.
Melastoma ackermani.

Melilotus officinalis.
Meinberg. Pyrmont.
Menispermum canadense.
Mentha piperita.
Mentha pulegium.
Menyanthes trifoliata.
Mephitis putorius.
Mercurius aceticus.
Mercurius bromatus.
Mercurius corrosivus.
Mercurius cyanatus.
Mercurius dulcis.
Mercurius iodatus flavus.
Mercurius iodatus ruber.
Mercurius nitrosus.
Mercurius methylinus.
Mercurius præcipitatus ruber.
Mercurius oxydulatus niger.
Mercuric potassium iodide.
Mercurius proto sulphur.
Mercury.
Mercurius solubilis Hahne-
    manni.
Mercurius sulfo cyanatus.
Mercurius sulfuricus.
Mercurius vivus.
Mercurialis perennis.
Mesmerismus.
Methylenum bichloratum.
Methyl-ethyl ether.
Metallpræparate.
Mezereum.
Mica.
Midge.
Millefolium.
Mimosa humulus.
Mississquoi water.
Mitchella repens.

Momordica balsamina.
Monotropa uniflora.
Morphium aceticum.
Morphinum.
Morphium muriaticum.
Morphium purum.
Morphium sulphuricum.
Moschus.
Murex purpurea.
Muriatic acid.
Murure leite.
Musa sapientium.
Muscarinum.
Mussels.
Mygale masiodora.
Myrica cerifera.
Myricin.
Myristica sebifera.
Myrtus communis.
Myrtilis edulis.
Myosotis.

Nabulus albus.
Naja tripudians.
Napellin.
Naphthalinum.
Naphtha.
Narceinum.
Narcissus poeticus.
Narcotinum.
Narcotinum aceticum.
Narcotinum muriaticum.
Nardsar.
Narzan.
Natrum arsenicatum.
Natrum.
Natrum bircarbonicum.
Natrum bromatum.

Natrum carbonicum.
Natrum chloratum.
Natrum lacticum.
Natrum muriaticum.
Natrum nitricum.
Natrum phosphoricum.
Natrum salicylicum.
Natrum sulphuricum.
Natrum sulphuratum.
Natrum sulfovinicum.
Nelubrium luteum.
Niccolum.
Nicotinum.
Nitric acid.
Nitri spiritus dulcis.
Nitrous acid.
Nitrogen peroxide.
Nitro glycerine.
Nitro-muriatic acid.
Nitrous oxide.
Nitrum.
Nuphar luteum.
Nux absurda.
Nux juglans.
Nux moschata.
Nux vomica.
Nymphæ odorata.

Ocimum canum.
Œnanthe crocata.
Œnothera biennis.
Oleander.
Oleum animale.
Oleum cajeputi.
Oleum jecoris aselli.
Oniscus asellus.
Onosmodium virginianum.
Ophiotoxicon.

Opium.
Oplia farinosa.
Optochimische.
Opuntia vulgaris.
Oreodaphne california.
Origanum majorana.
Origanum vulgare.
Osmium.
Ostrya virginica.
Ova gallinæ pellicula.
Oxalic acid.
Oxalis acetosella.
Oxygen.
Oxytropis lamberti.
Ozonum.

Pæonia officinalis.
Palladium.
Panacea.
Papaverinum.
Papaya vulgaris.
Paraffinum.
Pareira brava.
Paris quadrifolia.
Partheinum hysterophorus.
Passiflora incarnata.
Pastinaca sativa.
Paullinia pinnata.
Paullinia sorbilis.
Pediculus capitis.
Penthorum sedoides.
Pennyroyal oil.
Pepsin.
Perkinismus.
Perlarum mater.
Persica.
Petiveria tetrandra.
Petroleum.

Petroselinum sativum.
Phallus impudicus.
Phaseolus vulgaris.
Phellandrium aquaticum.
Phosphoric acid.
Phosphorus.
Phosphorus hydrogenatus.
Physolia pelagica.
Physostigma venenosum.
Phytolacca decandra
Picricum acidum.
Picrotoxinum.
Pilocarpine.
Pimenta officinalis.
Pimpinella saxifraga.
Pinus lambertiana.
Pinus sylvestris.
Piper cubeba.
Piper methysticum.
Piper nigrum.
Piscidia erythrina.
Piturinum.
Pix liquida.
Plantago major.
Plantago minor.
Platinum.
Platinum muriaticum.
Plectranthus fructicosus.
Plumbago littoralis.
Plumbum.
Plumbum aceticum.
Plumbum chromicum.
Podophyllin.
Podophyllum peltatum.
Polyandria poligama.
Polygonum hydropiperoides
Polygonum punctatum.
Polymnia uvedalia.

Polyporus officinalis.
Polyporus pinicola.
Populus candicans.
Populus tremuloides.
Potassium chlorate.
Pothos fœtida.
Prenanthus serpens.
Primula obconica.
Primula veris offic.
Prinos verticillatus.
Prophylamin.
Protonuclein.
Prunus laurocerasus.
Prunus padus.
Prunus spinosa.
Psorinum.
Psoricum.
Ptelia trifoliata.
Pulex irritans.
Pulque.
Pulsatilla prætensis.
Pulsatilla nuttalliana.
Pyrocarbon.
Pyrogenum.
Pyrethrum parthenium.
Pyrola rotundifolia.
Pyrolignosum acidum.
Pyrus americana.

Quassia amara.
Quinine.
Quinine hydrochlorate.

Ranunculus acris.
Ranunculus bulbosus.
Ranunculus flammula.
Ranunculus glacialis.
Ranunculus repens.

Ranunculus sceleratus.
Raphanus sativus.
Ratanhia.
Reinerz.
Resina itu.
Rhamnus catharticus.
Rhamnus frangula.
Rhamnus purshiana.
Rheum officinale.
Rheum palmatum.
Rhodium.
Rhododendron   chrysanthe-
    mum.
Rhus diversiloba.
Rhus glabra.
Rhus laurina.
Rhus radicans.
Rhus toxicodendron.
Rhus venenata.
Ricinus communis.
Robinia pseudacacia.
Rosmarinus officinalis.
Rumex acetosa.
Rumex crispus.
Russula fœtens.
Ruta graveolens.

Sabadilla officinarum.
Sabina.
Sabal serrulata.
Saccharum album.
Saccharum lactis.
Salamandra lacerta.
Salicylic acid.
Salicylate of soda.
Salicinum.
Salix nigra.
Salix purpurea.

Salol.
Salvia officinalis.
Sambucus canadensis.
Sambucus nigra.
Sanguinaria canadensis.
Sanguinaria nitrate.
Sanguinarinum.
Sanicula.
Santoninum.
Sapo cast.
Saponinum.
Saponaria officinalis.
Sap soda.
Sarracenia purpurea.
Sarsaparilla.
Sassafras.
Salhyrus sativus.
Schinus molle.
Scilla maritima.
Scolopendra.
Scorpio.
Scrophularia marilandica.
Scrophularia nodosa.
Scutellaria laterifolia.
Secale cornutum.
Secale cereale.
Sedinha.
Sedum acre.
Selenium.
Semen tiglii.
Senecio aureus.
Senecin.
Senega.
Senna.
Sepia.
Serpentaria.
Silicated water.
Silicea.

Sinapis alba.
Sinapis nigra.
Sium latifolium.
Smilacinum.
Sodium arseniate.
Sol.
Solaninum.
Solanum aceticum.
Solanum arrebenta.
Solanum carolinense.
Solanum lycopersicum.
Solanum mammosum.
Solanum nigrum.
Solanum oleraceum.
Solanum pseudo-capsicum.
Solanum tuberosum ægrotans.
Solanum tuberosum.
Spigelia anthelmintica.
Spigelia marilandica.
Spartium scoparium.
Spiggurus martini.
Spiranthes autumnalis.
Spiræa ulmaria.
Spiritus nitri dulcis.
Spongia tosta.
Squilla maritima.
Stacheys betonica.
Stannum metallicum.
Stannum perchloratum.
Stannum muriaticum.
Staphisagria.
Stellaria media.
Sticta pulmonaria.
Stillingia sylvatica.
Stramonium.
Strontia carbonica.
Strophanthus hispidus.
Strophanthus kombe.

Strychninum.
Sulphonal.
Sulphur auratum antimonii.
Sulphuretted hydrogen.
Sulphur.
Sulphur iodatum.
Sulphuric acid.
Sulphuratum carbonium.
Sulphurous acid.
Sumbul.
Syphilinum.
Symphoricarpus racemosus.
Symphytum officinale.

Tabacum.
Tanacetum vulgare.
Tanghinia venenifera.
Tannic acid.
Tannin.
Taraxacum.
Tarentula.
Tartaric acid.
Tauri fel.
Taxus baccata.
Tellurium metallicum.
Teinach.
Teplitz.
Terror.
Terebine.
Terebinthina.
Tetradymite.
Teucrium marum verum.
Thallium.
Thea chinensis.
Thebainum.
Thereba.
Theridion curassavicum.
Thlaspi bursa pastorius.

Thuja occidentalis.
Thyroidin.
Tilia europæa.
Tinaspora cordifolia.
Titanium.
Tongo.
Toxicophlœa thunbergi.
Toxicophis pugnax.
Trachinus draco et vipera.
Tradescantia diuretica.
Trifolium album.
Trifolium pratense.
Trifolium repens.
Trifolium fibrinum.
Trigonocephalus contortrix.
Trigonocephalus piscivorus.
Trillium cernuum.
Trillium pendulum.
Trimethylaminum.
Triosteum perfoliatum.
Trito.
Triticum repens.
Trombidium muscæ domesticæ.
Tuberculinum Kochii.
Tuberculine.
Tussilago fafara.
Tussilago fragrans.
Tussilago petasites.
Tyrotoxicon.

Upas tieute.
Uranium nitricum.
Urea.
Urare.
Urtica crenulata.
Urtica gigas.
Urtica urens.
Ustilago maidis.

Uva ursa.
Uvaria troloby.
Vaccininum.
Vanilla aromatica.
Valeriana officinalis.
Variolinum.
Veratrinum.
Veratrum album.
Veratrum viride.
Veratroidia.
Verbascum thapsus.
Verbascum nigrum.
Vespa crabo.
Viburnum opulus.
Viburnum prunifolium.
Vichy.
Vinca minor.
Vinum.
Viola odorata.
Viola tricolor.
Viridia.
Vipera acustica carinata.
Vipera berus.
Vipera lachesis fel.
Vipera redi.
Vipera torva.
Viscum album.
Viscum quercinum.
Voslau.

Wildbad.
Weilbach water.
Weisbaden.
Winit.
Wisteria.
Woorari.
Wyetha helenoides.

X-Ray.
Xanthoxylum americanum.
Xiphosura americana.

Yerba santa.
Yolotxochitl.
Yucca filamentosa.

Zincum aceticum.
Zincum cyanatum.
Zincum ferrocyanatum.
Zincum muriaticum.
Zincum phosphoratum.
Zincum sulphuricum.
Zincum iodatum.
Zincum oxidum.
Zincum picricnm.
Zincum valerianicum.
Zincum metallicum.
Zingiber.
Zizia aurea.

3

PART II.

INDEX OF PROVINGS.

ABIES CANADENSIS. Pinus canadensis. Hemlock spruce. Hemlock tree. Tinct. of fresh bark and buds.

Allen: Cyclopœdia, V. 1.

H. P. Gatchell: Med. Invest., V. 5, p. 243; V. 10, p. 54.

ABIES NIGRA. Pinus nigra. Black or double spruce. Tinct. of gum.)

Allen: Cyclopœdia, V. 1. V. 10. Hering: Guiding Symptoms, V. 1. Cyclop. Drug Pathogenesy, V. 1.

C. A. Seaman: O. Med. and Surg. Rep., V. 1, pp. 66, 85.

ABROTANUM. See Artemisia abrotanum.

ABSINTHIUM. A. majus. A. officinale. A. rusticum. A. vulgare. Artemisia absinthium. Absinthe. Wormseed. Wormwood. Tinct. whole plant.

Allen: Cyclopœdia, V. 10. Challand: Etude exper. et clin. sur L'absinthesine et L'alcoholisine. Paris. 1871. Hering: Guiding symptoms, V. 1.

H. P. Gatchell: Am. Hom. Obs., V. 9, p. 271. U. S. Med. Surg. Jl., V. 5, p. 291.

ACACIA ARABICA. Gum arabic.

Peters, Marcy: Elements of New Mat. Med. Appendix to N. Am. Jl. Hom., Aug., 1855.

ACALYPHA INDICA. A. canescans. A. ciliata. A. spicata. Cupameni. Indian acalypha or nettle. Tinct. of plant.

Allen: Cyclopœdia, V. 1. Hering: Guiding Symptoms, V. 1.

Tonnere: B. & Tafel, Quarterly Bull., Sept., 1885. Am. Hom. Rev., V. 2, p. 274. A. H. Z., V. 61, p. 104; V. 77, p. 31.

Babu Jokisson Ghosal: Calcutta Jl. Med., V. 14, pp. 431, 437, 473; V. 15, p. 10, 373.

Payne, Holcombe: A. H. Z., V. 61, p. 104.

ACANTHA LECTULARIUS. See Cimex lectularius.

ACANTHUS MOLLIS. See Branca ursina.

ACETIC ACID. Aqueous solution of Glacial Acetic acid.

Allen: Cyclopœdia, V. 1. Cyclopœdia Drug Path., V. 1. Hering: Guiding Symptoms, V. 1. Jahr: Manual of Hom. Med. 1838. Peters–Marcy: Elements of New Mat. Med. Append. N. Am. Jl. Hom. Aug., 1855.

Berridge: Mo. Hom. Rev., V. 15, p. 297. N. E. Med. Gaz., V. 9, p. 401. Am. Jl. Hom. Mat. Med., V. 8, p. 222; V. 9, p. 245. The Organon, V. 3, p. 284.

Cattell: Brit. Jl. Hom., V. 11, p 338.

Gmelin: Hygea, V. 10, p. 192. Inaugur. Diss. 1838.

Hering: Am. Jl. Hom. Mat. Med., 1875, p. 222 (V. 8). A. H. Z., V. 43, No. 5. Hom. Times. London. 1851.

Melion: Roth's Mat. Med., V. 3, p. 15. Pathogenesis: Annals Brit. Hom. Soc., V. 10, appendix.

ACETIC ACID ET HYOSCYAMUS.

X. Y: Hom. World. Hahn. Mo., V. 26, p. 868.

ACHILLEA MILLEFOLIUM. See Millefolium.

ACORANTHERA VENENATA. Hottentot's Poison Bush.

G. M. H. Hom. World, V. 33, p. 544.

ACRIS TINCTURA. See Causticum.

ACONITUM ANTHORA. Wholesome Wolfsbane. Yellow helmet flower. Tinct. of extract.

Allen: Cyclopœdia, V. 1. Zeit. d ver. hom. Ærzt. Œstr., V. 2, pt. 8.

ACONITUM CAMMARUM. Acouitum variegatum. A. ne-omontanum. Wolfsbane. Tinct. of root.

Allen: Cyclopœdia, V. 1, V. 10. Schroff: Einiges ueber Aconitum in Pharmacognostischer Toxicologischer u Pharmakologischer Hiusicht. Dec. 1853.

Attomyr: Neue Archif f d hom. Heilk., V. 1, pt. 1, p. 179.

ACONITUM FEROX. A. virosum. Bish. Indian A. Nepal A. Tinct. of root.

Allen: Cyclopœdia, V. 1, V. 10. Zeit. d ver. hom. Ærz. Œstr., V. 2, pt. 8.

ACONITUM LYCOCTONUM. A. telyphonum. Great Yellow Wolfsbane. Tinct fresh plant.

Allen: Cyclopœdia, V. 1.

Petroz: Jl. de la Soc. Gall., 1st Ser., V. 3, May, June, 1852

ACONITUM NAPELLUS. Monkshood. Wolfsbane. Friar's cap. Helmet flower. Tinct. of fresh plant.

Allen: Cyclopœdia, V. 1, V. 10. Cyclopœdia Drug Path., V. 1. Dudgeon: Hahnemann Mat. Med. London. Pt. 1. Fleming: Aconite. 1843. Jahr: Symptomen Codex. Heriug: Guiding Symptoms, V. 1. Hahnemann: Mat. Med. Pura. Fragmenta de viribus. Reil: Monograph. N. Y. 1860. Wibmer: Die Wirkung d Arz., V. 1. Peters–Marcy: New Mat. Med. Sup. N. A. J. Hom., Nov., 1855.

Arneth: Brit. Jl. Hom., V. 3, p. 406. Œstr. Zeit. f Hom., V. 1, pt. 2.

Berridge: N. Am. Jl. Hom., V 21, p. 501.

Beebe: Tr. Am. Inst. Hom. 1885.

Eulenburg: Hygea, V. 12, p. 332, 354.

Haynes: Hom. World, V. 32, p. 235.

Hencke: Archiv f d Hom. Heilk, V. 20, pt. 1, p. 181. Shipman's Am. Jl. Mat. Med., p. 35.

Heinrich: Jl. de Phar. Tox u Ther., V. 1. Prager Viertelj, V. 2. (1854.) (Schroff.)

Hom. Med. Library. Phila. 1843.

Hoyne: Hahn. Mo., V. 4, p. 366.

Jackson: Brit. Jl. Hom., V. 14, p. 666. A. H. Z., V. 53, No. 9.

Jablonski: Bull. de la Soc. Med. Hom. de France, V. 2, p. 14,259.

Marenzeller: Œstr. Zeit. f Hom., V. 2, p. 122.

Macfarlan: Hom. Phys., V. 13, p. 50, 287; V. 14, p. 17; V. 11, p. 451. Hahn. Mo., V. 27, p. 74. Provings—High Pot. Phila. 1894.

Nankivell: Mo. Hom. Řev., V. 17, p. 647.

Potter: Hahn. Mo., Sept., 1880, p. 532.

Robinson: Brit. Jl. Hom., V. 24, p. 513, 678; V. 25, p. 320.

Roth: Mat. Med., V. 1. Jl. Soc. Gall., V. 2, Nos. 8, 9.

Ruoff: A. H. Z., V. 53, p. 126, 132, 139.

Schroff: A. H. Z., V. 48, p. 28, 35. Zeit. des ver. Hom. · Ærz. Œstr., V. 2, pt. 8.

Stapf: Archiv f d Hom. Heil., V. 4, pt. 1, p. 161.

Stork: Libellus de Stramonis, Hyos. et Aconito. Vindobonæ. N. Am. Jl. Hom., V. 3, p. 551.

Sherman: Tr. Am. Inst. Hom. 1885.

Schneller: Wiener Zeits. d k. k. Gesellsch. zu Wien. Mar. 11, 1846. Beitr. der phys. d Arzneiwirk. Wien. 1847.

Thomason: Tr. Mass. Hom. Soc. 1871–77.

Vienna Provings: Hom. Exam. n. s., V. 2, p. 61.

Woodward: Med. Couns., V. 2, p. 244. U. S. Med. Inves., V. 14, p. 242.

Tr. Am. Inst. Hom. Convent. 1881.

———: Hom. Monatsblatter, V. 9, p. 150.

ACONITUM SEPTENTRIONALE. Blue flowered variety
of A. lycoctronum. Tinct. of root.

Allen: Cyclopœdia, V. 1.

ACONITINUM, Active prin. of A. napellus.

Allen: Cyclopœdia, V. 1, V. 10. Cycl. Drug Path., V. 1.
Reil-Stille: Mat. Med., V. 2, p. 311.

Harley: St. Thomas Hosp. Rep., V. 5, p. 146 (1874).

Heinrich: Dvorzack. Prager Viertel, V. 42, p. 135.

Schmidt's Jahrbucher, V. 86, p, 311.

Schroff: Jl. f Pharmacod., V. 1, 3, p. 857. Prager Viertelj,
V. 2.

Bethune: Bost. Med. Surg. Jl., V. 53, p. 370 (1855).

Virchow: Archiv., V. 7, p. 3-4.

ACTÆA RACEMOSA. See Cimicifuga.

ACTÆA SPICATA. Baneberry. Herb Christopher. Tinct. fresh root.

Allen: Cyclopœdia, V. 1. Hering: Guiding Symptoms,
V. 1. Jahr: Symptomen Codex. Peters-Marcy: New
Mat. Med. Supt. N. Am. Jl. Hom., Feb., 1856. Roth:
Mat. Med., V. 3. Possart: Hom. Arz., Pt. 1.

Petroz: Jl. Soc. Gall., V. 3, pts. 1, 9, 10, 1852; Jan., Feb.,
1853. A. H. Z., V. 52, p. 62.

——: Archiv of Jourdan, V. 1. Nov. A. H. Z., V. 5.
1834.

ADAMAS. Diamond.

Fincke: Tr. I. H. A. 1898.

ÆR MARITIM ARTIFICIALIS.

Lobethal: Allg. Zeit. f. Hom., V. 1, p. 154 (1848).

Lobethal: Ueber die Seeluft als Heilmittel. Breslau. 1842.

ADELHEILSQUELLE. Mineral Spring at Heilbrunn.

Allen: Cyclopœdia, V. 1.

Bethmann: Archiv f d. Hom. Heilk., V. 15, pt. 3, p. 88.

Schron: Hygea, V. 12, pt. 6, p. 501.

ADEPS SUIS. Hog's lard.

Peters-Marcy: New Mat. Med. Append. N. Am. Jl. Hom.
Feb., 1856. Macfarlan: Monograph on High Potencies.

Macfarlan: Hom. Phys., V. 11, p. 451; V. 12, p. 524; V.
13, p. 442, 468; V. 14, p. 17. Hahn, Mo., V. 27, p. 75.

ADONIS VERNALIS.

Cycl. Drug Pathogenesy, V. 1.

Botkin: N. Am. Jl. Hom., V. 32, p. 204; V. 33, p. 259,
267; V. 34, p. 333.

Lane: Hom. Recorder, V. 4, p. 202. Tr. Am. Inst. Hom.,
     1888, p. 142.
Pleasanton: Tr. Am. Inst., Hom., 1888, p. 145.
Mohr. Sulzer: Zeit. ver. hom. Ærzte, V. 8, p. 81.
Gisevius: Zeit. ver. hom. Ærzte, V. 17, p. 411.

ADOXA MOSCHATELLINA.
Allen: Cyclopœdia, V. 10.
Hannon: Revue de Therap., 1865.

ÆSCULUS GLABRA. A. carnoa, A. ohiœnsis. Pavia
glabra. Fetid or Ohio Buckeye. Buckeye tree. Tinct.
fresh hulled nut—trit., dried fruit.
Hale: New Rem., 2d ed. Cycl. Drug Path., V. 1. Allen:
     Cyclopœdia, V. 1. Hering: Guiding Symptoms, V. 1.
Douglas: A. H. Z., V. 70, p. 23.

ÆSCULUS HIPPOCASTANUM. Horse chestnut. Tinct.
trit. ripe fruit.
Allen: Cyclopœdia, V. 1. Hering: Guiding Symptoms,
     V. 1. Macfarlan: High Pot. Provings. Cycl. Drug
     Path., V. 1. Hale: New Rem., 2d ed. Possart: Hom.
     Arz., pt. 3.
Buchmann: N. Am. Jl. Hom., V. 9, p. 579. Supplt. U. S.
     Jl. Hom., V. 1, Feb., 1860. Brit. Jl. Hom., V. 18, p. 188,
     Hom. Viertelj., V. 10, pp. 1-7.
Cuthbert: N. Am. Jl. Hom., V. 12, p. 416. Am. Hom. Obs.,
     V. 1, p. 36.
Cooley: Tr. N. Y. Hom. Soc., 1870, p. 330.
Douglas: Suplt. U. S. Jl. Hom., Vol. 1, May, 1860.
Duncan: Am. Hom. Obs., V. 3, p. 123.
Macfarlan: Hom. Phys., V. 11, p. 451 ; V. 13, pp. 292, 387;
     V. 14, p. 17. Hahn. Mo., V. 27, p. 75.
Neville: Thesis. Hom. Med. Coll. Pa., 1864-5.
Paine: N. Am. Jl. Hom., V. 10, p. 80. Am. Hom. Rev.,
     V. 2, p. 517. Tr. N. Y. Hom. State Soc., V. 1. Brit. Jl.
     Hom., V. 19, p. 518.
Solomon: Med. Couns., V. 13, p. 335.

ÆTHUSA CYNAPIUM. Fool's parsley. Dog Parsley. Dog poison. Garden hemlock. Lesser hemlock.

Allen: Cyclopœdia, V. 1, V. 10. Cycl. Drug Path., V. 1.

Roth: Mat. Med. Metcalf: Hom. Provings. Peters-Marcy: New Mat. Med. Suplt. N. Am. Jl. Hom., Feb., 1856.

Hering: Guiding Symp., V. 1.

Attomyr: Neue Archiv. hom. Heilk., V. 1, pt. 1, p. 179.

Allen: N. Am. Jl. Hom., V. 29, p. 495.

Brugmaus: A. H. Z., V. 72, p. 56.

Bigler: Am. Jl. Hom. Mat. Med., V. 5, p. 459.

Didier: Archiv. Med. Hom., V. 1, p. 318.

Harley: Brit. Jl. Hom., V. 33, p. 54. St. Thomas Hosp. Rep. n. s., V. 4, p. 80.

Hartlaub u Trinks: Annalen., V. 4, p. 113.

Nenning: Prak. Mitth., 1828.

Petroz: Bull. Soc. Med. Hom., V. 4, p. 337.

———: Jl. Soc. Gall., V. 1, pt. 11.

Summary: N. E. Med. Gaz., V. 25, p. 505.

AFRICAN LILY.

Lindsey: N. E. Med. Gaz., V. 2, p. 151.

AGARICUS CAMPANULATUS. A ovalis. Fungi.

Allen: Cyclopœdia, V. 1.

AGARICUS CAMPESTRIS. Psalloita campestris. Common mushroom.

Allen: Cyclopœdia, V. 1.

AGARICUS CITRINUS. Fungi.

Allen: Cyclopœdia, V. 1.

AGARICUS EMETICUS. Russula emetica. Tinct. fresh fungi.

Allen: Cyclopœdia, V. 1.

Allen: A. Jl. Hom. Mat. Med., V. 9, p. 132.

Hering: Am. J. Hom. Mat. Med., V. 9, p. 51.

Kurtz: Hygea., V. 10, pt. 5. (1839.)

AGARICUS MUSCARIUS. Toadstool. Bug Agaric. Fly agaric. Amanita.

Allen: Cyclopœdia, V. 1, V. 10.   Cyclopœdia Drug
Path., V. 1.   Hahnemann: Chr. Diseases.   Hering:
Guiding Symp., V. 1.   Jahr: Sympt. Codex.   Peters-
Marcy: New Mat. Med. Suplt. N. Am. Jl. Hom., Feb.,
1856.   Possart: Hom. Arz., pt. 3.

Adler. Wenzel: Zeit. Ver. hom. Ærzte. Œstr., V. 2, p. 403.

Beauvais: Giftige Wirkungen.   1838.

Berridge: N. Y. Jl. Hom., V. 2, p. 460.

Apelt: Neue Archiv. hom. Heil., Vol. 10, pt. 2, p. 167.

Attomyr: Neue Archif. hom. Heil., V. 1, pt. 1, p. 180.

Farrington: Am. Jl. Hom. Mat. Med., V. 4, p. 103.

Hahnemann. Gross: Archiv. hom. Heil., V. 9, pt. 1, p.
173.

Kretschmar: A. H. Z , V. 2, p. 62.

Lembke: A. H. Z., V. 46, p. 6, 25.

Macfarlan: Monograph. High Potencies. Hom. Phys.,
V. 11, p. 452.   V. 12, p. 524.   V. 13, pp. 50, 287, 292,
385, 390, 438, 442, 489, 531.   V. 14, p. 17. Hahn. Mo., V.
27, p. 75.

Ohlhaut: Hygea., V. 18, p. 19.

Prakt: Mitth. Ges. hom. Ærzte.   1828.

Roth: Mat. Med.

Schelling: A. H. Z., V. 82, p. 180.   Hahn. Mo., V. 7, p.
28.

Woost; Seidel.   Hart. u Trinks, V. 3, p. 167.

AGARICUS PANTHERINUS. Amanita pantherina. Mottled agaric.   Spotted amanita.

Allen: Cyclopœdia, V. 1, V. 10.

AGARICUS PHALLOIDES. Amanita bulbosa. L'Oronge cigue.

Allen: Cyclopœdia, V. 1, V. 10.

AGARICUS PROCERUS. Lepiota procera. Gigantic agaric. Parasol mushroom.

Allen: Cyclopœdia, V. 1.

AGARICUS SEMIGLOBATUS. Psalliota sem. Half rounded mushroom.

Allen: Cyclopœdia, V. 1.

AGARICUS STERCORARIUS.
Allen: Cyclopœdia, V. 10.
Stevenson: Guy's Hosp. Rep., V. 19, p. 418.

AGAVE AMERICANA. American Aloe. Century plant.
Tinct. fresh leaves and root.
Hale: New Rem., 2d ed.

AGNUS CASTUS. Vitex Agnus castus. Chaste tree. Tinct.
fresh ripe berries.
Allen: Cyclopœdia, V. 1. Cyclop. Drug Path., V. 1. Hering: Guiding Symp., V. 1. Jahr: Symp. Codex. Peters-Marcy: New Mat. Med. Suplt. N. Am. Jl. Hom., Aug., 1856. Stapf: Addit. Mat. Med. Pura,
Helbig: Heraklides, V. 1, p. 41.
Roth: Jl. Soc. Gall., V. 1, No. 11.
Seidel: Archiv. Hom. Heil., V. 13, pt. 2, p. 186.
Stapf: Archiv. Hom. Heilk., V. 10, pt. 1, p. 177.
Theobald: The Organon, V. 1, p. 106.

AGROSTEMMA GITHAGO. Lychnis Githago. Corn cockle.
Tinct. ripe dried seeds.
Allen: Cyclopœdia, V. 1, V. 10.
Schraling: N. E. Med. Gaz., V. 11, p. 305.

AGKISTRODON CONTORTRIX. Copperhead snake.
Allen: Cyclopœdia, V. 10.

AILANTHUS GLANDULOSA. Rhus chinense. Tree of
Heaven. Chinese sumach. Tinct. fresh shoots, leaves, blossoms and bark.
Allen: Cyclopœdia, V. 1, V. 10. Cyclop. Drug Path., V. 1. Hering: Guiding Sympt., V. 1. Hale: New Rem., 2d ed.
Alley: N. Am. Jl. Hom., V. 7, p. 385. U. S. Jl. Hom., V. 1, p. 285.
C. A. L.: Tr. Mass. Hom. Soc., 1871-77.
Jones: Am. Hom. Obs., V. 11, p. 114. Monograph, Detroit, 1874.

Macfarlan: Monograph. High Potencies. Hom. Phys.,
V. 11, p. 452; V. 13, pp. 51, 293, 389; V. 14, pp. 18,
58. Hahn. Mo., V. 27, p. 75.

Minton: N. Am. Jl. Hom., V. 10, p. 358. U. S. Jl. Hom.,
V. 2, p. 668.

Wells: Am. Hom. Rev., V. 4, p. 385. Mo. Hom. Rev., V.
11, p. 289. Am. Hom. Rev., V. 6, p. 268. Am. Med.
Month., V. 16, p. 144.

Williamson: N. Am. Jl. Hom., V. 10, p. 360.

Reveil: N. Am. Jl. Hom., V. 30, p. 85.

Meshter: N. Y. Jl. Hom., V. 2, p. 99.

ALCOHOL.

Allen: Cyclopœdia, V. 1, V. 10. Hering: Mat. Med., 1873.
Peters-Marcy: New Mat. Med. Suplt. N. Am. Jl. Hom.,
May, 1856.

Attomyr: Neue Archiv. Hom. Heilk., V. 3, pt. 1, p. 138.

Althaus: Monatsbl., A. H. Z., V. 4, No. 2.

Boecker: Beitr. z Heilk., V. 1.

Cahis: Boletin de Hom. Montevideo. Vol. 7, p. 57.

Delpiel: Œstrr. Zeit., V. 2, p. 121.

Frank: Magazin phys. Arz. Tox., V. 3.

Jousset: L'Art. Med., Sept., 1856.

Hammond: Am. Jl. Med. Sc., Oct., 1856. p. 305.

Koch: F. Am. Jl. Hom., V. 2, p. 374.

Roth: Gaz. Hom., V. 1, p. 501.

Smith: A. H. Z., V. 69, p. 723. Ann. Brit. Hom. Soc.,
June, 1864. Brit. Jl. Hom., V. 19, p. 347.

Wibmer: Wirkungen der Arzl.

ALCOHOL SULPHURIS. Liquor Lampadii. Carburet of Sulphur.

Metcalf: Hom. Provings. Peters–Marcy: New Mat. Med.
Suplt. N. A. J. Hom., Aug., 1856.

Buehner: A. H. Z., V. 2, p. 16. Hom. Viertely, V. 4.

Macfarlan: Monograph, High Potencies. Hom. Phys., V.
11, p. 453. Hahn. Mo., V. 27, p. 75.

ALDEHYDE.
Allen: Cyclopœdia, V. 10.

ALETRIS FARINOSA. A. alba. Star grass. Blazing
grass. Colic root. Unicorn root. Ague grass. A. root.
Tinct. fresh root.
> Allen: Cyclopœdia, V. 1. Cycl. Drug Path., V. 1. Hering:
> Guiding Symp., V. 1. Hale: New Rem., 2d. ed. Peters–
> Marcy: New Mat. Med. Suplt. N. A. J. Hom., May,
> 1857.
> King: Revista Omiopat., V. 31, p. 63 Am. Hom., V. 11,
> p. 72, 106, 168.
> Macfarlan: Monograph High Potencies. Hom. Phys., V.
> 11, p. 453. V. 13, p. 292, 277, 390, 468, 531. Hahn. Mo.,
> V. 27, p. 75.
> Miss de Normandie: Tr. Am. Inst. Hom., 1885.

ALLIUM CEPA. Onion. Tinct. fresh bulb.
> Allen: Cyclopœdia, V. 1. Cycl. Drug Path., 1. Hering:
> Guiding Sympt., V. 3. Peters–Marcy; New Mat. Med.
> Suplt. N. A. J. Hom., Aug., 1856. Hering: Amerik.
> Arzneiprufungen. Possart: Hom. Arz., pt. 1, 2.
> Allen, Hering: Append. Am. Hom. Rev., Jan., Feb., 1866.
> Append. Bibl. Hom., V. 7.
> Mersh: Jl. Belge Hom., V. 2, p. 119.
> Prollius: Caspar's Wochenschrift, 1845, p. 835.

ALLIUM SATIVUM. Garlic. Tinct. fresh bulbs.
> Allen: Cyclopœdia, V. 1. Cycl. Drug Path., V. 1. Hering:
> Guid. Symp., V. 1.
> Peters–Marcy: New Mat. Med. Suplt. N. A. J. Hom.,
> Aug., 1856.
> Cattell: Brit. Jl. Hom., V. 11, p. 340.
> Petroz: Jl. Soc. Gall., V. 3, p. 279. A. H. Z., V. 45, p.
> 184. A. H. Z., V. 83, p. 184. V. 47, No. 21.
> Silver: Phila. Jl. Hom., V. 4, p. 140.

ALNUS RUBRA. A. Serrulata. Tag Alder. Red Alder.
Notch leaved Alder. Tinct. of bark.
> Hale: New Rem., 2d ed.

ALOE SOCOTRINA. Socotrine Aloes. Trit. of red gum.
Allen: Cyclopœdia, V. 1. Cycl. Drug Path., V. 1. Hering: Guiding Symp., V. 1. Amerik. Arzneiprufungen. Jahr: Sympt. Codex. Peters-Marcy: New Mat. Med. Suplt. N. A. J. Hom., Nov., 1856. Possart: Hom. Arz., pt. 1.

Allen, Hering: Am. Hom. Rev., V. 4, pp. 264, 316, 363, 420, 469, 515, 574 ; V. 5, pp. 34, 82, 131, 174, 223, 323.

Buchner: A. H. Z., V. 20, p. 263.

Giacomoni, Gosewich et al.: Hahn. Mo., V. 20, p. 76.

Giacomoni: Treatado Filosofico Sperimentale, 1833, V. 4, p. 336.

Hughes: Hahn. Mo., V. 20, p. 75.

Kurtz: A. H. Z., V. 32, p. 273.

Muller: Zeits. Ver. Hom. Ærzte., 1857, V. 1, p. 38.

Fischer: Jl. Disp. Hahn., Brussels, V. 3, p. 235.

Roth: Hygea., V. 17, pt. 4, p. 300.

Wedekind: Rust's Mag., V. 34, pt. 2, p. 304.

Watzke: A. H. Z., V. 74, p. 29.

Wells: Appendix Am. Hom. Rev., Aug. to Dec., 1865.

Wibmer: Der Arzneien Gifte, V. 1.

Summary: N. E. Med. Gaz., V. 25, p. 447.

ALSTONIA CONSTRICTA. Tall shrub of New South Wales.
Allen: Cyclopœdia, V. 10.
Cathcart: Am. Hom't., V. 1, p. 142.

ALSTONIA SCHOLARIS. Large tree of India and Malabar.
Allen: Cyclopœdia, V. 1, V. 10.
—Mo. Hom. Rev., V. 10, p. 508.

ALUMEN. Potassa Alum. Trit.
Allen: Cyclopœdia, V. 1. V. 10. Cyclop. Drug Path., V. 1.
Hering: Guid. Symptoms, V. 1. Peters-Marcy: New Mat. Med. Suplt. N. A. J. Hom., Nov., 1856.
Frank: Magazin., V. 2.
Hering: Monograph. Neue Archiv. Hom. Heilk., V. 1, pt. 1 (1846).
Noack: Hygea., V. 9, pt. 2, p. 121.
Wibmer: Die Arzneimittel.

ALUMINA. Aluminium oxide. Clay. Argilla pura.

Allen: Cyclopœdia, V. 1. Cyclop. Drug Path., V. 1. Hahnemann: Chr. Dis., 2d ed. Hering: Mat. Med., 1873. Guiding Sympt., V. 1. Jahr: Symp. Codex. Peters-Marcy: New Mat. Med. Suplt. N. A. J. Hom., Nov., 1856. Macfarlan: High Pot. Provings.

Berridge: N. A. J. Hom., V. 21, p. 504. Hom. Phys., V. 9, p. 351.

Follet: Med. Adv., V. 24, p. 300.

Hahnemann: Archiv. Hom. Heilk., V. 9, pt. 3, p. 188.

Macfarlan: Hom. Phys., V. 11, p. 453; V. 13, p. 468. Hahn. Mo., V. 27, p. 75.

Woodward: Med. Era, Jan., 1885.

——: Jl. Soc. Gall., V. 3, pt. 6.

Schreter: Hart u Trinks, V. 2.

ALUMINA, SILICO SULPHO CALCITE OF. Slag.

Herring: Hom. Recorder, V. 4, p. 244. Hom. World, V. 24, p. 358.

F. C. B.: Hom. World, V. 24, 453.

ALUMINIUM METALLICUM.

Bœnninghausen: A. H. Z., V. 54, No. 12, 13.

Lorenz: A. H. Z., V. 57, No. 17, 18.

AMAGALLIS ARVENSIS. Red chickweed. Pimpernel.

Metcalf: Hom. Provings.

AMANITA. See Agaricus musc.

AMBRA GRISEA. A: Maritima. Ambergris. Grey Amber. Trit.

Allen: Cyclopœdia, V. 1. Cycl. Drug. Path., V. 1. Hahnemann: Mat. Med. Pura. Hering: Guid. Symptoms, V. 1. Jahr: Symp. Codex. Peters-Marcy: New Mat. Med. Suplt. N. A. J. Hom., Nov., 1856.

Berridge: Hom. Phys., V. 6, p. 77.

Boswell: Hom. Exam. n. s., V. 2, p. 846.

Hering: Neue Archiv., V. 3, pt. 1, 1846. Jl. Soc. Gall., V. 4 pt. 7. A. H. Z., V. 47. No. 22.

AMBRA SUCCINUM. Fossil resin.

Peters–Marcy: New Mat. Med. Suplt. N. A. J. Hom., Aug., 1856.

AMBROSIA ARTEMISIÆFOLIA.

Allen: Cyclopœdia, V. 10.
Marsh: New Rem., V. 5, p. 273. (1876.)

AMMONIACUM GUMMI. Dorema ammoniacum. Gum ammoniac. Trit. or solution.

Allen: Cyclopœdia, V. 1. Peters–Marcy: New Mat. Med. Suplt. N. A. J. Hom., May, 1857. Cycl. Drug Path., V. 1. Hering: Guid. Symptoms, V. 1. Jahr: Symp. Codex.

Buchner: Hygea, V. 12, p. 212. V. 22, p. 264. A. H. Z., V. 46, No. 3. Shipman's Am. Jl. Mat. Med., p. 169.

Jahnal: Inaug. Diss. Leipzig, 1837. A. H. Z., V. 12, p. 232.

Wichmann: Hufeland's Jl., V. 10, pt. 3, p. 62. A. H. Z., V. 9, p. 287.

AMMONIUM ACETICUM. Liquor Ammonii Acet. Sp. Mindereri.

Allen: Cyclopœdia, V. 1. Peters–Marcy: New Mat. Med. Suplt. N. A. J. Hom., Nov., 1856.

Frank's Mag., V. 4.

Wibmer: Die Arzneimittel.

AMMONIUM BENZOICUM. Benzoate of ammonia. Trit.

Allen: Cyclopœdia, V. 1. Hering: Guid. Symptoms, V. 1.

Buchner: A. H. Z., V. 46, p. 128.

Wibmer: A. H. Z., V. 37, p. 382.

———: Die Ammoniakpreparate. Archiv General. 1841. May, July, Sept.

AMMONIUM BROMIDUM. A. bromatum. A. bromide. Trit.

Allen: Cyclopœdia, Vol. 1, V. 10. Hering: Guid. Symp-
toms, V. 1. Cycl. Drug Path., V. 1.

Cushing: Tr. Am. Inst. Hom., 1870. Tr. Mass. Hom.
Med. Soc., 1866–70.

Geib: Tr. Brit. Assoc., 1862.

Morgan: Tr. Am. Inst. Hom., 1890. Hahn. Mo., V. 26,
p. 72. Calif. Hom., V. 9, p. 93.

AMMONIUM CARBONICUM. A. carbonas. A. sesqui-
carbonas. Sal volatile.

Allen: Cyclopœdia, V. 1, V. 10. Cyclop. Drug Path., V.
1. Hahnemann: Chr. Dis. 1st, 2d ed. Hering: Guid.
Symptoms, V. 1. Jahr: Symp. Codex. Peters–Marcy:
New Mat. Med. Suplt. N. A. J. Hom. Feb., 1857. Mac-
farlan: High Pot. Provings.

Buchner: A. H. Z., V. 46., p. 111.

Buck: Mo. Hom. Rev., May, 1888.

Dearborn: N. A. Jl. Hom., V. 35, p. 203.

Hart. u Trinks.

Martin: Hom. Viertelj, V. 10, p. 67. Brit. Jl. Hom., V.
18, p. 207.

Macfarlan: Hom. Phys., V. 11, p. 453; V. 13, p. 50, 527.
Hahn. Mo., V. 27, p. 75.

Rendell: Hom. Phys., V. 1, p. 292. Tr. I. H. A., 1881–3.

Wibmer: Arzneimittel.

AMMONIUM CAUSTICUM. Aqua ammoniæ. Liquor
ammonii caustici. Spts. of hartshorn.

Allen: Cyclopœdia, V. 1, V. 10. Cycl. Drug Path., V. 1.
Jahr: Symp. Codex. Peters–Marcy: New Mat. Med.
Suplt. N. A. J. Hom., Feb., 1857.

Buchner: Repertorium, V. 37, pt. 3. A. H. Z., V. 46, p.
48.

Martin: Hom. Vierteljahr, V. 10.

Roth: Hygea, V. 17, p. 387.

Woodward: Med. Era, Jan., 1885.

Wibmer: A. H. S., V. 20, p. 223.

Vetter: Hufeland's Jl., V. 73.

4

Chrestien: Gaz. de Sante, V. 1.
Schlegel, Mankiewiez, etc.   See Allen, p. 282.

AMMONIUM CITRICUM.   Citrate of ammonia.

Peters–Marcy: New Mat. Med. Sup. N. A. J. Hom., May,
1857.

AMMONIUM JODATUM.

Allen: Cyclopœdia, V. 10.

AMMONIUM MURIATICUM.   Ammon. Chloride.   Sal
ammoniac.

Allen: Cyclopœdia, V. 1, V. 10.   Cycl. Drug Path., V. 1.
Hering: Guid. Symptoms, V. 1.   Jahr: Symp. Codex.
Hahnemann: Chr. Dis., 2d ed.   Peters–Marcy: New
Mat. Med. Sup. N. A. J. Hom., Feb., 1857.

Bœcker: Beitrage zur Heilk., V. 2, p. 150.
Buchner: A. H. Z., V. 46, p. 112.
Gumpert: Med. Zeit. Ver. Heilk. in Preuss., V. 7, p. 179.
Roth: Resumé.
Hartl. u Trinks, Annalen., V. 4.
Knorre: A. H. Z., V. 6, p. 33.
Rabuteau: L'Union Med., 1871, V. 2, p. 330.
Wiemer: Wirkung der Arzn.
Wibmer: Die Arzneimittel.
Weinhold: Ansichten des Lebens u seiner Grund krafte
auf Versuche gegrundet.

AMMONIUM NITRICUM.

Allen: Cyclopœdia, V. 1.
Wibmer: Die Arzneimittel.

AMMONIUM PHOSPHORICUM.

Allen: Cyclopœdia, V. 10.   Cycl. Drug. Path., V. 1.
Peters–Marcy: New Mat. Med. Sup. N. A. J. Hom.,
May, 1857.
Voight: Bost. Med. Surg. Jl., V. 34, p. 308.

AMMONIÆ SPIRITUS AROMATICUS. Aromatic spirits of Ammonia.

> Peters–Marcy: New Mat. Med. Sup. N. A. J. Hom., May, 1857.

AMPELOPSIS HOGII.

> Burd: Hom. World, V. 27, p. 78.

AMPELOPSIS QUINQUEFOLIA. American Ivy. Virginia Creeper. Woodbine.

> Allen: Cyclopœdia, V. 10. Hale: New Rem., 2d ed.

AMPHISBŒNA VERMICULARIS. A. flavescens. Poison of South American snake.

> Allen: Cyclopœdia, V. 1. Higgins: Ophidians. Marcy-Peters: New Mat. Med. Sup. N. A. J. Hom., May, 1857. Metcalf: Hom. Provings. Mure: Braz. Provings.

AMYGDALÆ AMARÆ AQUA. A. communis. Prunus Amyg. Bitter Almond.

> Allen: Cyclopœdia, V. 1, V. 10. Hering: Guid. Symptoms, V. 1. Jahr: Symp. Codex. (See Lauroserasus.) Peters-Marcy: New Mat. Med. Sup. N. A. J. Hom., May, 1857.
>
> Buchner: A. H. Z., V. 20, No. 15.
>
> Hartl. u Trinks.
>
> Jorg: Materialien, V. 1 (1825).
>
> ———: Jl. Med. Hom., 1845.
>
> Wibmer: A. H. Z., V. 20, p. 239.

AMYGDALA DULCIS.

> Peters-Marcy: New Mat. Med. Sup. N. A. J. Hom., May, 1857.

AMYL NITROSUM. Amylenum nitrate. Nitrate of Amyl.

> Allen: Cyclopœdia, V. 1, V. 10. Cycl. Drug Path., V. 1. Hering: Guid. Symptoms, V. 1.
>
> Batteman: Jahresbericht Dresden Gesellsch, 1871.
>
> Blake: Am. Hom. Obs., V. 8, p. 188. Mo. Hom. Rev., V. 15, p. 167.

Browne: Practitioner, 1883.
Cooke: Med. Adv., V. 6, p. 269.
Goodhart: Practitioner, V. 6, p. 12.
Fick: Monograph, Berlin, 1874.
Kierman: N. E. Med. Gaz., V. 13, p. 476.
Madden: Practitioner, V. 9, p. 331.
Jones: Practitioner, V. 7, p. 213.
Morrison: Mo. Hom. Rev., 1877, p. 302.
Mayer: A. H. Z., V. 90, pp. 175, 183, 191, 199.   (On ani-
    mals.)
Student: Tr. Mass. Hom. Soc., 1871-'77.
Strahan: Practitioner, Dec., 1884.
Schroder: Wiener Med. Press, 1877.
Wesselhoeft: N. E. Med. Gaz., V. 11, pp. 385, 408.
——: Bibl. Hom., V. 6, p. 177.
Kranz: A. H. Z., V. 1, 18, p. 81.

ANACARDIUM OCCIDENTALE. Cashew Nut.
Hering: Guiding Symptoms, V. 1.

ANACARDIUM ORIENTALIS. Semecarpus anacardium.
Marking nut.   A. latifol.   Malacca bean.   Tinct. dried nut.
Allen: Cyclopœdia, V. 1, V. 10.   Cycl. Drug Path., V. 1.
    Hahnemann: Chr. Dis., 2d ed.   Hering: Guid. Symp-
    toms, V. 1.   Jahr: Symp. Codex.   Peters-Marcy: New
    Mat. Med. Sup. N. A. J. Hom., May, 1857.
Finch: N. E. Med. Gaz., V. 23, p. 270.   Hahn. Mo., V. 23,
    p. 597.
Herring: Am. Hom. Obs., V. 21, p. 73.   Mo. Hom. Rev.,
    V. 29, p. 429.
——: Jl. Soc. Gall., V. 3.   A. H. Z., V. 46, No. 5.
Kasselman: Hahn. Mo., V. 29, p. 608.
Reil: Zeit. f Hom. Klinik., V. 2, p. 44.   Brit. Jl. Hom., V.
    33, p. 546.
S. L.: N. A. Jl. Hom., V. 33, p. 410.
Stapf: Archiv. Hom. Heilk., V. 2, pt. 1, p. 153.
Stadeler: Deutsch Klinik, 1852, p. 229.
Thomas: Hahn. Mo., V. 25, p. 310.
Trinks: Zeit. Hom. Klinik, V. 2, p. 131.

Fox: Zeit. Hom'. Klinik, V. 1, p. 117.

Turton: N. A. J. Hom., Dec., 1897. Hom. Recorder, V. 13, p. 328.

Taylor: Med. Times and Gaz., 1875, V. 2, p. 519.

Yeldham: Mo. Hom. Rev., V. 20, p. 95. A. Jl. Hom. Mat. Med., V. 9, p. 304.

ANAGALLIS ARVENSIS. Scarlet pimpernel. Poor man's weather glass. Tinct. whole plant.

Allen: Cyclopœdia, V. 1. Hering: Guid. Symptoms, V. 1. Peters-Marcy: New Mat. Med. Sup. N. A. J. Hom., May, 1857.

———: Jl. Soc. Gall., V. 2, pt. 1. A. H. Z., V. 42, No. 13. Gaz. Hom. de Paris, 1850, No. 28.

Schreter: Neue Archiv. Hom. Heilk., V. 3, pt. 3, p. 174.

ANAGYRIS FŒTIDA. Stinking trefoil. Tinct. of plant.
———: Hygea., V. 14, pt. 5 (1841).

ANANTHERUM MURICATUM. Adropogon muricatus. Vetiveria odorata. Vivana. Khus khus. Tinct. of root.

Allen: Cyclopœdia, V. 1. Hering: Guid. Symptoms, V. 1. Houat: Nouvelles Douneé, 2d ser., p. 119.

ANCHUSA OFFICINALIS. Bugloss Borage. Garden Alkanet.

Peters-Marcy: New Mat. Med. Sup. N. A. J. Hom., May, 1857.

ANDROMEDA ARBOREA. Lyonia arborea. Sorrel tree.

Peters-Marcy: New Mat. Med. Sup. N. A. J. Hom., May, 1857.

ANEMONE NEMOROSA. A. lancifolia. A. quinquifolia. Wind flower. Wood anemone. Tinct. fresh plant.

Attomyr: Neue Archiv. Hom. Heilk., V. 1, pt. 1, p. 180.

J. B.: Hom. World, V. 29, p. 517. Hahn. Mo., V. 30, p. 205.

———: Rev. Hom. Belge, V. 21, p. 251 (Nov., 1894).

ANEMONE RANUNCULOIDES. Yellow wood anemone.

Attomyr: Neue Archiv. hom. Heilk., V. 1, pt. 1, p. 180.

ANETHUM FŒNICULUM. Common and sweet Fennel.
Peters-Marcy: New Mat. Med. Sup. N. A. J., Hom., Aug.,
1857.

ANETHUM GRAVEOLENS. Dill seeds.
Peters-Marcy: New Mat. Med. Sup. N. A. J. Hom., Aug.,
1857.

ANGELICA ATROPURPUREA. Angelica archangelica.
Great angelica.
> Allen: Cyclopœdia, V. 1. Marcy-Peters: New Mat. Med.
> Sup. N. A. J. Hom., Aug., 1857.
> Shell: Family Guide to Health, 1856. A. Jl. Hom. Mat.
> Med., V. 1, p. 272.

ANGUSTURA VERA. A. cortex. Bark of Bonplandii
trifoliata. Galipia cusparia. Angustura bark. Trit. or tinct.
of bark.
> Allen: Cyclopœdia, V. 1. Cyclopœdia Drug Path., V. 1.
> Hahnemann: Mat. Med. Pura. Hering: Guid. Symp-
> toms, V. 1. Jahr: Symp. Codex. Peters-Marcy: New
> Mat. Med. Sup. N. A. J. Hom., Aug., 1857.
> Lembke: Neue Zeit. hom. Klinik., V. 17, p. 73. Hahn.
> Mo., V. 8, p. 10.
> Schreter: Neue Archiv. hom. Heilk , V. 3, pt. 3, p. 165.

ANGUSTURA SPURIA. Brucea antidysenterica. Flase
angustura bark.
> Hahnemann: Mat. Med. Pura. Peters-Marcy: New Mat.
> Med. Sup. N. A. J. Hom., Aug., 1857.
> ———: Archiv. hom. Heilk., V. 14, pt. 2, p. 177.
> Roth: Hygea., V. 17, pt. 4, p. 389.

ANILINUM. Amidobenzine. Aniline.
> Allen: Cyclopœdia, V. 1, V. 10.
> Lailler: Gaz. Hebdom, 1873. Mo. Hom. Rev., 1873, V. 17,
> p. 432.

ANILINE SULPHATE.
> Cycl. Drug Path. Appendix, V. 4.
> Wesselhœft: N. E. Med. Gaz., V. 10, p. 210.
> Frank & Beyer: Hom. World, V. 33, p. 106.

ANHALONIUM. Mescal Buttons.
Hale: Hahn. Mo., V. 31, p. 776.
Weir Mitchell. Prentiss: Mo. Hom. Rev., V. 41, p. 112.
N. E. Med. Gaz., V. 32, p. 129. Calcutta Jl. Med., V.
16, p. 223.

ANISUM STELLATUM. See Illicium.

ANTHEMIS COTULA. Chamomilla fœtida. Wild Chamomile. May weed. Stinking Chamomile.
Peters–Marcy: New Mat. Med. Sup. N. A. J. Hom., Aug.,
1857.

ANTHEMIS NOBILIS. Chamomilla nobilis. Ormenis nobilis. Roman chamomile.
Allen: Cyclopœdia, V. 1, V. 10. Cycl. Drug Path., V. 1.
Peters–Marcy: New Mat. Med. Sup. N. A. J. Hom.,
Aug., 1857.
Burnett: Mo. Hom. Rev., 1877, p. 408.
Berridge: Mo. Hom. Rev., V. 13, p. 475.

ANTHEMIS PYRETHRUM. Anacyclus pyrethrum. Pellitory.
Peters–Marcy: New Mat. Med. Sup. N. A. J. Hom., Aug.,
1857.

ANTHRACINUM. Anthrax poison.
Hering: Guid. Symptoms, V. 1.
Hering: Stapf's Archiv., 1830.
Weber: Monograph. Reclam. Leipzig, 1836.
Dufresne: Bib. Hom. de Geneve, Jan., Feb., 1837. Hygea,
V. 6, p. 351.

ANTERRHINUM LINARIA.
Macfarlan: Hom. Phys., V. 12, p. 55.

ANTHRAKOKALI. Anthracite coal dissolved in boiling potash.
Allen: Cyclopœdia, V. 1. Hering: Guid. Symptoms, V.
1. Peters–Marcy: Sup. N. A. J. Hom., Aug., 1857.
Jahr: Symp. Codex.

Hampe: Hygea., V. 10, pt. 5, p. 404.
Piper–Klinger: Inaug. Diss. A. H. Z., V. 18, pp. 235, 253.
Roth: Hygea., V. 17, pt. 4, p. 404.

ANTHRISCUS CEREFOLIUM. Chervil.

Peters–Marcy: New Mat. Med. Sup. N. A. J. Hom., Aug.,
1857.

ANTIFEBRIN.

B. B.: A. H. Z., No. 20, 1889. Hahn. Mo., V. 24, p. 539.

ANTIMONIUM ARSENITUM.

Allen: Cyclopœdia, V. 1. Hering: Guid. Symptoms, V. 1.
Isnard: A. H. Z., V. 79, p. 76.

ANTIMONIUM CHLORIDUM. Butter of Antimony.

Allen: Cyclopœdia, V. 1. Hering: Guid. Symptoms, V. 1.
Cattell: Br. Jl. Hom., V. 11, p. 525.

ANTIMONIUM CRUDUM. Gray Antimony. Black Antimony. Sesquichloride. Tersulphuret.

Allen: Cyclopœdia, V. 1, V. 10. Cycl. Drug. Path., V. 1.
Hering: Guid. Symptoms, V. 1. Hahnemann: Chr.
Dis., 2d ed. Jahr: Sympt. Codex. Peters–Marcy: New
Mat. Med. Sup. N. A. J. Hom., Aug., 1857. Macfarlan:
High Pot. Provings.
Attomyr: Neue Archiv. Hom. Heilk., V. 1, pt. 1, p. 181.
Boecker: Beitrage z Heilk., V. 2, p. 93.
Berridge: N. A. J. Hom., V. 21, p. 502. Am. J. Hom. Mat.
Med., V. 9, p. 250. N. Y. Jl. Hom., V. 2, p. 460.
Buchner: Hygea., V. 18, pt. 1, p. 270 ; V. 27, pt. 1, pp. 330,
340. Jl. Soc. Gall., V. 1, pt. 12 (1850). A. H. Z., V. 46,
No. 13.
Caspar: Wochenschrift f Heilk., 1840, V. 17.
Gmelin: Allg. Gesch. d mineral Gifte.
Hartlaub u Trinks.
Lohmeyer: A. H. Z., V. 20, p. 122.
Macfarlan: Hom. Phys., V. 11, p. 453 ; V. 13, p. 378.
Hahn. Mo., V. 27, p. 76.

Mayerhofer: N. Zeit. f. Hom. Klinik, V. 19, p. 36.

ANTIMONIUM OXIDUM. Sesquioxide of Antimony.
Allen: Cyclopœdia, V. 1.
——: A. H. Z., V. 20, p. 122.
——Rev. Med. Hom., V. 2, p. 194.

ANTIMONIUM MURIATICUM.
Allen: Cyclopœdia, V. 10.

ANTIMONIUM SULPHURATUM AURATUM. Golden
sulphuret of Antimony.
Allen: Cyclopœdia, V. 1. Hering: Guiding Sympt., V. 1.
Mayerhofer: Zeit. f. Hom. Klinik, V. 19, p. 27. Quar.
Hom. Jl. (Boston). V. 1, p. 158.
Neidhard: Hahn. Mo., V. 16, p. 649.

ANTIMONIUM ET POTASS TART. Tarter emetic.
Allen: Cyclopœdia, V. 1, V. 10. Cyclop. Drug Path., V. 1.
and Supl. to 4. Hering: Guiding Sympt., V. 1. Jahr:
Sympt. Codex. Peters-Marcy: New Mat. Med. Sup.
N. A. J. Hom., Aug., 1857. Macfarlan: Monograph,
High Pot. Provings.

Ackerman: Zeit. f. rat. med. (Henle u Pfeiffer), V. 2, pt.
3. A. H. Z., V. 48, No. 18. Brit. For. Med. Rev., V.
23, p. 346.
Boecker: Beitrage z Heilk., 1849.
Buchner: Hygea., V. 18, p. 274.
Eulenberg: Hygea., V. 12, pt. 4, pp. 332, 354.
Giacomini: Neue Archiv. Hom. Heilk., V. 1, pt. 2, p. 107.
Hencke: A. H. Z., V. 88, pp. 5, 13, 21, 27, 36, 43, 52.
Hartl. u Trinks.
Hering: Archiv. Hom. Heilk., V. 3, pt. 2, p. 163
——: Jl. Soc. Gall., V. 3, pt. 9. A. H. Z., V. 46, No. 5.
Jankovich: Med. Jahrbuch des Œsterr. Staates, 1842, p.
29.
Kali: Ind. Hom. Rev., May, 1891.
Kiger: O. Med. Surg. Jl., V. 5, p. 171.

Macfarlan: Hom. Phys., V. 12, p. 138; V. 13, p. 383. Am.
    Jl. Hom. Mat. Med., V. 4, p. 60.
Molin: Des specif. en Med.   Paris.   1847.
Noebiling: Zeitsch. f. Bilogie, Munich, 1868, V. 4, pp. 42,
    46.   Neue Zeit. hom. Klinik, V. 14, p. 80.
Meyerhofer: Heller's Archiv f. Phys. u Path. Chemie u
    Mikros., 3 Jahrg., 1846, p. 111-124.
De Moor: Rev. Mat. Med. Spec., V. 5, p. 436.
Sherwin: Mem. Med. Soc., London, V. 2, p. 386.
Sharp: Essays.
Sommer: Neue Archiv hom, Heilk., V. 1, pt. 2.
Stapf: Archiv hom. Heilk., V. 3, pt. 2, p. 146.
Wetzler: N. Jahrb. d. teutsch M. u ch., V. 12, p. 1.
Wibmer:
Woodbury: N. E. Med. Gaz., V. 4, p. 238.
X. X. X.: Compte rendu du Congres Med. Hom. Bruxelles.
    1856.

ANTIPYRIN. Analgesin. Methozin. Phenazon.
    Brandenburg: A. H. Z., V. –, 1889.   Hahn. Mo., V. 24, p.
        811.
    Decker: N. A. J. Hom., V. 36, p. 617.
    Emerson: Med. Student, V. 4, p. 553.
    Macfarlan: Hahn. Mo., V. 25, p. 223 (30th pot.).
    Williams: N. A. J. Hom., V. 38, p. 122.   Hahn. Mo., V.
        25, p. 268.   Calif. Hom., V. 8, p. 191.
    ———: Brit. Med. Jl.   Medical Visitor, July, 1899, p. 420.

ANTITOXIN.
    ———: Med. Era, July, 1898.   Jl. Brit. Hom. Soc., No. 24,
        p. 392 (Oct., 1898).

APHIS CHENOPODII GLAUCI. Plant louse from Cheno-
podium glaucum.
    Allen: Cyclopœdia, V. 1.   Hering: Guid. Symptoms, V.
        1.   Jahr: Sympt. Codex.
    Meyer: Archiv. hom. Heilk., V. 15, pt. 2. p. 179.

APIS MELLIFICA. Honey bee.   Tinct. of live bees.

Allen: Cyclopœdia, V. 1, V. 10. Cyclop. Drug Path., V.
1. Hering: Guid. Symptoms, V. 1. Macfarlan: Mono-
graph, High Pot. Provings. Peters-Marcy: New Mat.
Med. Sup. N. A. J. Hom. May, 1857. Metcalf: Hom.
Provings. Humphreys: Monograph. Utica. 1852. Her-
ing: Amerik. Arzneiprufungen. Wolf: Monograph.
Phila. 1858. Possart: Hom. Arz., pt. 1.

Allopathic Proving: Hahn. Mo., V. 11, p. 506.

Bell: Hahn. Mo., V. 6, p. 360.

Bishop: Monograph. 1853

Bamberg: Hom. Times, London, No. 176. A. H. Z., V. 46;
No. 6, V. 118, p. 67.

Blake: Mo. Hom. Rev. Hahn. Mo., V. 23, p. 536. Hom.
Recorder, V. 3, p. 259.

Chapin: N. A. J. Hom., V. 38, p. 457.

Dake: N. A. J. Hom., V. 6, 385.

Deans: N. E. Med. Gaz., V. 2, p. 234.

Berridge: A. J. Hom. Mat. Med., V. 9, p. 249.

Cropper: Tr. N. Y. Hom State Soc., 1873-4.

Dudgeon: Mo. Hom. Rev., V. 35, p. 787.

Central N. Y. Hom. Soc.: Tr. N. Y. State Hom. Soc., 1864.

Gregory: Tr. I. H. A., 1893.

Goullon: Monograph. World's Hom. Convention, 1876,
V. 1.

Hastings: N. E. Med. Gaz., V. 22, p. 515. Tr. Mass. Hom.
Soc., 1887.

Heddon: Hom. Phys., V. 2, p. 185.

Jones (S. A.): Med. Adv., V. 21, p. 540.

Jones (E. U.): N. Am. Jl. Hom., V. 2, p. 409.

Jump: N. A. J. Hom., May, 1893.

M. M.: Mo. Hom. Rev., V. 32, p. 451.

Marcy: N. A. J. Hom., V. 16, p. 501.

Macfarlan: Hom. Phys., V. 11, p. 454; V. 13, pp. 290, 292,
396, 432, 468; Hahn. Mo., V. 27, p. 76; V. 28, p. 511.

Morgan (A. R.): Tr. N. Y. State Hom. Soc., 1865.

Miss N. (Hastings): Hahn. Mo., V. 23, p. 535.

Ring: O. Med. Surg. Rep., V. 7, p. 295.

South: Am. Jl. Hom. Mat. Med., V. 6, p. 181.

Wells: Appendix Am. Hom. Rev., July, 1865.
Whitmore: Chicago Med. Exam., 1865.
Von Sick: Zeit. Berl., V. hom. Aerzte, V. 17, p. 509.

APIUM VIRUS. Poison of Honey Bee.

Macfarlan: Monograph. High Pot. Provings. Hom. Phys.,
V. 11, p. 454; Hahn. Mo., V. 27, p. 76; Hom. Phys., V.
13, p. 292, 377, 383.

Chase: Hahn. Mo., V. 27, p. 879; N. E. Med. Gaz., V. 27,
p. 468.

Sawyer: Med. Adv., V. 18, p. 209; Tr. I. H. A., 1886.

APIUM GRAVEOLENS. Celery.

Allen: Cyclopœdia, V. 1, V. 10.

Beckwith: O. Surg. Rep., V. 3, p. 116.

Berridge: A. J. Hom. Mat. Med., V. 8, p. 126.

Wesselhœft: Med. Adv., V. 16, p. 704; V. 18, p. 204; Tr. I.
H. A., 1884-5. 1886.

———: Hom. World, V. 14, p. 353.

APIOL. Oil of Parsley.

Peters–Marcy: New Mat. Med. Sup. N. A. J. Hom., Nov.,
1857.

Swan: Hom. Phys., V. 5, p. 345.

APOCYNUM ANDROSÆMIFOLIUM. American Ipecac.
Bitter root. Spreading Dog's Bane. Black Indian Hemp.
Milk weed, etc.

Allen: Cyclopœdia, V. 1. Cyclop. Drug Path., V. 1. Hale:
New Rem., 2d ed. Peters–Marcy: New Mat. Med. Sup.
N. A. J. Hom., Feb., 1858.

Possart: Hom. Arznein, pt. 2.

Attomyr: Neue Archiv hom. Heilk., V. 1, pt. 1, p. 181.

———: A. H. Z., V. 58, p. 102, 111.

Henry: Phila. Jl. Hom., V. 3, p. 368.

APOCYNUM CANNABINUM. A. hypericifolium. Ameri-
can Indian Hemp. American Hemp. Dog's Bane. Tinct.
fresh root.

Allen: Cyclopœdia, V. 1, V. 10. Cyclop. Drug Path., V. 1.
Hering: Guid. Symptoms, V. 1. Hale: New Rem., 2d
ed. Peters-Marcy: New Mat. Med. Sup. N. A. J. Hom.,
Feb., 1858. M. L. Knapp: Inaug. Diss., 1825. Mac-
farlan: High Pot. Provings. Possart: Hom. Arz., pt. 2.

Black: A. H. Z., V. 4, p. 370. London Med. Gaz., Oct.,
1833.

Chapin: N. A. J. Hom., V. 28, p. 32.

Macfarlan: Hom. Phys., V. 11, p. 454; V. 12, p. 524; V. 13,
pp 290, 292, 390, 437; V. 14, pp. 20, 58. Hahn. Mo., V.
27, p. 76.

Peters: N. A. J. Hom., V. 4, p. 529. Neue Zeit. f. hom.
Klinik., V. 7, p. 173.

Jones: Hom. Med. Record (India), V. 2, p. 49.

Schenck: Tr. N. Y. State Hom. Soc., 1889, p. 242.

APOMORPHINUM. A. hydrochlorate. Trit.

Allen: Cyclopœdia, V. 1, V. 10. Cyclop. Drug Path., V. 1.
Trousseau et Pidoux.

Blackley: Brit. Jl. Hom., V. 31, p. 498.

Bourgeois: De L'Apomorphine. Paris. 1874.

Gee: Tr. Clin. Soc., (London). V. 2, p. 167.

APUINO.

Macfarlan: Hom. Phys., V. 13, p. 442. Monograph. High
Pot. Provings.

AQUA CALCIS.

Leidbeck-Lembke: A. H. Z., V. 45, p. 38.

AQUA MARINA.

Allen: Cyclopœdia, V. 1, V. 10.

Wesselhœft: Tr. Mass. Hom. Soc., V. 4, p. 31. Tr. Am.
Inst. Hom., 1871.

AQUA PETRA. Mineral water of Chase and Brittingham
Springs.

Allen: Cyclopœdia, V. 1.

Kimball: N. A. Jl. Hom., V. 6, p. 525. Phila. Jl. Hom.,
V. 2, p. 615.

AQUA TEPIDA.
Piper-Roth: Phys. Effects of Water. Hom. Times, London, V. 2, p. 184. (Nov. 2, 1850.) Hygea, V. 13.

AQUILEGIA VULGARIS. Columbine. Tinct.
Peters-Marcy: New Mat. Med. Sup. N. A. J. Hom., Feb., 1858.

ARALIA HISPIDA. Dwarf elder. Wild elder. Bristly Sarsaparilla.
Peters-Marcy: New Mat. Med. Sup. N. A. J. Hom., Feb., 1858.

ARALIA NUDICAULIS. Spikenard. False sarsaparilla.
Peters-Marcy: New Mat. Med. Sup. N. A. J. Hom., Feb., 1858.

ARALIA RACEMOSA. American spikenard. Petty morel.
Cyclop. Drug Path., V. 1. Allen: Cyclopœdia, V. 10. Hale: New Rem., 2d ed.

S. A. Jones: N. A. J. Hom., V. 21, p. 255. Hale's New Rem., 3d. ed., p. 471.

Pease: Revista Omiopatica, V. 32, p. 94. Hom. Phys., V. 6, p. 231.

ARALIA SPINOSA. Angelica tree. Hercules club. Prickly elder.
Peters-Marcy: New Mat. Med. Sup. N. A. J. Hom., Feb., 1858.

ARANEA DIADEMA. Epeira diadema. Diadem spider. Garden or Papel Cross spider. Trit. of whole insect.
Allen: Cyclopœdia, V. 1, V. 10. Cyclop. Drug Path., V. 1. Hahnemann: Chr. Dis. Macfarlan: High Pot. Provings. Jahr: Sympt. Codex. Hering: Guid. Symp., V. 5.

Macfarlan: Hom. Phys., V. 11, p. 455; V. 12, p. 524; V. 13, pp. 438, 469. Hahn. Mo., V. 27, p. 76.

Ozanam: Etudes des Arachnoides, Paris, 1856. A. H. Z., V. 55, p. 64.

Jones (S. A.): Am. Hom. Obs., V. 9, p. 307.
Seidel: A. H. Z., V. 1, p. 122.
Grauvogl: Text Book Hom., 2d ed., 1866.

ARANEA SCINENCIA. Grey spider.
Allen: Cyclopœdia, V. 1. Cycl. Drug Path., V. 1.
Rowley: N. A. J. Hom., V. 7, p. 64.

ARANEA TELA. Spider's web.
Cyclop. Drug Path., V 1.
S. A. Jones: Am. Hom. Obs., V. 13, p. 9 (Jan., 1876).

ARANS EXCELS.
Macfarlan: High Pot. Provings.
Macfarlan: Hom. Phys., V. 14, p. 21.

ARCTIUM LAPPA. Lappa major. L. officin. Burdock.
Peters-Marcy: New Mat. Med. Sup. N. A. J. Hom., Feb., 1858.
Analysis of provings: Med. Couns., V. 8, p. 839.
Mercer-Crowther: Tr. Penna. Hom. Soc., 1883. Am. Hom. Obs., V. 20, p. 233. Hahn. Mo., V. 18, p. 147. St. Louis Clin. Rev., V. 6, p. 377.
X. X. X: St. Louis Clin. Rev., V. 2, p. 369.
Rockwith: Am. Jl. Hom. Mat. Med., V. 5, p. 290.

ARGEMONE MEXICANA. Prickly poppy.
Allen: Cyclopœdia, V. 10. Peters-Marcy: New Mat. Med. Sup. N. A. J. Hom., Feb., 1858.

ARGENTUM CHLORATUM.
· Peters-Marcy: New Mat. Med. Sup. N. A. J. Hom., Feb., 1858. Cyclop. Drug Path., V. 1.
Lembke: Neue Zeit. hom. Klinik., V. 11, p. 129.

ARGENTUM CYANIDUM. A. cyanuret. Silver cyanide.
Allen: Cyclopœdia, V. 1. Peters-Marcy: New Mat. Med. Sup. N. A. J. Hom., Feb., 1858.

X. Y. Z: Hom. World, V. 27, p. 214. Hahn. Mo., V. 27, p. 445.

ARGENTUM IODATUM.

Peters–Marcy: New Mat. Med. Sup. N. A. J. Hom., Feb., 1858.

ARGENTUM MURIATICUM AMMONIATUM.

Peters–Marcy: New Mat. Med. Sup. N. A. J. Hom., Feb., 1858.

ARGENTUM METALLICUM. A. foliatum. Silver.

Allen: Cyclopœdia, V. 1. Cyclop. Drug. Path., V. 1. Hering: Guid. Symptoms, V. 1, Hahnemann: Mat. Med. Pura. Jahr: Symp. Codex. Peters–Marcy: New Mat. Med. Sup. N. A. J. Hom., May, 1858. Possart: Hom. Arz., pt. 2.

Dierbach: Die neuesten Entdeckungen in d Mat. Med. Heidelberg, 1837.

Hering: Archiv Hom. Heilk., V. 15, pt. 1, p. 186. Neue Archiv., V. 1, pt. 10. A. H. Z., V. 32, p. 94.

Huber: Œsterr. Zeit. f Hom., 1845, V. 2, p. 158.

Krahmer: Œsterr. Zeit., V. 2, pt. 1.

Macfarlan: Hom. Phys., V. 14, p. 20.

Moore: Mo. Hom. Rev., V. 23, p. 287.

Wibmer: Die Wirkungen.

ARGENTUM NITRICUM. Nitrate of Silver.

Allen: Cyclopœdia, V. 1, V. 10. Cyclop. Drug Path., V. 1. Hahnemann: Mat. Med. Pura. Peters–Marcy: New Mat. Med. Sup. N. A. J. Hom., May, 1858. Jahr: Symptomen Codex. Stapf: Additions to Mat. Med. Pura. Macfarlan: High Pot. Provings. Possart: Hom. Arz., pt. 2.

Albers: Salz. Med. Chir. Zeit., 1817, V. 1, p. 285.

Buchner: A. H. Z., V. 46, No. 4.

Brewer: Hom. World, V. 19, p. 511. Hahn. Mo., V. 18, p. 385.

———: Die phys. u therap. Wirkung des Arg. nit. Gaz. de Paris, 1851, 34–39. Frank: Magazin., V. 2, 1847.

Hering: Neues Archiv hom. Heilk., V. 3, pt. 1, p. 96.
Hom. Viertelj, V. 10, pt. 15, p. 343. Krahmer: Das
Silber als Arzneimittel, 1845. Monograph, A. H. Z., V.
29, p. 62; V. 74, pp. 5, 133. Monatsbl., V. 3, p. 29.
Lembke: Neue Zeit. hom. Klinik, V. 11, p. 130.
Kochlin: Wirkungen d Metall. menschlichen Korper.
Zurich, 1837. ·
———: Hygea, V. 9, p. 135.
———: A. H. Z., V. 5, p. 9. Gaz. Med., No. 70 (1832).
Macfarlan: Hom. Phys., V. 11, p. 455; V. 13, pp. 387, 531.
Hahn. Mo., V. 27, p. 76.
Moffat: N. A. J. Hom., V. 37, p. 716. Tr. N. Y. State
Soc., 1889, p. 252.
Muller: Œsterr. Zeit. Hom., V. 1, p. 45; V. 2, pt. 1. A.
H. Z., V. 53, No. 22; V. 133, p. 71.
Schachbert: Diss. de usu arg. nit., 1837.
Wibmer. Dierbach: Siehe Silber.

ARISTOLOCHIA MILHOMENS. A. grandiflora. A. Cym-
bifera. Brazilian Snake Root. Tinct. of flowers.
Allen: Cyclopœdia, V. 1, V. 10. Mure: Braz. Provings.
Higgins: Ophidians. Metcalf: Hom. Provings. Peters–
Marcy: New Mat. Med. Sup. N. A. J. Hom., Aug., 1858.

ARISTOLOCHIA SERPENTARIA. See Serpentaria.

ARMORACIA. See Cochlearia Armoracia.

ARNICA MONTANA. Leopard's Bane. Mountain tobacco.
Caltha alpina.
Allen: Cyclopœdia, V. 1, V. 10. Cyclop. Drug Path., V.
1. Hahnemann: Fragmenta de viribus. Mat. Med. Pura.
Hering: Guid. Symptoms, V. 2. Jahr: Symp. Codex.
Peters-Marcy: New Mat. Med. Sup. N. A. J. Hom.,
Aug., 1858. Macfarlan: High Pot. Provings.
Apelt: Die Arnicatinktur. Leipzig, 1851.
Assmann: Jorg's Mater. Kunst Heilmittel, 1825.
Berridge: Hom. Phys., V. 5, p. 388. Tr. I. H. A., 1895.
U. S. Med. Inves., V. 4, p. 573.

5

Burnett: The Organon, V. 1, p. 231.

Colton: N. West. Jl. Hom., May, 1858, p. 80.

Dunning: Hahn. Mo., V. 17, p. 278.   Tr. Phila. Co. Hom.
Soc., 1882, p. 155.

Guillemot: Etude de l'Arnica, Paris, 1874.

Hempel: Monograph, Radde, 1845.

Emmrich: Archiv hom. Heilk., V. 18, pt. 2, p. 39.

Lippe: The Organon, V. 1, p. 346.

Macfarlan: Hom. Phys., V. 11, p. 455; V. 13, p. 51. Hahn.
Mo., V. 27, p. 76.

Morrison: Mo. Hom. Rev., V. 17, p. 471.

Niesz: Short Treatise, Canton, O., 1851.

Robinson: Brit. Jl. Hom., V. 25, p. 320.

Gourbeyre: World's Conven., Phila., 1876, V. 1. and Re-
print.

Stapf: Archiv hom. Heilk., V. 2, pt. 3, p. 224.

Schneller: Frank's Magazine, pt. 2.

Vienna Provings: Wiener Zeits., Dec., 1844.   Brit. Jl.
Hom., V. 6, p. 267.

Von Szontagh: Neue Zeit. hom. Klinik , V. 7, pt. 9, p. 20.

ARSENICUM ALBUM. Arsenious anhydride. Arsenious
acid.   White arsenic.

Allen: Cyclopœdia, V. 1, V. 10. Cyclop. Drug Path., V. 1.
Hahnemann: Chr. Dis., 2d ed.   Mat. Med. Pura. Her-
ing: Guiding Symptoms, V. 2. Jahr: Symp. Codex.
Macfarlan: High Pot. Provings. Grauvogl: Text Book,
Par. 222. Metcalf: Hom. Provings. Peters-Marcy:
New Mat. Med. Sup. N. A. J. Hom., Nov., 1858.

Colman-Pierce: Mo. Hom. Rev., V. 42, p. 368.

Berridge: Mo. Hom. Rev., V. 14, p. 428, Am. Jl. Hom.
Mat. Med., V. 9, p. 427. Brit. Jl. Hom., V. 34. Ap-
pendix to October, 1876.

Buchner: A. H Z., V. 46, p. 64.

Buchmann: Hom. Viertelj., V. 10, pp. 119, 127. Brit. Jl.
Hom., V. 18, p. 233.

Black: Hahnemann Mat. Med., pt 1.

Collection: Shipman's Am. Jl. Mat. Med., p. 112.

Franz: Neue Archiv hom. Heilk., V. 1, pt. 2, p. 109.

——: Neue Archiv hom. Heilk., V. 1, pt. 1, p. 181.

Frank: Archiv hom. Heilk., V. 20, pt. 1. Neue Archiv,
V. 1, pt. 2; V. 2.

Goullon: A. H. Z., V. 42, No. 14; V. 46, p. 181.

Hartlaub u Trinks:

Imbert–Gourbeyre: Etudes de l'Arsenic, Paris, 1863. Brit.
Jl. Hom., V. 33, p. 302. L'Art Med., V. 17, p. 433.

Jones: Annals Brit. Hom. Soc., V. 8, p. 62.

Macfarlan: Hom. Phys., V. 11, p. 455; V. 12, pp. 523, 526;
V. 13, pp. 287, 291, 377, 383, 390, 432, 469, 527, 531; V.
14, p. 57. Hahn. Mo., V. 27, p. 76.

Nankivell, Frank: Mo. Hom. Rev., V. 35, p. 271.

Robinson: Brit. Jl. Hom., V. 25, p. 320.

Smith: Mo. Hom. Rev., V. 30, p. 445.

Walker: Hahn. Mo., V. 6, p. 189.

Woodward: Tr. Am. Inst. Hom. Convention, 1881. N. A.
Jl. Hom., V. 35, p. 65. U S. Med. Inv., V. 14, p. 229.

Wihmer: Die Wirkungen, V. 1.

Wurmb: Œsterr. Zeit. V. 1, pt. 3, 1844.

Jl. Soc. Gall., V. 3, Jan., Feb., 1853. A. H. Z., V. 46, No.
4.

ARSENICUM CREOSOTUM.

Poulson: Tr. Soc. Hom. Phys., Iowa, 1871.

ARSENICUM HYDROGENISATUM. Arseniuretted hydrogen. Arsine. Tri-hydride. Arsenici et Hydrargyri Iodidi. Donovan's Solution.

Allen: Cyclopœdia, V. 1, V. 10. Cyclop. Drug Path., V.
1. Hering: Guiding Symp., V. 2. Jahr: Symp. Codex
Buchner: Toxikologie, 2d ed., 1827. Peters–Marcy:
New Med. Sup. N. A. J. Hom., Aug., 1859.

Berridge: Appendix Brit. Jl. Hom., V. 34. (Oct. 1876.)

ARSENICUM IODATUM. Arsenious Iodide.

Allen: Cyclopœdia, V. 1, V. 10. Cyclop. Drug Path., V.
1. Hering: Guiding Symptoms, V. 2. Peters–Marcy:
New Mat. Med. Sup. N. A. J. Hom., Aug., 1859.

Beebe: U. S. Med. Surg. Jl., V. 1, p. 335. A. H. Z., V.
105, pp. 145, 154.
Blakely: Hahn. Mo., V. 3, p. 265.

ARSENICUM METALLICUM.

Allen: Cyclopœdia, V. 1. Hering: Guiding Symptoms,
V. 2.
Lippe: N. Am. Jl. Hom., V. 1, p. 301.
Stevenson: Thesis. Hom. Med. College, Pa., 1851.

ARSENICUM NITRICUM.

Jahr: Symptomen Codex.

ARSENICUM SULFURATUM FLAVUM. A. Tersul-
phuretum. Arsenic sulphide. King's Yellow. Orpiment.
Auripigmentum.

Allen: Cyclopœdia, V. 1. Hering: Guid. Symptoms, V. 2.
Hahnemann: Mat. Med. Pura.
Henke: Zeits. hom. Klinik., V. 1, p. 88.

ARSENICUM SULFURATUM RUBRUM. Arsenic bi-
sulphide. Red sulphuret. Sandarach.

Allen: Cyclopœdia, V. 1. Cyclop. Drug Path. Appendix,
V. 4. Hering: Guid. Symptoms, V. 2. Jahr: Symp.
Codex. Wibmer.

ARSENITE OF SODA. See Sodium arsenite.

ARTANTHE ELONGATA. Piper angustifolium. Matico.
Soldier's herb. Tinct. of leaves.

Peters-Marcy: New Mat. Med. Sup. N. A. J. Hom., Aug.,
1859.

ARTEMISIA ABROTANUM. Southernwood. Old Man.
Lady's Love. Tinct. of plant.

Allen: Cyclopœdia, V. 1, V. 10 Cyclop. Drug Path., V. 1.
Cushing: Tr. Mass. Hom. Med. Soc., 1866-70.
Gatchell: U. S. Med. Sur. Jl., V. 5, p. 291.

ARTEMISIA TRIDENTATA.
Webster: Med. Adv., V. 13, p. 86.

ARTEMISIA VULGARIS. Mugwort. Wormwood. Tinct.
of whole plant.

Allen: Cyclopœdia, V. 1. Hering: Guid. Symptoms, V.
2. Metcalf: Hom. Provings. Jahr: Symp. Codex.
Peters-Marcy: Sup. N. A. J. Hom., Aug., 1859.

Metcalf: N. A. J. Hom., V. 3, p. 74.

Noack u Trinks.

ARUM DRACUNCULUS. Green Dragon. Tinct. of root.
Allen: Cyclopœdia, V. 1, V. 10. Cyclopœdia Drug Path.,
V. 1. Hering: Guid. Symptoms, V. 2.

Demeures: Jl. Soc. Gall., V. 4, p. 114. A. H. Z., V. 47,
p. 7.

Hale: U. S. Med. Inv., V. 9, p. 103.

Pitet: Bibl. Hom., V. 3, p. 192.

Hart: U. S. Med. Inv., V. 12, p. 537.

ARUM ITALICUM. Italian Arum. Tinct. of root.
Allen: Cyclopœdia, V. 1.

Pitet: Bibl. Hom., 1871.

ARUM MACULATUM. A. vulgare. Aronis communis.
Cuckoo pint. Lords and Ladies. Spotted arum. Wake
robin. Geflecter Aron. Aronswurzel. Tinct. root.

Allen: Cyclopœdia, V. 1. Cyclop. Drug Path., V. 1.
Hering: Guid. Symptoms, V. 2. Jahr: Symp. Codex.

——: Neue Archiv hom. Heilk., V. 1, pt. 1, p. 182.

Buchner: A. H. Z., V. 46, p. 176.

Beauvais St. Gratien: Giftige u path.

——: Jl. Soc. Gall., V. 2, pt. 3. A. H. Z., V. 42, p. 13.

Hering: Archiv hom. Heilk., V. 13, pt. 1, p. 169; pt. 3,
p. 187.

Reinsch: Hygea, V. 12, pt. 4, p. 315 (1840).

Schier: A. H. Z., V. 136, p. 20.

ARUM SEGUINUM. See Caladium seg.

ARUM TRIPHYLLUM. Arisæma triphyl. A. atrorubens. Bog onion. Dragon's root. Indian turnip. Jack in the pulpit.

> Allen: Cyclopœdia, V. 1. Cyclop. Drug Path., V. 1. Hering: Guid. Symptoms, V. 2. Peters-Marcy: New Mat. Med. Sup. N. A. J. Hom., Aug., 1859. Hale: New Rem., 2d ed. Macfarlan: High Pot. Provings.
>
> Gramm: Hahn. Mo., V. 2, p. 459.
>
> Macfarlan: Hom. Phys., V. 12, p. 50, V. 13, pp. 51, 293, 378, 385, 390, 432, 489, 527; V. 14, p. 21. Hahn. Mo., V. 27, p. 221.

ARUNDA MAURITANICA. Reed. Tinct. fresh root sprouts.

> Allen: Cyclopœdia, V. 1. Hering: Guid. Symptoms, V. 2. Possart: Hom. Arz., pt. 3.
>
> Brentano: A. H. Z., V. 72, p. 63.
>
> Patti: Jl. Soc. Gall., V. 7, p. 345. A. H. Z., V. 53, No. 7; V. 67, pp. 7, 14, 30.

ASAFŒTIDA. Narthrax A. Ferula A. Ferula Persica. Stinkasand. Stechenkraut. Gum resin from living root.

> Allen: Cyclopœdia, V. 1, V. 10. Cyclop. Drug Path., V. 1. Hering: Guid. Symptoms, V. 2. Jahr: Symp. Codex.
>
> Berridge: The Organon, V. 2, p. 258.
>
> Franz: Archiv hom. Heilk., V. 1, pt. 3, p. 187.
>
> Guntz-Jorg: Materialien.
>
> Hartlaub u Trinks.
>
> Trinks: A. H. Z., V. 15, p. 63.
>
> Lembke: Neue Zeit. Hom. Klinik, V. 13, p. 129.
>
> Peters: N. A. J. Hom., V. 9, p. 113.
>
> Lembke-Lilienthal: N. A. J. Hom., V. 17, p. 475.

ASARUM CANADENSIS.

> Peters-Marcy: New Mat. Med. Sup. N. A. J. Hom., Aug., 1859. Hale: New Rem., 2d ed.

ASARUM EUROPÆUM. Hazelwort. European Snake

root. Fole's foot. Wild nard. Haselkraut. Tinct. root
and plant.

> Allen: Cyclopœdia, V. I. Cyclop. Drug. Path., V. I.
> Hahnemann: Mat. Med. Pura. Hering: Guid. Symp-
> toms, V. 2. Jahr: Symp. Codex. Peters–Marcy: New
> Mat. Med. Sup. N. A. J. Hom., Aug., 1859.
> Wimber: Die Wirkungen.
> Winterburn: Am. Hom., April, 1883.

ASCLEPIAS CORNUTI. A. Syriaca. Silkweed. Milk-weed.

> Allen: Cyclopœdia, V. I. Cyclop. Drug Path., V. I. Hale:
> New Rem. 2d ed. Hering: Guid. Symptoms, V. 2.
> Peters–Marcy: New Mat. Med. Sup. N. A. J. Hom.,
> Aug., 1859.
> Clerborne: Am. Jl. Med. Sc., V. 42.
> Potter: Tilden's Jl. Mat. Med., V. I.

ASCLEPIAS CURASSAVICA. Bloodweed.

> Peters–Marcy: New Mat. Med. Sup. N. A. J. Hom., Aug.,
> 1859.

ASCLEPIAS INCARNATA. Amæna. Flesh-colored swallow wort. Rose-colored silk weed. Swamp milkweed. White Indian hemp. Tinct. of root.

> Marcy–Peters: New Mat. Med. Sup. N. A. J. Hom., Aug.,
> 1859. Hale: New Rem., 2d ed.

ASCLEPIAS TUBEROSA. A. decubens. Pleurisy root Butterfly weed. Colic root. Orange Apocynum. Tinct. of root.

> Allen: Cyclopœdia, V. I. Cyclop. Drug Path., V. I. Hale:
> New Rem., 2d ed. Hering: Guid. Symptoms, V. 2.
> Peters–Marcy: New Mat. Med. Sup. N. A. J. Hom.,
> Aug., 1859. Macfarlan: High Pot. Provings.
> ~Hale: Am. Hom. Obs., V. 3, p. 354. Mich. Hom. Inst. Tr.,
> 1866.
> Macfarlan: Hom. Phys., V. 12, p. 50; V. 13, p. 287. Hahn.
> Mo., V. 27, p. 221.

Nichol: Am. Hom. Obs., V. 3, p. 169.

Savary (A.): Jl. Soc. Gall., March, 1859. 2d Ser., V. 3, p. 721. A. H. Z., V. 60, pp. 143, 166. N. A. J. Hom., V. 7, p. 375. Am. Hom. Rev., V. 2, p. 406.

ASIMINA TRILOBA. A. Campaniflora. Parcelia triloba. Uvaria triloba. Custard Apple. Anona T. Pawpaw. Tinct. ripe seeds.

Allen: Cyclopœdia, V. 1, V. 10. Hering: Guid. Symptoms, V. 2.

Eisenberg: Thesis. Hahn. Med. College. Phila. 1870. MSS.

Taylor: Cincin. Med. Adv., V. 6, p. 25.

ASPARAGUS OFFICINALIS. Tinct. of young sprouts.

Allen: Cyclopœdia, V. 1. Cyclop. Drug Path., V. 1. Hering: Guid. Symptoms, V.. 2. Jahr: Symp. Codex.

Berridge: Am. Hom. Obs., 1875, p. 101.

Buchner: Hygea., V. 12, p. 428. A. H. Z., V. 20, p. 265. Shipman's Am. Jl. Mat. Med., p. 182.

———: Jl. Soc. Gall., V. 2, pt. 4. A. H. Z., V. 42, p. 300.

ASKALABOTES LÆVIGATUS.

Hering: A. H. Z., V. 43, No. 18.

ASSACU. See Hura Brazilien.

ASTACUS FLUVIATALIS. See Cancer astacus.

ASTERIAS RUBENS. A. asricus. Uraster rubens. Star fish. Tinct. trit. of whole animal.

Allen: Cyclopœdia, V. 1, V. 10. Cyclop. Drug Path., V. 1. Hering: Guid. Symptoms, V. 2. Metcalf: Hom. Provings. Macfarlan: High Pot Provings. Possart: Hom. Arz., pt. 2.

Berridge: N. Y. Jl. Hom., V. 2, p. 460.

———: A. H. Z., V. 42, p. 353.

Macfarlan: Hom. Phys., V. 12, p. 50; V. 13, pp. 387, 389. Hahn. Mo., V. 27, p. 221.

Petroz: Jl. Soc. Gall., V. 1, p. 225. Sept., '50, Jan., Feb., '51.

ASTRAGALUS MENZIESHII.

Allen: Cyclopœdia, V. 10.

Selfridge: Tr. Pacific Hom. Med. Soc., 1874-'76, p. 177. N. Y. Hom. Times Retrospect, V. 6 (1875).

ATHAMANTA OREOSELINUM. Apium montanum.
Peusedanum oreoselinum. Mountain parsley. Speedwell. Tinct. of whole plant.

Allen: Cyclopœdia, V. 1. Jahr: Symp. Codex.

Franz: Archiv hom. Heilk., V. 17, pt. 3, p. 177.

———: Jl. Soc. Gall., V. 3, pt. 6. A. H. Z., V. 45, p. 12.

ATROPA MANDRAGORA. See Mandragora.

ATROPINUM. Atropine. Atropia. Alkaloid of Belladonna.

Allen: Cyclopœdia, V. 1, V. 10. Cyclop. Drug Path., V. 1. Hering: Guiding Symptoms, V. 2. Macfarlan: High Pot. Provings.

Czernak: A. H. Z., V. 60. Sem. 1, No. 4. Œsterr. Zeit. f. Pharm., 1860. 3.

Eidherr: A. H. Z., V. 60, p. 11, et seq.

Harley: Old Vegetable Neurotics.

Homan: N. A. J. Hom., V. 1, p. 115.

Hale: Tr. N. Y. State Hom. Soc., 1868. A. H. Z., V. 82, pp. 137, 145.

Haynes: Hom. World. V. 32, p. 231.

Kafka: A. H. Z., V. 52, p. 178; V. 49, p. 23.

Lusanna: A. H. Z., V. 55, p. 157.

Macfarlan: Hom. Phys., V. 13, p. 378.

Michea: A. H. Z. Monatsbl., V. 64. Sem., V. 2. Gaz. Hopitaux, 1861, 141.

Moffat: Tr. N. Y. Hom. State Soc., V. 6, p. 83.

Nunnely: Hom. World, V. 27, p. 20.

Percy: N. Y. Med. Jl., V. 8, p. 254.

Reincke: Hahn. Mo., V. 25, p. 635. Med. Adv., V. 25, p. 133.

Schroff: Lehr. d Pharm., p. 495. Œsterr. Zeit. prakt.
Heilk., V. 2, Nos. 22, 27 (1856). A. H. Z., V. 56, No. 24,

ATROPIA SULPHATE.

Allen: Cyclopœdia, V. 1. Hering: Guid. Symptoms, V. 2.
Macfarlan: High Pot. Provings. Possart: Hom. Arz.,
pt. 2, 3.

Harley: Brit. Jl. Hom. V. 26, p. 398.

Kafka: Brit. Jl. Hom. V. 15, p. 238.

Macfarlan: Hom. Phys., V. 12, p. 51. Hahn. Mo., V. 27,
p. 221.

AURUM FOLIATUM. See A. Metallicum.

AURUM FULMINANS. Ammonium Aurate. Fulminating gold.

Hahnemann: Chr. Diseases. Allen. Cyclopœdia, V. 2.
Jahr: Sympt. Codex. Wibmer: Die Arzneimittel.

AURUM METALLICUM. Gold. Aurum foliatum. Gold leaf.

Allen: Cyclopœdia, V. 2. Cycl. Drug Path., V. 1. Hahne-
mann: Chr. Dis. Mat. Med. Pura. Hering: Guid. Symp-
toms, V. 2. Jahr: Symp. Codex.

Burnett: A. H. Z., V. 99, p. 165. Mo. Hom. Rev., V. 23,
p. 492.

Dierbach: Die neuesten Entdeckungen, etc.

Molin: Bull. Soc. Med. de Paris, V. 1, p. 19. A. H. Z., V.
29, p. 361. Œsterr. Zeit., V. 3, pt. 2.

Robinson: Brit. Jl. Hom., V. 25, p. 321.

Shelton: N. A. J. Hom., V. 34, p. 485.

AURUM MURIATICUM. Auric chloride. A. trichloride.

AURUM MURIATICUM. Trichloride. Auric chloride.

Allen: Cyclopœdia, V. 2. Cyclop. Drug Path., V. 1.
Hahnemann: Chr. Dis., 2d ed. Hering: Guid. Symp-
toms, V. 2. Jahr: Symptom. Codex. Metcalf: Hom.
Provings. Macfarlan: High Pot Provings.

Buchner: Neue Zeit. hom. Klinik, V. 4, p. 208; V. 8, No. 24.

————: Bull. de Soc. Med. de Paris, V. 1. A. H. Z., V. 29, p. 372. Œsterr. Zeit. Hom., V. 3, pt. 2.

Lembke: Neue Zeit. hom. Klinik, V. 11, pp. 17, 29.

Macfarlan: Hom. Phys., V. 12, pp. 51, 524; V. 13, p. 53; V. 14, p. 21.

AURUM MURIATICUM NATRONATUM. Auri et Sodii Chloridum. Auro-Natrium Chloratum. Sodium Chlor-Aurate. Chloride of Gold and Sodium.

Allen: Cyclopœdia, V. 2. Hering: Guid. Symptoms, V. 2.

Legrand: A. H. Z., V. 24, No. 22. Monograph: De l'or aus Cozzi sopra l'uso di alcuni remedii aurifici. Bologna, 1817.

AURUM SULFURATUM. Auric sulphide. Yellow sulphuret of Gold.

Allen: Cyclopœdia, V. 2.

Molin: Bull. Soc. Med. Hom. de Paris, 1845. A. H. Z., V. 29, p. 375.

AUSTRALIAN BLACK ANT.

Berridge: N. E. Med. Gaz., V. 9, p. 402.

AVENA. Oats.

Swan: Hom. Phys., V. 6, p. 257.

AZADIRACHTA INDICA.

Banerjee: Med. Argus., V. 3, p. 113 (Jan., 1893). Hom. World, V. 27, p. 21.

Chakravarti: Tr. Am. Inst. Hom., 1895. Hahn. Mo., V. 30, p. 433. Med. Adv., V. 25, p. 422.

Majumdar: Indian Hom. Rev., V. 3, p. 1; V. 5. No. 10. Hom. Recorder, V. 9, p. 158.

————: Pacific Coast Jl. Hom., V. 2, p. 222; V. 3, p. 431.

BACILLINUM.

Burnett: Monograph.

Boocock: Hom. Recorder, V. 7, p. 260. Hom. World, V.
28, p. 173.

Wesner: (History) Calcutta Jl. Med., V. 18, p. 167, Apr.,
1899. Am. Med. Mo., Feb., 1899.

BACILLUS PRODIGIOSUS. (Erysipelas toxines.)

Macfarlan: Tr. Hom. Med. Soc., Penna., 1898, p. 346.
Rev. Hom. Belge., V. 25, p. 338.

BADIAGA. Spongia palustris. Spongila fluviatilis. Fresh
water sponge. Tinct. trit. of dried sponge.

Allen: Cyclopœdia, V. 2. Hering: Guiding Symptoms,
V. 2.

Bedford: Hahn. Mo., V. 2, pp. 33. 121.

BALSAMUM PERUVIANUM. Myrospermum Peruiferum.
Myroxylon Pereiræ. B. indicum nigrum. Balsam of Peru.

Allen: Cyclopœdia, V. 2.

Lembke: Neue Zeit. hom. Klinik, V. 12, p. 41.

BALM OF GILEAD BUDS.

Stilson: Hom. Phys., V. 11, p. 88. Tr. Maine Hom. Soc.,
1890, p. 58.

BALNEA MARITIMA.

Hillberger: Zeits. Ver. hom. Ærzte. Œsterr., V. 2, pt. 10.
——: Hygea., V. 1, pt. 3, p. 224.
Ruckert: A. H. Z., V. 58, p. 129.

BANANÆ FLOS.

Jenner: Mo. Hom. Rev., V. 9, p. 545.

BAPTISIA TINCTORIA. Sophora tinctora. Podalyria
tinctoria. Wold Indigo.

Allen: Cyclopœdia, V. 2, V. 10. Cyclop. Drug Path., V.
1. Hering: Guid. Symptoms, V. 2. Macfarlan: High
Pot. Provings. Hale: New Rem., 2d ed.

Cummings: Hahn. Mo., V. 5, p. 462.

Douglas: Beckwith, et al. N. A. J. Hom., V. 6, p. 228,
V. 7, p. 228.

Gilbert: Med. Adv., V. 18, p. 216.

Hadley: Tr. N. Y. Hom. State Soc., 1865.

Hale: A. H. Z., V. 78, pp. 38, 47.

Macfarlan: Hom. Phys., V. 12, p. 277; V. 13, pp. 293, 378, 527.

Rushmore: The Organon, V. 3, p. 565.

Schenk: Tr. N. Y. State Hom. Soc., 1873-4.

Sutherland: N. E. Med. Gaz., V. 24, p. 560.

Thompson: N. A. J. Hom., V. 5, p. 547.

Wallace: Am. Hom. Obs., V. 11, p. 338. Med. Inves., 1873, p. 623.

Wesselhœft: Tr. Mass. Hom. Soc., 1866-70, p. 457. N. E. Med. Gaz., V. 5, p. 242.

Summary: N. E. Med. Gaz., V. 26, p. 77.

BARTFELDER. Bartfelder Sauerbrunnen im Saaroser Comitat. Acid spring in Upper Hungary.

Allen: Cyclopœdia, V. 2.

Schreter: Archiv hom. Heilk., V. 19, pt. 1, p. 176.

BARBÆ CIPRINI OVA.

Hesse: Jl. hom. Arzneimittel, V. 1, 1834, pt. 2.

Wibmer: Die Arzneimittel, V, 1, p. 410.

BARYTA ACETICA. Acetate of Barium.

Allen: Cyclopœdia, V. 2, V. 10. Cyclop. Drug Path., V. 1. Hahnemann: Chr. Dis.

De Moor: Rev. Hom. Belge, V. 1, p. 43. A. H. Z., V. 89, pp. 150, 166, 174, 188.

Hausman: A. H. Z., V. 92, pp. 129, 137 (Prov. on rabbits).

Stapf: Archiv hom. Heilk., V. 3, pt. 3, p. 183.

BARYTA CARBONICA. Baric carbonate. Carbonate of Barium.

Allen: Cyclopœdia, V. 2, V. 10. Cycl. Drug Path., V. 1. Hering: Guid. Symptoms, V. 2. Hahnemann: Chr. Dis., 1st, 2d ed. Jahr: Symp. Codex. Macfarlan: High Pot. Provings.

Berridge: N. A. J. Hom., V. 21, p. 502.

Macfarlan: Hom. Phys., V. 12, p. 277; V. 13, p. 432; V. 14, p. 57.

Hartlaub u Trinks.

Hering: Hom. Viertelj., V. 10, p. 95.

——: A. H. Z., V. 8, p. 26.

Wibmer: Die Arzneimittel, V. 1.

BARYTA MURIATICA. Barium chloride.

Allen: Cyclopœdia, V. 2, V. 10. Cyclop. Drug Path., V. 1. Hering: Guid. Symptoms, V. 2. Jahr: Symp. Codèx.

——: Correspondenzblatt, Aug. 31, 1836.

Gmelin: Versuch Wirkungen Baryt. Tubingen, 1824.

Hahnemann: Archiv hom. Heilk., V. 3, pt. 3, p. 186.

Hufeland: Erfah. Gebrauch der salzsaunen Schwerende 1791.

Noack: Handbuch, V. 1.

Wibmer: Die Arzneimittel.

Damholz: Archiv f Hom., V. 7, p. 328, Nov., 1898.

BARYOSMA TONGO. See Tongo.

BELLADONNA. Atropa Belladonna. A. ethalis. Solanum furiosum. S. maniacum. Deadly nightshade. Common Dwale. Tollkirsche.

Allen: Cyclopœdia, V. 2, V. 10. Cyclop. Drug Path., V. 1. Hahnemann: Mat. Med. Pura. Fragmenta de vir. Hering: Guid. Symptoms, V. 2. Jahr: Symp. Codex. Macfarlan: High Pot. Provings.

Berridge: Am. Jl. Hom. Mat. Med., V. 8, p. 127.

Brera: Antologia medica, Sept., 1834. Testino degli medici homeopatici.

Buchner: A. H. Z., V. 20, p. 286; V. 41, Nos. 12, 15.

Bœcker: Beitrage, V. 2, p. 257.

Gillespie: Hom. World, V. 12, p. 203.

Dufresne: Bibl. Hom., V. 1, p. 319.

Colton: U. S. Med. Inv., V. 4, p. 314.

Fowler: Med. Adv., V. 7, p. 91.

Frank: A. H. Z., V. 32, pp. 298, 323, 305.

Hartlaub u Trinks: V. 1, 2, 3, Mat. Med.

Hering: Archiv hom. Heilk., V. 13, pt. 2, p. 181.

————: Neue Archiv hom. Heilk., V. 1, pt. 1, p. 182.

Haynes: Med. Visitor, V. 12, p. 208.

Hahnemann et al.: Mo. Hom. Rev., V. 9, Nos. 2, 3, 4, etc.

Hughes: Hahnemann Mat. Med., pt. 3. (English ed.)

Gray: N. Y. Jl. Med., 1851.

Kretschmar: A. H. Z., V. 2, p. 62.

Leidbeck: Hygea., V. 9, pt. 5.

Morrison: Mo. Hom. Rev., V. 17, p. 472.

Macfarlan: Hom. Phys., V. 12, pp. 277, 524; V. 13, pp. 51
     291, 293, 378, 388, 391, 432, 438, 469; V. 14, p. 57.

Miller: Pacific Coast Jl. Hom., V. 2, p. 88.

Pullar: Hom. World, V. 28, p. 504. Am. Hom't, V. 20,
     p. 115.

Robinson: Brit. Jl. Hom., V. 25, pp. 220, 321.

Purkingee: Physiol. Prufungen aufs Auge, 1823.

Muller: Hygea., V. 9, pt. 2, p. 138.

Schneller: Frank's Mag., 2 Thl., p. 349.

Schlosser: A. H. Z., V. 56, p. 147.

Tyrrell: Med. Adv., V. 17, p. 355.

Woodward: U. S. Med. Inv., V. 14, p. 244. Tr. Am. Inst.
     Hom. Conv., 1881.

Wells: Tr. N. Y. State Hom. Soc., 1872.

Waltyl: Buchner's Repert. d Pharm., V. 27, p. 71.

Wibmer: Die Arzneimittel.

————: Wien Zeit. Gesell. Jahrg. 1, V. 2. Jahrg., 3.

Zabari: Zeit. Ver. hom. Ærz. Œsterr., V. 1, pt. 2. (1857.)

Summary: N. E. Med. Gaz., V. 26, p. 279.

BELLIS PERENNIS. English daisy. Garden daisy. Hens and chickens. Tinct. whole plant.

Allen: Cyclopœdia, V. 2. Cyclop. Drug Path., V. 1.

Burnett: Hom. World, V. 19, p. 163. Hahn. Mo., V. 19,
     p. 317. Med. Couns., V. 9, p. 196.

Lady: Hom. World, V. 25. p. 447. Hahn. Mo., V. 25, p. 799.
Am. Hom't, V. 20, p. 13. U. S. Med. Inv., V. 25, p. 114.
Thomas: Brit. Jl. Hom., V. 16, p. 325.

BENZINUM. Benzine. Distillate of Petroleum. Alcoholic
sol.

Allen: Cyclopœdia, V. 2.

Smith (J. H.): N. E. Med. Gaz., V. 5, p. 544. Tr. Mass.
Hom. Med. Soc., 1866–70. A. H. Z., V. 82, p. 47.

BENZINUM NITRICUM. Nitro-benzol. Mirbane. Arti-
ficial oil of bitter almonds. Alcoholic sol.

Allen: Cyclopœdia, V. 2, V. 10.

BENZOIC ACID. Resin of styrax benzoin. Flowers of
Benzoin.

Allen: Cyclopœdia, V. 2. Cyclop. Drug Path., V. 1.
Hering: Amerik. Arzneiprufungen. Jahr: Symp. Codex.
Hering: Guid. Symptoms, V. 2. Peters-Marcy: New
Mat. Med. Sup. N. A. J. Hom., Aug., 1855. Macfarlan:
High Pot. Provings. Possart: Hom. Arzneim, pt. 1, 2.

Jeanes: Tr. Am. Inst. Hom., V. 1. (Am. Provings.)

Hirschel: Archiv Arzneimittel., V. 2, p. 1856, pp. 5–8.

Petroz: Bull. Soc. Med. de Paris, V. 5, p. 60. A. H. Z., V.
37, p. 126.

Musser, Petroz: Hygea, V. 23 (1848), pt. 1, p. 113. Jl.
Soc. Gall., V. 3, pt. 6, 7. Bull. Soc. Med. de Paris, V. 1,
pt. 1, Sept., 1847.

Macfarlan: Hom. Phys , V. 12, p. 278.

——: Annals Brit. Hom. Soc., V. 10. Appendix.

BENZOIN ODORIFERUM. Laurus B. Styrax A. All-
spice bush. Benjamin bush.

Allen: Cyclopœdia, V. 10.

Wright: U. S. Med. Inv., V. 4, p. 575.

BERBERINUM. Alkaloid of Berberis.

Allen: Cyclopœdia, V. 2. Cyclop. Drug Path., V. 1.

Hesse: Jl. Hom. Arzneim., V. 1, 1834.

BERBERIS VULGARIS. B. canadensis. B. dumetorum. Spona acida. B. serrulata. B. pisifora. Oxycanthus. Barberry. Pipperidge Bush. Tinct. of bark of root.

Allen: Cyclopœdia, V. 2. Cyclop. Drug Path., V. 1. Hering: Guid. Symptoms, V. 2. Jahr: Symp. Codex.

Berridge: N. A. Jl. Hom., V. 21, p. 500; V. 22, p. 193.

Buchner-Weber: A. H. Z., V. 47, pp. 88, 89, Nos. 11, 12.

————: Med. Eclectic, Aug., 1879.

————: Hom. Times, Oct., 1879.

————: Tr. N. Y. State Hom. Soc., 1884.

Hesse: Jl. hom. Arzneimittel, V. 1, 1834, p. 1.

J. D. W. C.: Hom. Recorder, V. 11, p. 349.

Winterburn: N. A. Jl. Hom., V. 32, p. 594. U. S. Med. Inv., V. 19, p. 302. Am. Hom't, V. 10, p. 70. Brit. Jl. Hom., V. 38, p. 84. A. H. Z., V. 109, pp. 134, 140, 150, 157, 165.

BERYLLA CARBONICA.

Tr. Hahn. Printing Soc. (See Kleinert: Quellen nachweis d Arzneiprufungen. p. 29.)

BETONICA AQUATICA.

Berridge: Hom. World, July, 1893. Hahn. Mo., V. 28, p. 575. Il. Scolo Omiopatico, V. 2, p. 87. Revista Omiopatica, V. 37, p. 379. Med. Adv., V. 28, p. 181. Tr. I. H. A., 1891.

McLachlin: Hom World, V. 28, pp. 259, 310.

BETULA. Mouldered wood of the Birch tree.

Nenning: A. H. Z., V. 20, p. 130.

BIOD.

Buchmann: Hom. Vierteljarschrift, V. 8, pt. 4, p. 399.

Gerster: Odish magnetische Heilwirkungen. Nurnberg. 1859.

BISMUTHUM METALLICUM. Bismuth. Wismuth. Subnitras. Bismuth.

Allen: Cyclopœdia, V. 2, V. 10. Cyclop. Drug Path., V.

6

1. Hahnemann: Mat. Med. Pura.   Jahr: Symp. Codex.
Hartlaub u Trinks, V. 3.

Kercksig-Schlegel: Thesaurus Mat. Med., V. 2.

Wernek: Med. Chir. Zeit., 1831, V. 3. 70, p. 312.   A. H.
Z., V. 3, p. 97.

Wibmer: Die Wirkungen.

BISMUTHUM OXYDATUM.   Hydrated oxide.   Tri-oxide.
Sesqui-oxide.

Allen: Cyclopœdia, V. 2.   Hering: Guid. Symptoms, V. 2.

Ænmur: Hom. World, V. 33, p. 52.

BLATTA AMERICANA.   Kakerlac insifnis   American
cock roach.

Allen: Cyclopœdia, V. 2.   Mure: Braz. Provings.

BLATTA ORIENTALIS.

Chakavarti: N. A. Jl. Hom., V. 44, p. 415.

Reports: N. Am. Jl. Hom., Aug., 1877; Feb., 1878; Feb-
Aug., 1879.   U. S. Med. Inves., July 15, 1879; Hom.
Recorder, July, 1892.   Cal. Med. Jl., Dec., 1894.

D. N. Ray: Hom. Recorder, V. 5, p. 256.

Tafel (A J.): Hom. Recorder, Feb., 1894.

Bradford (resume): Hahn. Mo., V. 30, p. 474.

BOLETUS LARICIS EUROPÆ.   Agaricus albus.   B. pur-
gans.   Larch agaric.   Purging agaric.   Fungus laricis.   Fun-
gus of the larch tree.

Allen: Cyclopœdia, V. 2.   Jahr: Symp. Codex.

Burt: West. Hom. Obs., V. 2, p. 154.   Am. Hom. Obs., V.
2, p. 302.

Howland: U. S. Med. Inv., V. 19, p. 302.   Am. Hom't, V.
10, p. 69.

BOLETUS LURIDUS.   B. nigresens.   Lurid boletus.   Fungi.
Allen: Cyclopœdia, V. 2.

BOLETUS SATANAS.   Satan's fungus.
Allen: Cyclopœdia, V. 2.

————: Neue Zeit. hom. Klinik, V. 13, p. 55.

Kurz. Lentz: Hygea., V. 10, pt. 5, p. 437.

BOMBYX CHRYSORRHŒA. Lipparis chrysorrhœa. Brown tailed moth. Tinct. of the live caterpillar.

Allen: Cyclopœdia, V. 2.

BOMBYX PROCESSIONEA. Procession moth.

Allen: Cyclopœdia, V. 2.

BONDONNEAU. Mineral water.

Allen: Cyclopœdia, V. 2.

Espanet: Jl. Soc. Gall., 2d ser., V. 4, p. 65.

BORACIC ACID. Boric acid.

Allen: Cyclopœdia, V. 2.

Biswanger: Hygea., V. 23, p. 116.

Kurtz: A. H. Z., V. 33, pp. 15, 24.

Wright: Mo. Hom. Rev., V. 39, p. 576. Hahn. Mo., V. 31, p. 80.

BORACICA SALIA.

————: Hygea, V. 23, 1848.

BORAX. Natrum Biboracicum. Boras sodicus. Sodii Boras. Borate of Sodium. Natron sub-boracium.

Allen: Cyclopœdia, V. 2. Cyclop. Drug Path., V. 1.
Hahnemann: Chr. Dis., 2d. ed. Hering: Guid. Symptoms, V. 2. Jahr: Symp. Codex. Macfarlan: High Pot. Provings. Possart: Hom. Arz., pt. 2.

Biswanger: Pharm. Wurd. der Borsaure, 1846.

Fischer: N. A. J. Hom., V. 34, p. 1. Zeit. Ver. Œsterr. V. 2, p. 217.

Kurtz: A. H. Z., V. 33, p. 15.

Schreter: Hartl. u. Trinks, Annalen. hom. Kl., V. 3, p. 309.

BOTHROPS LANCEOLATUS. Coluber glaucus. C. mægara. Cophias lanceolatus. Vipera cærulescens. Javelin snake. Yellow Martinique Viper. Fer de lance.

Allen: Cyclopœdia, V. 2.

Ozanam: L'Art. Med., V. 19, p. 116.

BOVISTA. Lycoperdon Bovista. Fungus ovatus. B. nigrescens. Puff ball. Warted puff ball.

Allen: Cyclopœdia, V. 2, V. 10. Cyclop. Drug Path., V. 1. Hartl. u. Trinks: Mat. Med., V. 3. Hering: Guid. Symptoms, V. 2. Jahr: Symp. Codex.

Beauvais: Giftige, etc.
Petroz: Jl. Soc. Gall., V. 4, p. 80.
Roth: Jl. Soc. Gall., V. 2, p. 133.

BRAYERA ANTHELMINTICA. See Kousso.

BRACHYGLOTTIS REPENS. Puka puka.

Allen: Cyclopœdia, V. 10. Hering: Guid. Symptoms, V. 2. Fischer: N. A. Jl. Hom., V. 27, p. 41. Calif. Med. Times, V. 1, p. 19.

BRASSICA NAPUS. Navette. Rape seed.

Popham: Lancet, 1849, V. 2, p. 635.

BRANCA URSINA. Heracleum sphondilium. Bear's breech.

Jahr: Symp. Codex.

Rosenberg: Archiv hom. Heilk., V. 17, pt. 2, p. 45. A. H. Z., V. 17, p. 43; V. 16, No. 17.

BROMIUM. Murina. Bromine. Dilutions with alcohol or water.

Allen: Cyclopœdia, V. 2, V. 10. Cyclop. Drug Path., V. 1. Hering: Guid. Symptoms, V. 2. Jahr: Symp. Codex. Macfarlan: High Pot. Provings.

Berridge: N. E. Med. Gaz., V. 9, p. 403.
Fournet: Schmit's Jahrbucher, V. 22, p. 144.
Glover: Ed. in Med. Chir. Jl., V. 58, p. 137.
Höring: Ueb. die Wirkungen Broms., Tubingen, 1838, A. H. Z., V. 131, p. 38.

Hering: Neue Archiv hom. Heilk., V. 2, pt. 3, p. 109. U. S. Jl. Hom., V. 1. Suplt., May, 1860. Hygea., V. 8, pt. 6.

Heimerdinger: Die Wirkung des Broms., Tubingen, 1838.

Macfarlan: Hom. Phys., V. 12, p. 279; V. 13, pp. 293, 432; V. 14, p. 21.

Michaialis: Hygea., V. 10, pt. 5, p. 438.

Lembke: A. H. Z., V. 37, p. 115; V. 44, p. 369; V. 49, p. 186.

Wibmer: Die Wirkungen Arzneimittel.

BRUCEA ANTIDYSENTERICA. Angustura spuria. Bark of the Strychnos Nox vomica. See Nux vomica.

Allen: Cyclopœdia (under Nux vom.). Jahr: Symp. Codex.

———: Phila. Provers' Union.

———: Archiv hom. Heilk., V. 14, pt. 2, p. 177.

BRUCINUM. Alkaloid of Nux vom.

Allen: Cyclopœdia, V. 2.

Lepelletier: Gaz. des Hop., 1851. Zeit. Hom. Klinik, V. 1, p. 57.

BRYONIA ALBA. Bryonia vera. Vitis alba. Uva angina. White Bryony. Wild hops. Zaunrube.

Allen: Cyclopœdia, V. 2, V. 10. Cyclop. Drug Path., V. 1. Hahnemann: Mat. Med. Pura. Hering: Guid. Symptoms, V. 3. Jahr: Symp. Codex. Macfarlan: High Pot. Provings. Possart: Hom. Arz., pt. 3.

Berridge: Am. Jl. Hom. Mat. Med., V. 9, p. 244.

———: Austrian Provings: Œsterr. Zeitsch., V. 3, p. 1.

Dixon: Med. Couns., V. 11, p. 228. Hom. World, V. 21, p. 157.

Fincke: Jl. Homœopathics, V. 3, p. 173.

Macfarlan: Hom. Phys., V. 12, p. 279; V. 13, p. 438.

Lembke: Neue Zeit. hom. Klinik, V. 4, p. 75.

Piper: A. H. Z., V. 13, p. 368.

Price: Brit. Jl. Hom., V. 33, p. 362. Am. Hom. Obs., Sept., 1874.

——: Neue Archiv hom. Heilk., V. 1, pt. 1, p. 183.

Sheldon: Med. Inv., V. 7, p. 211.

Stow: Hahn. Mo., V. 5, p. 359. Tr. N. Y. State Hom. Soc., 1870.

Woodward: N. Y. Med. Times, V. 10, p. 163.

Wibmer: Wirkung. Arzneimit.

Zlatavorich: Œsterr. Zeit. Hom., V. 3, pt. 1, 1847.

BUFO RANA. B. cinereus. B. variabilis. B. vulgaris. Rana Bufo. Toad. Trit. of poison.

Allen: Cyclopœdia, V. 2, V. 10. Hering: Guiding Symptoms, V. 3. Macfarlan: High Pot. Provings. Possart: Hom. Arz., pts. 2, 3.

Desterne: Jl. du Disp. Hahnemann, Bruxelles, Dec. 18, 1866. Jl. Soc. Gall., 2d ser., V. 4, p. 289. A. H. Z., V. 60; 1 Sem. No. 7; V. 60; Sem. 2, No. 18.

——: Archiv hom. Heilk., V. 14, pt. 2, p. 102.

Houat: A. H. Z., V. 74, pp. 164, 173, 181. Nouv. Donneé, V. 1, p. 41.

Hencke: A. H. Z., V. 61, No. 2. Monatsbl., V. 60; Sem. 1, No. 21.

Macfarlan: Hom. Phys., V. 12, p. 279; V. 13, p. 432.

Lippe: Hahn. Mo., V. 6, p. 526.

Vulpians : Zeit. Ver. Ærz , Œsterr., V. 2, pt. 7. Gaz. de Paris, V. 2, p. 185.

BUFO SAHYTIENSIS. South American toad.

Allen: Cyclopœdia, V. 2. Mure: Braz. Provings. Hering: Guid. Symptoms, V. 3.

BUNAFA.

Molin: Bull. Soc. Med. Hom. de Paris, 1845. A. H. Z., V. 30, p. 299 (No. 19).

BURSA PASTORIS. Capsella bursa pastoris. Thlaspi bursa pastoris. Shepherd's purse. Tinct. of plant.

Fincke: Tr. I. H. A., 1895.

Macfarlan: High Pot. Provings. Hom. Phys., V. 12, pp. 279, 524; V. 13, pp. 288, 383, 385, 389, 391, 433, 491, 527; V. 14, p. 18.

BUXUS. Box tree. Tinct. young leaves and plant.
Allen: Cyclopœdia, V. 2.
——: Brit. Jl. Hom., V. 11, p. 158.

CACAO. Theobroma cacao. Chocolate nut. Cocoa bean.
Trit. of seeds.
Allen: Cyclopœdia, V. 2.

CACTUS GRANDIFLORUS. Cereus grandiflorus. Night blooming cereus. Tinct. flowers and stems.
Allen: Cyclopœdia, V. 2, V. 10. Cyclop. Drug Path., V. 1. Hering: Guid. Symptoms, V. 3. Hale: New Rem., 2d ed. Macfarlan: High Pot. Provings.

Burt: West. Hom. Obs., V. 3, p. 239.
Barnes: Am. Hom. Obs., V. 3, p. 78.
Clark: U. S. Med. Inv., V. 9, p. 345.
Fitch: Med. Eclectic., V. 1, p. 190.
Hencke: A. H. Z., V. 86, p. 173.
Lembke: Neue Zeit. Hom., Klinik, V. 12, 2. N. Am. Jl. Hom., V. 15, p. 533.
Lippe: Cactus grand. Phila., 1865. (Trans. of Rubini.)
Macfarlan: Hom. Phys., V. 12, p. 284.
McGeorge: Hahn. Mo., V. 11, p. 509.
Rubini: Patogenia di Cactus, Naples, 1864. A. H. Z., V. 69, pp. 151, 158, 167, 175, 183; V. 70, p. 151. Brit. Jl. Hom., V. 22, p. 529. N. E. Med. Gaz., V. 21, p. 405.
Am. Hom. Obs., V. 2, p. 142. Am. Hom. Rev., V. 5, pp. 413, 360, 499. Propagador Hom., Mexico, V. 2, p. 37.

CADMIUM BROMIDE.
Allen: Cyclopœdia, V. 10. Cyclop. Drug Path., V. 1.
Burdach: Hufeland's Jl., V. 24, pt. 1, p. 130.
Wheeler: Bost. Med. Surg. Jl., V. 97, p. 434.

CADMIUM IODATUM.

Pease: Hahn. Mo., V. 28, p. 141. Hom. Phys., V. 12, p.
503. Hom. Med. Rev. (India), Jan., 1893. Tr. I. H. A.,
1892.

CADMIUM MURIATICUM.

Allen: Cyclopœdia, V. 3, p. 640.
Salzer: Mo. Hom. Rev., 1871, p. 294.

CADMIUM SULFURATUM.

Allen: Cyclopœdia, V. 2. Hering: Guid. Symp., V. 3.
Macfarlan: High Pot Provings. Possart: Hom. Arz.,
pt. 1.

Burdach: Hufeland's Jl., V. 64, 1827.
Frank's Mag., pt. 1, 2.
Hirschel's Archiv., V. 2, p. 11.
Macfarlan: Hom. Phys., V. 12, p. 282; V. 13, p. 490.
Petroz: Jl. Soc. Gall., V. 5, p. 15. A. H. Z., V. 48, p. 181.
Rosenbaum. Inaug. Diss. Gottingen, 1819.

CÆSIUM MET. ET SULP.

Leonard: N. A. J. Hom., V. 28, p. 129; V. 29, p. 111; V.
32, p. 71.
Price: N. A. J. Hom., V. 28, p. 583; V. 29, p. 218; V. 32,
p. 44.

CAFFEINUM.

Cyclop. Drug Path., V. 2, and supplt. V. 4.
Leblond: Etudes sur Cafeine. Paris, 1883.
Lehmann: Das Kaffein, p. 79.

CAINCA. Cahinca. Chiococca racemosa. Serpentaria Brasiliana. Cluster flowered snow berry. David's Root. Tinct. of root.

Allen: Cyclopœdia, V. 2. Hering: Guid. Symptoms, V. 3.
Buchner: Brit. Jl. Hom. Supplt., V. 2.
Koch: A. Z. f. Hom., V. 2. Append., p. 141. Jl. Soc.
Gall., V. 2, pt. 1.
Roth-Metcalf: N. A. J. Hom., V. 2, p. 51.

CAJUPUTUM. Melaleuca leucadendron. Cajuput oil. Kayu-puti. White wood. Trit. and alcoholic sol.

Allen: Cyclopœdia, V. 2, V. 10.

Cattell: Brit. Jl. Hom., V. 11, p. 169.

Parsons: Brit. Jl. Hom., V. 34, p. 360. Am. Hom. Obs., V. 12, p. 370.

Ruden: Hahn Mo., V. 6, p. 65. Tr. Hom. Med. Soc. Penna., 1870–'71.

CALABAR BEAN. See Physostigma venenosa.

CALADIUM SEGUINUM. Arum seguinum. Poisonous American Arum. Dumb Cane. Tinct. of plant or root.

Allen: Cyclopœdia, V. 2, V. 10. Cyclop. Drug Path., V. 1. Hering: Guid. Symptoms, V. 3. Jahr: Symp. Codex.

Berridge: Am. Jl. Hom. Mat. Med., V. 8, p. 127.

Beauvais: Giftige.

Bishop: The Clinic, V. 7, p. 306.

———: A. H. Z., V. 48, No. 19.

Cowperthwaite: Tr. Am. Inst. Hom., 1881.

Hering: Archiv hom. Heilk., V. 11, pt. 2, p. 160.

Schreter: Neue Archiv hom. Heilk., V. 3, pt. 3, pp. 153, 177.

CALCAREA ACETICA. Calcium acetate. Acetate of lime. Trit.

Allen: Cyclopœdia, V. 2. Cyclop. Drug Path., V. 1. Hahnemann: Mat. Med. Pura. Chr. Dis.

CALCAREA ARSENICA. Calcii arsenias. Tri-calcic di-arseniate.

Hering: Guid. Symptoms, V. 3. Jahr: Sympt. Codex.

CALCAREA CAUSTICA. Calcic hydrate. Spiritus calcareus. Caustic lime. Lime water. Slaked lime.

Allen: Cyclopœdia, V. 2. Cyclop. Drug Path., V. 1. Jahr: Sympt. Codex.

Koch: Hygea., V. 5, pt. 3, 4.

Keil: Zeit. hom. Klinik, V. 3, p. 149.

Leidbeck: A. H. Z., V. 45, p. 38; V. 42, p. 26.

CALCAREA CARBONICA. Calcium carbonate. Testæ
ostræ. Carbonate of lime. Oyster shell. Trit.

Allen: Cyclopœdia, V. 2. Cyclop. Drug Path., V. 1.
Hahnemann: Chr. Dis., 1st and 2d ed. Hering: Guid.
Symptoms, V. 3. Jahr: Symp. Codex. Macfarlan: High
Pot. Provings.

Berridge: Am. Jl. Hom. Mat. Med., V. 8, p. 125. N. A.
Jl. Hom., V. 21, p. 503; V. 22, p. 193.
Macfarlan: Hom. Phys., V. 12, p. 281.
Koch: Hygea., V. 5, pp. 318, 270, pt. 3. 5.
Knorre: A. H. Z., V. 6, p. 33.
Lillie: N. A. Jl. Hom., V. 23, p. 377.
Robinson: Brit. Jl. Hom., V. 25, p. 322.
James: Hom. Phys., V. 17, Nos. 5, 9.

CALCAREA CHLORATA. Calcium chloride. Calx chlorata.
Calx chlorinata. Bleaching powder. Chlorinated lime.
Trit. and aqueous sol.

Allen: Cyclopœdia, V. 2.
Cattell: Brit. Jl. Hom., V. 11, p. 168.

CALCAREA FLUORICA. Calcium fluoride. Fluor spar.

Allen: Cyclopœdia, V. 10. Hering: Guid. Symptoms, V.
3. Twelve Tissue Rem., 3d ed.
Bell: N. E. Med. Gaz., V. 9, p. 300.
Hering: A. H. Z., V. 97, pp. 70, 78
Murch: Am. Hom. Obs., V. 1, p. 123.
Smith: Med. Adv., V. 31, p. 13.

CALCAREA IODATA. C. hydriodata. Calcis jodatum.
Iodide of lime. Trit. and aqueous sol.

Allen: Cyclopœdia, V. 2. Cyclop. Drug Path., V. 1.
Blakely: Hahn. Mo., V. 3, p. 267.

CALCAREA MURIATICA. Calcii chloridum. Muriate of
lime. Chloride of Calcium.

Allen: Cyclopœdia, V. 10. Cyclop. Drug Path., V. 1.

Wimmer: Saline Waters of Kreuznach, 1878.

CALCAREA PHOSPHORICA. Calcii phosphas præcipitata.
Calcis phosphas. Calcium phosphate.

Allen: Cyclopœdia, V. 2, V. 10. Cyclopœdia Drug Path.,
V. 1. Hering: Guid. Symptoms, V. 3. Jahr: Symp.
Codex. Nouv. Man. Med. Hom. Noack u Tr. Handbuch,
V, 1. Hering: Tissue Rem , 3d edit.

Barrett: Hahn. Mo., V. 14, p. 539.

Benecke: Hausarztam deutschen Hospital zur London.
Der Phosphorsaure Kalk. London u Gottingen, 1850.
Brit. Jl. Hom., Oct., 1859, V. 17, pp. 41, 637. A. H. Z.,
V. 59, No. 21.

Cate: et al.: Tr. Am. Inst. Hom., 1858.

Hering: N. A. Jl. Hom., V. 20, p. 232. A. H. Z., V. 97, p.
102. Hahn. Mo., V. 6, p. 382. Correspondenzblatt,
Feb. 8, 1837. Hom. Recorder, V. 11, p. 53.

Schreter: Neue Archiv hom. Heilk., V. 3, pt. 3, p. 153.

CALCAREA SULFURICA. Calcii sulphas. Sulphate of
of lime.

Allen: Cyclopœdia, V. 2. Hering: Guid. Symptoms, V. 3,
Tissue Rem., 3d .ed.

Conant: Tr. Am. Inst. Hom., 1873. A. H. Z., V. 97, pp.
109, 117.

Hering: A. H. Z., V. 97, pp. 109, 117.

CALCIUM HYDRATE.
Boger: Tr. I. H. A., 1897.

CALX VIVAS MINERALIS.
Hartl. u Trinks: Mat. Med., V. 2.
Roth: Jl. Soc. Gall., V. 2, pt. 2.

CALENDULA OFFICINALIS. Caltha offic. C. sativa.
Flos omnium mensium. Solsigenum aureum. Verrucaria.
French marigold. Garden marigold. Tinct. of whole plant.

Allen: Cyclopœdia, V. 2, V. 10. Cyclop. Drug Path. Suplt.,
V. 4. Hering: Guid. Symptoms, V. 3. Jahr: Symp.
Codex. Macfarlan: High Pot. Provings.

Agricola: Hom. World, V. 27, pp. 71, 109 (Dr. Cooper).
Clarke: Hom. Recorder, V. 6, p. 215. Hom. World, V. 26,
    p. 355.
Franz: Archiv. hom. Heilk., V. 17, pt. 3, p. 179.
Franz: Hom. Exam., Nov., 1841, p. 343.
Macfarlan: Hom. Phys, V. 12, p. 280; V. 13, pp 291, 294,
    378, 383.
Price: Am. Hom. Obs., V. 6, p. 327.
Thorer: Neue Archiv. hom. Heilk., V. 3, pt. 1, p. 81.

CALTHA PALUSTRIS. C. arctica. Cowslip. Marsh mari-
gold. Tinct. whole plant.

Allen: Cyclopœdia, V. 2.

Frank's Magazin.
Roth: Mat. Med., V. 1.
——: Jl. Soc. Gall., V. 2; V. 3.
Rust's Magazin., V. 20, pt. 1, p. 452.

CALLA ÆTHIOPICA. Richardia æthiopica.   Zantedeschia
æthiopica. Tinct. of plant.
Buchner: Allg. Zeit. Hom., No. 7.

CALLILARIS. Pinus cupressus. Australian plant.

Jenner: Mo. Hom. Rev., V. 9, p. 544.

CALOPTRIS GIGANTEA. Mudar.
Allen: Cyclopœdia, V. 10, p. 651. Cyclop. Drug Path.,
    V. 1.
Ivatts: Hom. World, V. 13, pp. 16, 70.

CAMPHORA. Cinnamon C. Laurus C. Tinct. of gum.
Allen: Cyclopœdia, V. 2, V. 10. Cyclop. Drug Path., V.
    1. Hahnemann: Mat. Med. Pura. Fragmenta de
    viribus. Hering: Guid. Symptoms, V. 3. Jahr: Symp.
    Codex. Macfarlan: High Pot. Provings. Rubini: Stati-
    tica del Colerici curati sola Canfora, Napoli, 1866. Stapf:
    Lesser Writings.

Alexander: U. S. Med. Surg. Jl., V. 2, p. 57.
Alexander: Exper. Essays. 1768.

Berridge: N. E. Med. Gaz., V. 9, p. 401. Mo. Hom. Rev., V. 15, p. 298.

Delendre: Brank's Mag., V. 53, p. 463.

Edwards et al: U. S. Med. Sur. Jl., V. 2, pp. 181, 307.

Emmrich: Archiv. hom. Heilk., V. 18, pt. 2, p. 35.

Fincke: Hahn. Mo., V. 2, p. 12. Tr. Am. Inst. Hom., 1866.

Enders: Jorg's Materialen.

Emery: Am. Hom't, V. 19, p. 75. Tr. Maine Hom. Soc., 1892, (V. 6.)

Hills: Chir., V. 10, p. 46.

Harley: Practitioner, V. 9, p. 215.

Hiller: A. H. Z., V. 33, p. 381.

Jorg: Materialen, V. 1. U. S. Med. Surg. Jl., V. 3, p. 49.

Joslin: U. S. Med. Surg. Jl., V. 3, p. 146.

Johnson: Brit. Med. Jl., 1875 (1), p. 272; 1877 (1), p. 607.

Kurtz: A. H. Z., V. 26, p. 332.

——: Jl. Chim. Med·, 1860, p. 466.

——: Hom. Viertelj., V. 1, p. 231.

Lembke: Neue Zeit. hom. Klinik, V. 10, pp. 161, 169. N. A. J. Hom., V. 15, p. 89.

Macfarlan: Hom. Phys., V. 12, pp. 283, 286; V. 13, p. 386.

Morgan: Med. Adv., V. 32, p. 20. U. S. Med. Inv., V. 2, p. 483.

Norton: A. H. Z., V. 42, No. 23. Brit. Jl. Hom., V. 17, p. 464.

Purkinje-Richter: Spec. Ther. Suplt. Bd., p. 442.

Schreter: Neue Archiv hom. Heilk., V. 3, pt. 1, p. 183.

Toothaker: Phila. Jl. Hom., V. 2, p. 408.

Wibmer: Die Arzneimittel, V. 3.

AMPHORA MONOBROMATA. Bromide. Monobromide.

Cycl. Drug Path., V. 1.

Beard: N. Y. Med. Times, V. 11, p. 19. Mo. Hom. Rev., V. 27, p. 275.

Lawson: Prac'r, V. 13, p. 334.

Taylor: Am. Hom. Obs., V. 17, p. 202.

CANCER FLUVIATILIS. Cancer astacus. Astacus fluviatilis. Cray fish. Craw fish. River crab. Tinct.

Allen: Cyclopœdia, V. 2. Hering: Guid. Symptoms, V. 2. Macfarlan: High Pot. Provings.

Buchner: N. W. Jl. Hom., V. 3, pp. 12, 29. Hygea, V. 17, pt. 1. A. H. Z., V. 22, p. 62.

——: Jl. Soc. Gall., V. 2, pt. 1. A. H. Z., V. 42, p. 13. Gaz. Hom. de Paris, 1850, No. 28.

Autenreith: Gifte der Fische, Tubingen, 1833.

——: London Med. Gaz., Jan., 1833. A. H. Z., V. 10, p. 171.

Macfarlan: Hom. Phys., V. 12, pp. 280, 524; V. 13, p. 378.

CANCHALAGUA. Erythræa chilensis. E. Chironoides. Centaury of Chili. Tinct. of plant.

Allen: Cyclopœdia, V. 2.

Richter: N. A. Jl. Hom., V. 3, p. 532.

CANNA. Canna glauca. C. angustifolia. Imbiri. Tinct. of leaves.

Allen: Cyclopœdia, V. 2. Mure: Braz. Provings.

CANNABIS INDICA. East Indian Cann. sativa. Foreign Indian hemp. Bhang. Haschisch. Ganja. Tinct. of leaves and twigs or of extract.

Allen: Cyclopœdia, V. 2, V. 10. Cyclop. Drug Path., V. 1. Hering: Guid. Symptoms, V. 3. Mure: Braz. Provings.

Fielde: N. Y. Med. Times, V. 17, p. 66.

Berridge: N. A. J. Hom., V. 21, p. 99. Hahn. Mo., V. 3, 461. Hom. Phys., V. 10, p. 320.

Bickness: Hahn Adv., V. 37, p. 61.

Bigler: Zeit. Hom. Klinik, V. 1, p. 116.

Berridge: Mo. Hom. Rev., V. 13, p. 726. The Organon, V. 1, pp. 329, 486. A. H. Z., V. 80, p. 29. Hom. World, V. 14, pp. 119, 166, 215, 305, 354; V. 15, pp. 124, 313.

Bower: Am. Hom. Obs., V. 1, p. 78.

Campbell: Hom. World, V. 15, p. 313.

Christison: Mo. Jl. Med. Sc., V. 13, p. 34.

Cowley, Coxe: Am. Provers' Union. 1839.

Crosse: Prov. Med. Surg. Jl, 1843, p. 171.

Dudits: N. A. J. Hom., V. 14, p. 136.

De Boismont: Gautier: Am. Hom. Obs., V. 12, p. 409.

De Luca: Compte Rendu., s., Oct. 13, 1862.

————: Pacific Coast Jl. Hom., V. 2, p. 74.

——: Chemist & Druggist, V. 11, p. 34.

Hibberd: Intellec. Observer, V. 2, p. 435.

Gardiner: Am. Hom. Rev., V. 3, p. 411.

Heard: N. E. Med. Gaz., V. 12, p. 468. Hom. World, V. 12, p. 296.

Heinrichs: Zeits. Ver. Hom. Ærzte Œster., V. 2, p. 306.

Jones: N. Y. Jl. Hom., V. 2, p. 368.

Kuykendall: Phila. Med. Sur. Rep., May, 1876. Mo. Hom. Rev., V. 20, p. 114.

Maximovitch: Hom. World, May, 1867.

M. D.: Med. Times & Gaz., V. 4, p. 273 (1852).

Lembke: Zeit. hom. Klinik, V. 4, p. 155.

Norton: Brit. Jl. Hom., V. 17, p. 465.

Pope: Am. Hom. Obs., V. 21, p. 58.

Pease: N. E. Med. Gaz., V. 1, p. 204.

Polli: N. Y. Jl. Hom., V. 2, p. 362.

Pierce: Am. Jl. Hom. Mat. Med., V. 5, pp. 11, 49. Hom. World, V. 31, p. 74.

——: Mo. Hom. Rev., V. 36, p. 54. Prov. Med. Surg. Jl., 1846.

Riegler: Die Turkei Wirkung Haschisch. Dresdener Jl., Oct. 19, 1862.

——: A. H. Z., V. 46, p. 142.

——: Med. Times, March, 1854. A. H. Z., V. 49, p. 88.

Sounenberg: A. H. Z., V. 55, p. 173 Hom. Times, London, No. 71,

Sharp (L.): Hom. World, V. 29, p. 468.

Taylor, Bayard: Land of Saracen. N. A. Jl. Hom., V. 4, p. 262.

Urquhart: U. S. Jl. Hom., V. 2, p. 652. N. A. J. Hom., V. 10, p. 343.

Wells: Am. Hom. Rev., V. 3, pp. 123, 174.

CANNABIS SATIVA. C. europea. Polygonum viridiflorum. Hemp, Gallow grass. Tinct. leaves and twigs.

Allen: Cyclopœdia, V. 2, V. 10.   Cyclop. Drug Path., V.
1.   Hering: Guid. Symptom, V. 3.   Hahnemann: Mat.
Med. Pura.   Jahr: Symp. Codex.

Albert: Observ. sur. chauvre indigene, Strasberg, 1859.
Buchner-Wibmer: A. H. Z., V. 21, p. 380; V. 23, No. 1.
———: Jl. Soc. Gall., 1850, pt. 10.
Hartl. u Trinks:
Knorre: A. H. Z., V. 6, p. 34.
Lembke: Zeit. hom. Klinik, V. 4, p. 153.
———: Hom. Times, London, No. 71.
Macfarlan: Hom. Phys., V. 13, p. 379.
Norton: Brit. Jl. Hom., July, 1851.
Schreter: Neue Archiv hom. Heilk., V. 3, pt. 1, p. 172.
Wood: Therapeutics.
Wibmer: Die Wirkungen, V. 2.

CANTHARIDIN.

Cyclop. Drug Path., V. 2.   Pereira.

CANTHARIS. Lytta vesicatoria. Meloe vesicatorius. Spanish fly. Tinct. or trit. of dried beetles.

Allen: Cyclopœdia, V. 2, V. 10. Cyclop. Drug Path., V. 2.
Hahnemann: Fragmenta de viribus. Hering: Guid.
Symptoms, V. 3. Jahr: Symp. Codex. Hartl. u Trinks:
Mat. Med., V. 1, 3.

Bæhr: Zeit. hom. Klinik, V. 4, pp. 121, 133.
Berridge: N. A. J. Hom., V. 22, p. 193.
———: Am. Jl. Med. Sc., Feb., 1828.
Hahnemann: Archiv hom. Heilk., V. 13, pt. 1, p. 157.
Giacomini: Traite phil. et exper. Mat. Med. Hygea., V. 13,
1840.
Kurtz: A. H. Z., V. 33, p. 27.
Macfarlan: Am. Jl. Hom. Mat. Med., V. 4, p. 60.
———: Hygea., V. 12, p. 248. (1839.)
———: Revue Med., June, 1828.
Sommer: Neue Archiv hom. Heilk., V. 1, pt. 2.

Putnam: Med. Inves., V. 3, p. 136.
Wibmer: Die Arzneimtl.

CAPANAPI.

Reyes: Med. Adv., V. 22, p. 244. Hahn. Mo., V. 24, p. 315.

CAPSICUM ANNUUM. X. cordiforme. C. longum. Piper
hispanicum. Cayenne pepper. Red pepper. Spanish pepper.
Tochillies. Tinct. of ripe pods.

Allen: Cyclopœdia, V. 2, V. 10. Cyclopœdia Drug Path.,
V. 2. Hering: Guid. Spmptoms, V. 3. Hahnemann:
Mat. Med. Pura. Fragmenta de Viribus. Jahr: Symp.
Codex. Macfarlan: High Pot. Provings.

Hermel: A. H. Z., V. 45, No. 12. Jl. Soc. Gall., pts. 5, 6, 7.
Hogyes: Arch. Exp. Path. u Pharm., V. 9, p. 122.
Hartl. u Trinks.
———: Prakt. Mitth. Gess. Ærzte, 1827, p. 28.
Macfarlan: Hom. Phys., V. 12, p. 280; V. 13, pp. 294, 433,
469.

CARBO ANIMALIS. Animal charcoal. Trit.

Allen: Cyclopœdia, V. 2. Cyclop. Drug Path., V. 2.
Hahnemann: Mat. Med. Pura. Chr. Dis., 1st., 2d ed.
Hering: Guid. Symptoms, V. 3. Jahr: Symp. Codex.

Hartl. u Trinks.
Weise: Rust's Mag., V. 22, pt. 1, p. 198.
Wibmer: A. H. Z., V. 2, p. 104.

CARBO VEGETABILIS. Wood charcoal. Trit.

Allen: Cyclopœdia, V. 2, V. 10. Cyclop. Drug Path., V. 2.
Hahnemann: Mat. Med. Pura. Chr. Dis., 1st ed., 2d ed.
Hering: Guid. Symptoms, V. 3. Jahr: Symp. Codex.
Macfarlan: High Pot. Provings.

Caspari: Untersuchungen Heilkrafte Buchenkohle Leipzig,
1826.

Brown: Tr. Am. Inst. Hom., 1877. Mo. Hom. Rev., V.
23, p. 470.

Berridge: N. A. J. Hom., V. 21, p. 504.
Haynes: Hom. World, V. 32, p. 230.

7

Macfarlan: Hom. Phys., V. 12, p. 285; V. 13, pp. 470, 490;
V. 14, p. 18.
Smith: A. J. Hom. Mat. Med., V. 9, p. 183.
Tall: Hom. Exam., V. 3, p. 350.
Wesselhoeft: Tr. Am. Inst. Hom., 1877.
Wibmer: A. H. Z., V. 2, p. 104.

CARBOLIC ACID. Monoxy. Benzine. Phenic acid. Phenol.
Phenyl alcohol. Alcoholic sol.

Allen: Cyclopœdia, V. 2, V. 10. Cycl. Drug Path., V. 2.
Hering: Guid. Symp., V. 3. Macfarlan: High Pot.
Provings.
Compton: Hom. World, V. 4, p. 33.
Crosky: Med. Adv., V. 31, p. 237.
Danion: Recherches sur L'acid Phenique. Strassberg.
1869.
Fahnestock: Med. Adv., V. 21, p. 203. Hahn. Mo., V. 23,
p. 679. Am. Hom't, V. 16, p. 150; V. 20, p. 65. Hom.
Phys., V. 13, p. 554.
Haseler: Hahn. Mo., V. 5, p. 166.
Haynes: Med. Visit., V. 12, p. 212. Hom. World, V. 31,
p. 232.
Hoyne, Bacmeister, Duncan et al.: Pamphlet. Am. J.
Hom. Mat. Med., V. 5, p. 329. Mo. Hom. Rev., V. 27,
p. 241. A. H. Z., V. 86, pp. 166, 174, 182, 189, 197, 205.
Lilienthal: Hahn. Mo., V. 5, p. 49. Tr. N. Y. State Hom.
Soc. 1870.
Macfarlan: Hom. Phys., V. 12, p. 281.
Mitchell: Am. Jl. Hom. Mat. Med., V. 5, p. 354.
Norton: Tr. Mass. Hom. Soc., 1871-77.
Price: Am. Hom. Obs., V. 8, p. 148.
Pritchard: Tr. N. Y. State Hom. Soc., 1873-4.
Rothe: Die Carbolsaure in Medicin.
Selfridge: Hom. Phys., V. 10, p. 420.
Woodward: U. S. Med. Inv., V. 16, p. 359.
Williamson: Tr. Hom. Soc., Penna. 1870-71.
——: Annals. Brit. Hom. Soc., V. 10. Appendix.

CARBONEUM. Amorphous carbon. Lampblack.

Allen: Cyclopœdia, V. 2.

Burt: N. A. J. Hom.. V. 9, p. 273.

CARBONEUM CHLORATUM. Tetra chloride of carbon.

Allen: Cyclopœdia, V. 2, V. 10.

CARBONEUM HYDROGENISATUM. Carburetted hydrogen. Ethene. Olefiant gas.

Allen: Cyclopœdia, V. 2.

CARBONEUM OXYGENISATUM. Carbonous oxide.

Allen: Cyclopœdia, V. 2, V. 10.

McD.: N. Y. Jl. Hom , V. 1, p. 566.

CARBONEUM SULFURATUM. Alcohol. lampadii. A. sulphuris. Carbon bisulphide. Carburetum sulphuris. Bisulphide of carbon. Carburet of Sulphur.

Allen: Cyclopœdia, V. 2, V. 10. Cyclop. Drug Path., V. 2. Hering: Guid. Symp., V. 3. Macfarlan: High. Pot. Provings. ✓

Koch: N. A. Jl. Hom., V. 2, p. 374.

Knap: A. H. Z., V. 2, Suplt. 63.

Macfarlan: Hom. Phys., V. 12, p. 281; V. 14, p. 18.

Wilson: Brit. Jl. Hom., V. 17, p. 274.

Jousset: L'Art. Med., Sept., 1856.

Delpach: Jl. Soc. Gall., V. 6, pt. 24. Gaz. Hom. de Paris, 1862.

CARDUUS BENEDICTUS. Calcitrapa lanuginosa, Centaurea benedicta. Cnicus benedictus. Blessed thistle. Cardus plant. Holy thistle. Star thistle.

Allen: Cyclopœdia, V. 2. Cyclop. Drug Path., V. 2. Noack u Trinks.

———: Prakt. Mittheil., 1826, p. 23.

CARDUUS MARIANUS. Cnicus marianus. Silybum. Milk thistle. St. Mary's thistle.

Allen: Cyclopœdia, V. 2. Cyclop. Drug Path., V. 2. Hering: Guid. Symp., V. 3.

Buchmann: A. H. Z., V. 98, pp. 11, 19, 26, 35.

Lembke: Neue Zeit. Hom. Klinik, V. 10.

Reil: N. A. J. Hom., V. 3, p. 379. Hom. Viertelj, V. 3, p. 453.

CARLSBAD WATER.

Allen: Cyclopœdia, V. 3. Possart: Hom. Arz., pt. 1.

Gross: Archiv hom. Heilk., V. 16, pt. 3; V. 20, pt. 3, p. 173.

Kafka: Bibl. Hom., V. 12, pp. 124, 174. Revista Omiop., V. 26, pp. 306, 336.

Hartl. u Trinks: Annalen, V. 1.

Porges: Spec. Wirkung u analyses Carlsbader Heilquellen. Dessau, 1853.

Teller: Œstrr. Zeit., V. 2, pt. 1.

CARUM CARUI. Caraway. C. carvi.

Allen: Cyclopœdia, V. 10.

CARYA ALBA. Shellbark. Hickory nut. Shagbark. Walnut.

Allen: Cyclopœdia, V. 3.

Forseyth: N. A. J. Hom., V. 2, p. 473.

CASCARA SAGRADA.

Hering: N. Y. Med. Times, V. 12, p. 29.

Morgan: Tr. Am. Inst. Hom., 1890.

CASCARILLA. Croton eleuteria. C. glabellus. Cascarilla bark. Sweet bark. Seaside balsam.

Allen: Cyclopœdia, V. 3. Jahr: Symp. Codex. Hering: Guid. Symptoms, V. 3.

Hering: Archiv hom. Heilk., V. 15, pt. 1, p. 184.

CASSADA. Manihot utilissima. Jatropha manihot. Sweet or bitter Cassava.

Allen: Cyclopœdia, V. 3. Mure: Braz. Provings.

Reil: Jl. Pharm. Tox. u Ther., V. 1.

CASTANEA VESCA. Chestnut.
> Allen: Cyclopœdia, V. 3.   Hering: Guid. Symptoms, V. 3.
> Boocock: So. Jl. Hom., Aug., 1894.

CASTOR EQUORUM. Verrucæ equorum.   Rudimentary thumb nail of the horse.
> Allen: Cyclopœdia, V. 3.   Hering: Guid. Symptoms, V. 3.
>
> Buchner: Allg. Zeit. Hom., 2d Suplt.
> ——: Jl. Soc. Gall., V. 2, pt. 2.

CASTOREUM. C. sibericum.   Castor fiber.   Beaver.
> Allen: Cyclopœdia, V. 3, V. 10. Hering: Guid. Symptoms, V. 3.   Jahr: Symp. Codex.
>
> Caspari: Hartl. u Trinks, Annalen, V. 3, p. 314.
> Jorg. Materialien, V. 1.

CATALPA BIGNONOIDES. Catalpa.
> Allen: Cyclopœdia, V. 10. Holmes: Inaug. Thesis, Phila., 1803.

CAULOPHYLLUM THALICTROIDES. Leontice thalictroides.   Blue cohosh.   Pappoose root.   Squaw root.   Blueberry root.
> Allen: Cyclopœdia, V. 3.   Cyclop. Drug Path., V. 2.   Hering: Guid. Symptoms, V. 3.   Hale: New Rem., 2d ed.   Macfarlan: High Pot. Provings.
>
> Burt: Inter. Hom. Presse, V. 2, p. 284.
> Macfarlan: Hom. Phys., V. 12, p. 281; V. 13, p. 433.

CAUSTICUM. Acris tinctura.   Tinct. acris sine kali.
> Allen: Cyclopœdia, V. 3, V. 10.   Cyclop. Drug Path., V. 2.   Hahnemann: Fragmenta de Viribus. Mat. Med. Pura.   Chr. Dis., 1st and 2d eds.   Hering: Guid. Symptoms, V. 3.   Jahr: Symp. Codex.   Macfarlan: High Pot. Provings.
>
> Berridge: N. A. J. Hom., V. 21, p. 503.
> Hartl. u Trinks:
> Macfarlan: Hom. Phys. V. 12, p. 285; V. 13, pp. 290, 294, 378, 491, 528; V. 14, p. 18.

CEANOTHUS AMERICANUS. C. herbaceus. C. inte:
medius. C. Offic. C. sanguinis. New Jersey tea. Red roo
> Hering: Guid. Symptoms, V. 3.
> Burnett: Mo. Hom. Rev., V. 23, p. 155.

CEDRON. Simaba cedron. Rattlesnake beans.
> Allen: Cyclopœdia, V. 3. Cyclop. Drug Path., V. 2. He
> ing: Guid. Symptoms, V. 3. Teste: Mat. Med.
> Allen: Tr. N. Y. State Hom. Soc., 1892, p. 162.
> Cassanova: Mo. Hom. Rev., V. 5, p. 251.
> Cazentre: N. A. J. Hom., V. 1, p. 272.
> Chargé: Tr. World's Hom. Convention, 1876.
> Douglas: N. A. Jl. Hom., V. 8, p. 120.
> Metcalf: N. A. J. Hom., V. 3, p. 99.
> Jones: Am. Hom. Obs., V. 11, p. 441.
> Rummel: A. H. Z., 47, No. 23.
> Stennett: West. Hom. Obs., V. 2, pp. 11, 23, 39.

CEPA. See **ALLIUM CEPA.**

CENTAUREA TAGANA.
> Allen: Cyclopœdia, V. 3.
> Chagon: Jl. Soc. Gall., 1st ser., V. 7, p. 283.

CELTIS OCCIDENTALIS. Hackberry tree. Nettle tree
Tinct. of bark.
> Allen: Cyclopœdia, V. 10.
> Wright: U. S. Med. Inv., V. 9, p. 339.

CENCRIS CONTORTRIX. Testa di rame. Copperhead.
> Revista Omiopatica, V. 41, No. 2.
> Kent: Med. Adv., V. 25, p. 351. Tr. I. H. A., 1890.

CEPHALANTHUS OCCIDENTALIS. Button Bush. Cran
willow. Tinct. fresh bark.
> Allen: Cyclopœdia, V. 10.
> Wright: Am. Hom. Obs., V. 12, p. 177.

CERASUS VIRGINIANA. Padus cartilagiana. C. Sero

tina. Prunus virginiana. Wild Black cherry. Choke cherry. Rum cherry. Wild cherry bark. Tinct. of inner bark.

Hale: New Rem., 2d ed.

CEREUS BONPLANDII. Tinct. of stems.

Allen: Cyclopœdia, V. 3. Cyclop. Drug Path., V. 4, Suplt.

Fitch: Hom Phys., V. 12, p. 533. Tr. I. H. A., 1892.

CEREUS SERPENTINUS.

Allen: Cyclopœdia, V. 3.

Fitch: Kunze's Monograph on Cactus.

CEREVISIÆ FERMENTUM.

———: A. H. Z , 46, No. 15.

CERVUS BRAZILICUS. C. campestris. Brazilian deer. Trit. of skin.

Allen: Cyclopœdia, V. 10. Mure: Braz Provings.

CENTRARIA ISLANDICA. Lichen Islandica. Muscus Island. Iceland Moss. Tinct.

Hahnemann: Apothekerlexicon. Hering: Guid. Symptoms, V. 3.

Rückert: A. H. Z., V. 4, p. 179.

CHAMOMILLA. Anthemis vulgaris. Matricaria Chamomilla. Chrysanthemum. C. Leucanthemum. Bitter Chamomile. Corn fever few. German Chamomile. Wild Chamomile. Tinct. of whole plant.

Allen: Cyclopœdia, V. 3, V. 10. Cyclop. Drug Path., V. 2. Hahnemann: Fragmenta de Viribus. Mat. Med. Pura. Hering: Guid. Symptoms, V. 3. Jahr: Symp. Codex. Macfarlan: High Pot. Provings.

Berridge: N. A. J. Hom., V. 21, p. 503.

Burnett: Hahn. Mo., V. 13, p. 57. Mo. Hom. Rev., V. 21, p. 408; V. 22, p. 319.

Cullen: Mat. Med., V. 2.

————: Zeit. Gesell. Ærzte zu Wien, Dec., 1844. Ibid.,
1846, V. 2, p. 402. Brit. Jl. Hom., V. 6, p. 270.
Hencke: A. H. Z., V. 67, p. 89.
Hoppe: Hom. Viertelj, V. 13, pt. 1, p. 388; pt. 2, p. 165;
pt. 3, p. 336.
Knorre: A. H. Z., V. 6, p. 34.
Lembke: A. H. Z , V. 49, No. 23.
Macfarlan: Hom. Phys., V. 12, p. 281; V., 13, p. 527.
Rau: Organon.
Sharp: Mo. Hom. Rev., V. 20, p. 746.
Schneller: Wiener Zeits., V. 2, 1846, pt. 3, p. 404.

CHELIDONIUM GLAUCUM.

Neue Archiv hom. Heilk., V. 1, pt. 1, p. 184.

CHELIDONIUM MAJUS. C. hæmatodes. Papaver cor-
niculatum luteum. Celandine. Tetter wort. Tinct. whole
plant.

Allen: Cyclopœdia, V. 3. Cyclop. Drug Path., V. 2.
Hahnemann: Mat. Med. Pura. Hering: Guid. Symp-
toms, V. 4. Jahr: Symp. Codex. Macfarlan: High Pot.
Provings. Possart: Hom. Arz., pt. 3. Teste: Mat. Med.
Agricola: Mo. Hom. Rev., V. 33, p. 763. Hahn. Mo., V.
25, p. 67.
Berridge: N. A. J. Hom., V. 23, p. 380. N. Y. Jl. Hom.,
V. 2, p. 461.
Buchmann: Brit. Jl. Hom., V. 23, pp. 455, 550; V. 24, pp.
34, 187, 399, 529. A. H. Z., V. 70, pp. 83, 196; V. 71, pp.
4, 117.
Kopp: Hom. World, V. 29, p. 404.
Leidbeck: A. H. Z., V. 45, pp. 26, 106.
Lembke: A. H. Z., V. 45, p. 26.
Macfarlan: Hom. Phys., V. 12, p. 280; V. 13, pp. 289, 439.
Nenning: Hartl. u Trinks, Mat. Med., V. 3.
Schædler: A. H. Z., V. 63, p. 90.
Schonke: Prakt. Mittheil. hom. Ærzte.
Schneller: Wiener Zeits., V. 2, p. 405. Frank's Mag., pt. 2.
————: Hygea., V. 2, pt 1. Jl. Soc. Med. Hom., May,
1847.

Wendt: Hufeland's Jl., V. 16, pt. 2.
Vienna Provings. Brit. Jl. Hom., V. 6, p. 270.
X——: Zeit. Gesell. Ærzte zu Wien, Dec., 1844, 1846, V. 2, p. 405.

CHELON GLABRA. Chelone alba. Pentstemon auctus. Balmony. Balmony snake head. Bitter herb. Broomshell flower. Salt rheum weed. Turtle head. Tinct. of fresh plant.

Hale: New Rem., 2d ed. Macfarlan: High Pot. Provings. Macfarlan: Hom. Phys., V. 12, p. 281; V. 14, p. 18.

CHENOPODIUM ANTHELMINTICUM. Ambrina anthelmintica. Cina Americana. Jerusalem oak. Stinking weed. Worm goose foot. Worm seed. Tinct. fresh herb in flower.

Allen: Cyclopœdia, V. 3, V. 10. Cyclop. Drug Path.,.V. 2. Hering: Guid. Symptom, V. 4.

Brown: Md. Med. Jl., Nov., 1878.
Berridge: Raue's Record, 1872, p. 30.
——: Bost. Med. Surg. Jl., V. 45, p. 173.
Jeanes: Raue's Record, 1872, p. 30.
Smith: Phar'l Jl., 1862, p. 330.

CHENOPODIUM GLAUCI APHIS. See Aphis.

CHENOPODIUM HYDRIDUM.

——: Neue Archiv hom. Heilk., V. 1, pt. 1, p. 184.
Berridge: N. A. J. Hom., V. 23, p. 378. Mo. Hom. Rev., V. 15, p. 297.

CHENOPODIUM VULVARIA. Atriplex elidum.

Allen: Cyclopœdia, V. 3. Hering: Guid. Symptoms, V. 4.
Berridge: Mo. Hom. Rev., V. 15, p. 297.

CHIMAPHILA MACULATA. Spotted wintergreen.

Allen: Cyclopœdia, V. 1, V. 10. Hering: Guid. Symptoms, V. 4.
Gatchell: Am. Hom. Obs., V. 13, p. 75.

Jones (S. A.): Am. Hom. Obs., V. 12, p. 300.
Mitchell: Essay. Phila., 1803.
Simmons: Hom. Phys., V. 12, p. 462.

CHIMAPHILA UMBELLATA. C. corymbosa. Pyrola corymbosa. American wintergreen. Ground holly. King's cure. Pipsissewa. Rheumatism weed. Round leaved consumption cure. Shin leaf. Prince's Pine. Tinct. fresh plant.

Allen: Cyclopœdia, V. 3, V. 10. Hering: Guid. Symptoms, V. 4. Hale: New Rem., 2d ed.

CHINA. C. officinalis. C. calisaya. C. rubra. C. cinerea. Peruvian bark. Calisaya bark. Yellow cinchona. Tinct. and trit. of Bark.

Allen: Cyclopœdia, V. 3, V. 10. Cyclop. Drug Path., V. 2. Hahnemann: Fragmenta de Viribus. Mat. Med. Pura. Jahr: Symptomen Codex. Macfarlan: High Pot. Provings.
Buchner: A. H. Z., V. 20, p. 367.
Berridge: N. A. J. Hom., V. 21, p. 500.
Hartmann: Jl. Hom. Arzneimittell, V. 2, pt. 2.
Jorg: Kritische Heft., 1823, No. 2. Brit. Jl. Hom., V. 24, p. 222.
Macfarlan: Hom. Phys., V. 12, p. 282; V. 13, p. 291.
Peschier: Tromsdorf's Jl. Pharmazie, V. 5, pt. 2.
Piper: A. H. Z., V. 19, p. 202.
Robinson: Brit. Jl. Hom., V. 25, p. 323.
——: Jl. Soc. Gall., V. 4, pt. 5.
Finch: Hahn. Mo., V. 23, p. 597.
Walker: Inaug. Essay. Phila., 1803.
Woodward: Tr. Am. Inst. Hom., 1881.
Wibmer: Die Arzneimittel.

CHININUM ARSENICOSUM. Quiniæ arsenias. Arseniate of quinine. Arsenite of chinin.

Allen: Cyclopœdia, V. 3. Cyclop. Drug Path., V. 2, and Suplt., V. 4. Hering: Guid. Symptoms, V. 4.
Bonino: L'Omiopatia in Italia, V. 11, 1889. A. H. Z., V. 119, p. 10.

Mohr: A. H. Z., V. 88. p. 39; V. 119, pp. 17, 27, 35.

Northrop et al.: Tr. Am. Inst. Hom., 1888. Zeit. Berl. V. hom. Ærzte., V. 8, pp. 97, 132.

Schier: Hom. Recorder, V. 14, 267. A. H. Z., V. 138, p. 114.

Trites: Hahn. Mo., V. 23, p. 281.

CHININUM HYDROCYANIDUM. Quinia hydrocyanas.
Hydrocyanite of quinine.

Jahr: Symp. Codex.

CHININUM MURIATICUM. Quinia hydrochlorate.
Quiniæ hydro chloras. Muriate of Quinine.

Allen: Cyclopœdia, V. 3. Cyclop. Drug Path., V. 2. Hering: Guid. Symptoms, V. 4. Jahr: Symp Codex.

Lilienthal: Shulz: Med. Adv., V. 20, p. 119. Hahn. Mo., V. 23, p. 248.

Shulz: Virchow's Archiv. 1887, V. 109, p. 25.

CHININUM SULFURICUM. Quinia sulphate. Sulphas
quinicus. Disulphate or Basic Sulphate of Quinine.

Allen: Cyclopœdia, V. 3, p. 10. Cyclop. Drug Path., V. 2. Hering: Guid. Symptoms, V. 4. Jahr: Symp. Codex.

Allen: Am. Hom't, V. 25, p. 237.

Baldwin: N. A. J. Hom., V. 8, p. 76.

Berridge: N. Y. Jl. Hom., V. 2, p. 461.

Bailey: N. A. J. Hom., V. 47, p. 310.

Bohn: Neue Zeit. hom. Klinik. 1870.

Bohler: Diss. de Chinino sulphurica. Leipzig. 1828.

Burt: Cinchona offic. 1871.

Kremers: L'Hom. Militante. 1878.

Kerner: Pfluger's Archiv. 1870.

Jenusalensky: Ueber phys. Wirk. das Chinins. 1875.

Morgan: Am. Jl. Hom. Mat. Med., May, 1875 (V. 8, p. 325).

Norton: Brit. Jl. Hom., V. 17, p. 463.

Noack: Jl. hom. Arzneimittel, V. 2, pt. 2.

Piper: A. H. Z., V. 13, p. 368. Diss. explor. medic. natura. Leipzig. 1828.

Ranke: Med. Times & Gaz., V. 1, p. 537.

Wittmann: Das sewefelsaure Chinin als Heilmittel be-
tractet. Mainz. 1827.

——: Hahn Adv., July 15, 1898. A. H. Z., V. 137, p. 188.

CHINARIA CANADENSIS.

Hempel: Tr. Am. Inst. Hom. 1860.

CHIONANTHUS VIRGINICA. Fringe tree. Snow flower.

Allen: Cyclopœdia, V. 10. Cyclop. Drug Path., V. 4.
Suplt. Hering: Guid. Symptoms, V. 4.

Lawshe: N. A. J. Hom., V. 31, p. 612. Revista Omio-
patica, V. 29, p. 306. S. Jl. Hom., Dec., 1888. B. &
Tafel: Quarterly Bull., Sept., 1885. Monograph.

Scudder: U. S. Med. Inv., V. 3, p. 562.

CHLORALUM. Chloral hydrate. Hydras chloralis. Chloral.

Allen: Cyclopœdia, V. 3. Cyclop. Drug Path. V. 2. Hering:
Guid. Symptoms, V. 4. Macfarlan: High Pot. Prov-
ings.

Andrews: Am. Jl. Insanity., V. 28, p. 35.

Babcock: Thesis N. Y. Hom. College. Allen's Encycl., V. 3.

Cavins: Edin. Med. Jl., V. 16, p. 375.

Blake: Brit. Jl. Hom., V. 29, pp. 21, 615. (1871.)

Eggert: Hahn. Mo., V. 6, p. 22. Tr. Am. Inst. Hom., 1870.

Fraser: Mo. Hom. Rev., V. 15, p. 374.

Macfarlan: Hom. Phys., V. 12, p. 282.

Piedvache: N. A. J. Hom., V. 33, p. 253.

Oehme: Hahn. Mo., V. 11, p. 58.

Swan: Med. Adv., V. 18, p. 217. Tr. I. H. A., 1886. Med.
Inv., V. 9, p. 547.

X——: Wiener Med. Wochenschrift. Am. Hom. Obs., V.
7, p.293.

CHLORINUM. Chlorum. Chlorine.

Allen: Cyclopœdia, V. 3, V. 10. Cyclop. Drug Path, V. 4.
Appendix. Hering: Guid. Symptoms, V. 4.

Cattell: Brit. Jl. Hom., V. 11, p. 157.

Droste: Hygea., V. 9, pt. 2, p. 147. Hamberger Zeit. gess. Med., V. 6, pt. 3.

Dunham: Am. Hom. Rev., V. 2, p. 18.

Hering: Neue Archiv hom. Heilk., V. 2, pt. 3, p. 165.

Honan: N. A. J. Hom., Nov., 1890. Hahn. Mo., V. 26, p. 341. Tr. N. Y. State Hom. Soc., 1890, p. 70.

Jones: N. Y. Jl. Hom., V. 2, p. 249.

CHLOROFORM.

Allen: Cyclopœdia, V. 3. Hering: Guid. Symptoms, V. 4.

Berridge: Mo. Hom. Rev., V. 16, p. 38. The Organon, V. 3, p. 284.

Beard: Brit. Med. Jl., 1866.

Busey: Am. Jl. Med. Sc., Oct., 1872.

———: Hom. Times, London, No. 180.

Hafoldt: L'Art Med., V. 6, p. 378.

Lembke: A. H. Z., V. 39, p. 369; V. 40, p. 29; V. 44, p. 351.

Martins: Hom. Viertelj, V. 1, pt. 2, p. 271.

Santesson: Hygea., V. 2, p. 599.

Am. Hom. Obs., V. 7, p. 528. (From Lancet.)

CHOLESTERINE.

Swan: Hom. Phys., V. 6, p. 258.

CHROMICUM ACIDUM. Chromium trioxide.

Allen: Cyclopœdia, V. 3, V. 10. Cyclop. Drug Path., V. 2. Hering: Guid. Symptoms, V. 4. Jahr: Symp. Codex.

Arneth: Oesterr Zeits. f. Hom., V. 3.

Duffield: Proving Inaug. Thesis, Hom. Med. College, Pa., 1852.

Oehme: N. Y. Jl. Hom., V. 1, p. 367.

Schelling: A. H. Z., V. 83, p. 189. Hahn. Mo., V. 24, p. 605.

CHROMIUM OXIDATUM. Chromic oxide. Sesqui oxide. Trit.

Allen: Cyclopœdia, V. 3.

Drysdale: Hahnemann Mat. Med., pt. 1.

CHRYSOPHANIC ACID.

Allen: Cyclopœdia, V. 10.   Cyclop. Drug Path., V. 2.

Beebe: Med. Couns., V. 14, p. 547.

Thompson: Brit. Med. Jl., V. 1, p. 607.

X. Y.: Hahn. Mo., V. 21, p. 61.

CICHORIUM INTYBUS. Chicory.

Allen: Cyclopœdia, V. 3, V. 10.   Macfarlan: High Pot. Provings.

Cattell: Brit. Jl. Hom., V. 11, p. 520.

Macfarlan: Hom. Phys., V. 12, pp. 280, 282; V. 13, p. 294; V. 14, p. 18.

Buchmann: A. H. Z., V. 68, p. 121.

CICUTA MACULATA. Cicutaria maculata. Sium Douglasii. Water hemlock. Beaver poison. Children's bane. Leath of Man. Musquash root. Snake weed. Spotted cowbane. Water parsley. Wild hemlock. Tinct. of root.

Allen: Cyclopœdia, V. 3, V. 10. Hempel: Mat. Med., V. 2.

Lee: Am. Hom. Obs., V. 4, p. 412.

——: N. E. Med. Gaz., V. 7, p. 219.

CICUTA VIROSA. C. aquatica. Cicutaria aquatica. Cowbane. Long-leaved cowbane. Long-leaved water hemlock. Long-leaved water parsnip. Poison hemlock. Water cowbane. Phellandrium aquaticum. Tinct. of root.

Allen: Cyclopœdia, V. 3.   Cyclop. Drug Path., V. 2. Hahnemann: Mat. Med. Pura. Hering: Guid. Symptoms, V. 4. Jahr: Symp. Codex.

Frank's Magazine, V. 1, p. 39.

——: Neue Archiv hom. Heilk., V. 1, pt. 1, p. 184.

Hartlaub u Trinks: Mat. Med., V. 3.

Lembke: A. H. Z., V. 51, pp. 109, 114.

Ruoff: Archiv, V. 16, pt. 3, p. 98.

Wibmer: Die Arzneimittel, V. 2.
Bergal: Hom. World, V. 16, p. 500.

CIMEX LECTULARIUS. Acanthia lect. Bedbug. Trit.
of living insects.

Allen: Cyclopœdia, V. 3. Hering: Guid. Symptoms, V. 4.
Jahr: Symp. Codex.

Berridge: N. Y. Jl. Hom., V. 2, p. 462.
Wahle: Neue Archiv hom. Heilk., V. 3, pt. 1, p. 1.

CIMICIFUGA RACEMOSA. Actæa gyrostachya. A. mono-
gyna. A. racemosa. Botrophis actæoides. B. serpentaria.
Macrotys actæoides. Black cohosh. Botrophis serp. Black
snake root. Bughane. Deer weed. Rattle root. Rattle-
snake root. Rich weed. Squaw root. Tinct. of root.

Allen: Cyclopœdia, V. 3, V. 10. Cyclop. Drug Path., V. 2.
Hale: New Rem., 2d ed. Hempel: Mat. Med., 2d ed.
Hering: Guid. Symptoms, V. 1. Jahr: Symp. Codex. Mac-
farlan: High Pot. Provings. Peters-Marcy: New Mat.
Med. Sup. N. A. J. Hom., Feb., 1856. Possart: Hom.
Arzneim., pt. 2.

Burr: Thesis Hom. Med, Coll., Pa., 1853.
Bigelow: Thesis Hom. Med. Coll., Pa., 1853.
Brainard: Hahn. Mo., V. 28, p. 768.
Bacmeister: Tr. Am. Inst. Hom., 1871–72.
Cooper: Mo. Hom. Rev., V. 15, p. 179.
Horton: Am. Hom. Obs., V. 5, p. 527.
Hill-Douglas: N. A. J. Hom., V. 7, p. 450.
Macfarlan: Hom. Phys., V. 12, p. 524; V. 13, pp. 288, 491,
528; V. 14, pp. 22, 59; V. 11, p. 451; V. 12, pp. 282, 285
V. 13, pp. 436, 474. Hahn. Mo., V. 27, p. 75.
Paine: N. A. J. Hom., V. 3, p. 207.
Porter-Piersall: N. A. J. Hom., V. 37, p. 505.

CINA. Artemisia maritima. Absinthium austriacum tenui-
folium. Absinthium santonicum. Artemisia cina. Tar-
tarian southernwood. Wormwood. Wormseed. Mugwort
of Judea. Tinct. trit. flower heads.

Allen: Cyclopœdia, V. 3, V. 10.' Cyclop. Drug Path., V. 2.
Hahnemann: Mat. Med. Pura. Hering: Guid. Symptoms, V. 4. Jahr: Symp. Codex. Macfarlan: High Pot.
Provings.
Bethmann: Archiv fur Hom., V. 16, pt. 2, p. 206.
———: Hygea., V. 16, p. 81. (Noack.)
Macfarlan: Hom. Phys., V. 12, p. 285; V. 13, p. 378.

CINCHONA OFFICINALIS. See also China.

Hering: Guid. Symp., V. 4. Hahnemann: Fragmenta de
viribus.
Burt: Monograph, St. Louis, 1871.
Fincke: Hom. Phys., V. 3, p. 44.
Woodward: U. S. Med. Inves., V. 14, p. 239.

CINCHONA BOLIVIANA.

Hering: Guid. Symptoms, V. 4.
Madiedo: La Homeopatia, Bogota, V. 1, p. 333.

CINCHONIUM SULFURICUM. Sulphate of cinchonine.

Allen: Cyclopœdia, V. 3. Cyclop. Drug Path., V. 2. Jahr:
Symp. Codex.
Elson: Am. Jl. Med. Sc. n. s., V. 52, p. 97.
———: Traite El. de Mat. Med., 1837.
Noack: Hygea., V. 16, pt. 2, pp. 144, 173, pt. 3, pp. 212,
252. (History.)

CINNABAR. Mercuric sulphide. Hydrargyri sulphuretum rubrum. Merc. sulp. ruber. Vermillion. Red sulphide Mercury.

Allen: Cyclopœdia, V. 3. Hahnemann: Mat. Med. Pura.
Hering: Guid. Symptoms, V. 4. Jahr: Symp. Codex.
Metcalf: Hom. Provings.
Berridge: The Organon, V. 3, p. 413.
Cattell: Brit. Jl. Hom., V. 11, p. 528.
Macfarlan: Hom. Phys., V. 13, p. 490.
Neidhard: N. A. J. Hom., V. 2, Appendix, Nov., 1852.
Orfila: V. 2, p. 266.
Wibmer: Die Arzneimittel, V. 2.

CINNAMOMUM. Canella zeylanica. Laurus cassia. Cinnamon.

Allen: Cyclopœdia, V. 3, V. 10. Hering: Guid. Symptoms, V. 4. Jahr: Symp. Codex.

CISTUS CANADENSIS. C. helianthemum. Helianthemum canadensis. Heteromeris canadensis. Helianthemum corymbosum. Lechea major. Canadian rock rose. Frost plant. Holly rose. Scrofula weed. Tinct. of plant.

Allen: Cyclopœdia, V. 3. Hale: New Rem., 2d ed. Hering: Guid. Symptoms, V. 4. Jahr: Symp. Codex. Hering: Mat. Med., 1873. Monograph, Tafel, 1866.

Bute: Correspondenzblatt, Jan. 18, 1837. A. H. Z., V. 72, pp. 2, 9, 17, 33.

Hering: Am. Hom. Obs., V. 3, p. 68. Hahn. Mo., V. 1, Nov., 1865, suplt.

CITRUS LIMONUM. C. C. limonum. Citri succus. Citric acid. C. medica. Lemon juice.

Allen: Cyclopœdia, V. 3, V. 10. Cyclopœdia Drug Path., V. 2. Hering: Guid. Symptoms, V. 4. Jahr: Symp. Codex.

Rees: Edinb. Med. Surg. Jl., V. 1, p. 241.

Farre: Lancet, 1860.

Klusemann: Schmidt's Jahrbucher, V. 74, p. 159,

CITRUS VULGARIS. C. aurantium. C. bigaradia. Bitter orange. Seville orange.

Allen: Cyclopœdia, V. 3. Hering: Guid. Symptoms, V. 2.

Imbert-Gourbeyre: Gaz. Med. de Paris, 1853.

CIVET CAT.

Berridge: N. E. Med. Gaz., V. 9, p. 403.

CLEMATIS ERECTA. Flammula Jovis. C. recta. Upright virgin's bower. Tinct. of leaves and stems.

Allen: Cyclopœdia, V. 3. Cyclop. Drug Path., V. 2.

Hahnemann: Chr. Dis., 2d ed. Hering: Guid. Symptoms, V. 4. Jahr: Symp. Codex. Stapf: Additions to Mat. Med. Possart: Hom. Arz., pt. 2.

Alb: Zeits. Ver. hom. Ærzte Œstrr., V. 2, pp. 278, 393, pt. 10.

Hencke: A. H. Z., V. 67, p. 201.

Lembke: Zeit. f. hom. Klinik, V. 2, p. 14, 36.

Stapf: Archiv hom. Heilk., V. 7, pt. 1, p. 177.

CLEMATIS VIRGINIANA.

Macfarlan: High Pot. Provings.

Macfarlan: Hom. Phys., V. 12, p. 282.

COBALTUM CHLORIDE.

Macfarlan: High Pot. Provings.

Macfarlan: Hom. Phys., V. 12, p. 284.

COBALTUM METALLICUM. Kobaltum.

Allen: Cyclopœdia, V. 3. Hering: Guid. Symptoms, V. 6. Mongraph, Tafel, 1866. Mat. Med., 1873. (16 remedies.) Possart: Hom., Arz., pt. 1.

Hering, Lippe, et al.: Hahn. Mo. Dec., appendix, 1865. A. H. Z., V. 90, p. 101, et seq. V. 73, pp. 21, 28, 35, 43, 53, 61.

Macfarlan: Hom. Phys., V. 14, p. 21.

Sparhawk: Phila. Jl. Hom., V. 2, p. 449. A. H. Z., V. 54, pp. 15, 29, 47, 59.

COCA. Erythroxylon Coca. Hayo. Ipadu.

Allen: Cyclopœdia, V. 3, V. 10. Cyclop. Drug Path , V. 2. Hering: Mat. Med., 1873. Guid. Symptoms, V. 4. Mat. Med., V. 1. Possart: Hom. Arz., pt. 1.

Bresgen: A. H. Z., V. 111, pp. 178, 188.

Frankel: Zeits. Ges. d Ærzte in Wien, 1860, V. 13, p. 14. A. H. Z. Monatsbl., V. 1, p. 48. U. S. Jl. Hom., V. 2, p. 549.

Berridge: N. A. J. Hom., V. 21, p. 505; V. 23, p. 165.

Grubenmann: A. H. Z., V. 100, p. 133. Hahn. Mo., V.
15, p. 489.
———: Mo. Hom. Rev., 1863, p. 59.
Lilienthal: N. A. Jl. Hom., V. 23, p. 165.
Muller-Raüsch: Hom. Viertelj., V. 7, p. 443. Brit. Jl.
Hom., V. 15, pp. 529, 543.
Montegazza: Hygienic and Med. Value of Coca. Hom.
Viertelj., V. 11, p. 203.
Landesberg: Med. Couns., V. 11, p. 161.
Lewis: Hahn. Mo., V. 19, p. 751.
Ott: Phila. Med. Times, V. 1, p. 56.
Stokes: Mo. Hom. Rev., V. 3, pp. 163, 274, 291. Hom.
Viertelj, V. 10. Am. Hom. Rev., V. 1, p. 356.
Thomas: Hahn. Mo., V. 19, p. 754.
Hering: N. A. J. Hom., V. 12, p. 590.
Scott: Thesis. Hom. Med. Coll., Pa., 1869.
Haller: Monatsbl. A. H. Z., V. 60, p. 2, sem., Nos. 2, 3, 5.
Gumpert-Martin: Hahn. Mo., V. 15, p. 73.

COCAINE.

Cyclop. Drug Path., V. 2, V. 4. Appendix.

Allen: Med. Current, V. 7, p. 473. Hahn. Mo., V. 26, p.
868.
———: Brit. & Colon. Druggist, 1885, p. 36.
Dentist: A. H. Z. Hahn. Mo., V. 24, p. 605. Hom. Re-
corder, V. 4, p. 59.
Haage: Va. Med. Mo., Aug., 1886.
Landesberg: Tr. Ophthalmolog. Soc., V. 6, p. 123.
Hallopeau: Hom. World, V. 27, p. 76.
———: Jl. Am. Med. Assoc., Feb., 1886.
Sandras: Med. Couns., Nov., 1889.
Way: Therap. Gaz., 1888, p. 16.
Wilde: Mo. Hom. Rev., V. 33, p. 47. Hahn. Mo., V. 24,
p. 187. So. Jl. Hom., Mar., 1889.
Waddell: Tr. I. H. A., 1889.

COCCINELLA SEPTEMPUNCTATA. Chrysomela s. Coc-
cionella europea. Lady bird. Lady cow. Sun chafer.

Allen: Cyclopœdia, V. 3.   Hering: Guid. Symptoms, V. 4.
Jahr: Symp. Codex.

Franz: Archiv hom. Heilk., V. 13, pt. 2, p. 187.

Frank's Mag., pt. 3, p. 832.

Prakt. Mittheil. Ges. Corres. Ærzte., 1827, p. 48.

Noack u Trinks: Brit. Jl. Hom., V. 15, p. 688.

Sauer: Hufeland's Jl., V. 14, p. 291.

Sauter: N. A. Jl. Hom., V. 2, p. 45.

COCCULUS INDICUS. Anamirta cocculus. Menispermum cocculus. Indian cockle. Oriental berries.

Allen: Cyclopœdia, V. 3.   Cyclop. Drug Path., V. 2.   Hering: Guid. Symptoms, V. 4. Jahr: Symp. Codex. Hahnemann: Fragmenta de viribus. Mat. Med. Pura. Hahnemann: Kl. Med. Schriften.

Berridge: N. Y. Jl. Hom., V. 2, p. 460.   N. A. J. Hom., V. 21, p 501.

Dunham: Tr. N. Y. State Hom. Soc., 1868.

Hartlaub u Trinks:

———: Neue Archiv hom. Heilk., V. 1, pt. 1, p. 186.

Tschudi: Die Kochelskorner Pikrotoxin, St. Gallen, 1847.

Wibmer: Die Arzneimittel, V. 3.

Heath: Summary. N. E. Med. Gaz., V. 26, p. 373.

COCCUS CACTI. Coccinella indica. Cochineal.

Allen: Cyclopœdia, V. 3. Cyclop. Drug Path. V. 2. Hering: Guid. Symptoms, V. 4. Metcalf: Hom. Provings. Possart: Hom. Arz., pt. 1.

Caspar: Œsterr. Zeit. f. Hom., V. 4, pp. 500, 509. A. H. Z., V. 39, pp. 77, 93.

Lembke: A. H. Z., V. 185.

Reil: Hom. Viertelj.. V. 1, pp. 194, 209, pt. 2.

Roth: Jl. Soc. Gall., V. 1, pt. 11.

COCHLEARIA ARMORACEA. A. rusticana. Nasturtium amphibium. Raphanus rusticanus. Roripa r. Sisymbrium amphibium. Amphibious cress. Horse radish. Scurvy grass. Water cress. Water radish.

Allen: Cyclopœdia, V. 3. Hering: Guid. Symptoms, V.
4. Jahr: Symp. Codex. Peters–Marcy: New Mat. Med.
Sup. N. A. J. Hom., Aug., 1858. Macfarlan: High Pot.
Provings.

Cate: N. A. J. Hom., V. 1, p. 336.
———: Jl. Soc. Gall., V. 3, pt. 7.
Franz: Archiv hom. Heilk., V. 17, pt. 3, p. 176.
Macfarlan: Hom. Phys., V. 12, pp. 286, 525; V. 13, pp. 384,
436, 470; V. 14. p. 18.

CODEINUM. Alkaloid from Opium.

Allen: Cyclopœdia, V. 3, V. 10. Cyclop. Drug Path., V.
2. Hering: Guid. Symptoms, V. 4. Jahr: Symp. Codex.
Barbier: Gaz. Med., 1834, V. 10.
Gregory: Jl. de Pharm., V. 20, p. 85. (1834.)
Harley: Old Veg. Narcotics, p. 175.
Marcy: N. A. J. Hom., V. 5, p. 413.
Robiquet: Jl. de Chem. Med., V. 9, p. 96.
Schroff: Lehrb. der Pharm.

CŒRULIUM IRITIS SOLIS.

Fincke: Med. Adv., V. 30, No. 12. Tr. I. H. A., 1893.

COFFEA ARABICA. C. cruda. C. laurifolia. C. vulgaris. Jasminum arabicum. Coffee raw. Tinct. of raw berries.

Allen: Cyclopœdia, V. 3. Cyclop. Drug Path., V. 2. Hering: Guid. Symptoms, V. 4. Jahr: Symp. Codex. Macfarlan: High Pot. Provings. Stapf: Additions to Mat.
Med. Pura.

Bœcker: Beitrage z Heilkunst, V. 1, p. 188.
Cole: Lancet, 1832, V. 2, p. 274.
Gilchrist: Med. Inv., V. 7, p. 58.
Hale: Hahn. Mo., V. 9, p. 465.
Hahnemann: Essay on Effects, 1803.
Hofer: Abhandlung v Koffee, Frankfurt, 1787.
Howarth: Revista Omiopatica, V. 26, p. 86.

Macfarlan: Hom. Phys., V. 12, p. 282.
Miller: N. A. J. Hom., V. 22, p. 87.
Stapf: Archiv hom. Heilk., V. 2, pt. 3, p. 150.
Wertenweber: Arabische Kaffee, Prag., 1837.
Wibmer: Die Arzneimittel.

COFFEA TOSTA.   Roasted coffee.

Allen: Cyclopœdia, V. 3, V. 10. Hering: Guid. Symptoms, V. 4.

Frank's Mag., V. 1, 2.
Hœring: Wurt. Corr. Bl., 1831.
Kapper: Zeit. hom. Klinik, V. 4, p. 194.
Kruschman: Deutsch Kl., 1873.
Mood: N. A. J. Hom., V. 12, p. 248.
Œhme: N. A. J. Hom., V. 21, p. 418.
Young: Jl. Homœopathics, V. 2, p. 58.
Reed: Tr. I. H. A., 1897.

COFFEINUM.   Alkaloid of coffee.

Allen: Cyclopœdia, V. 3, V. 10.

Lehman: Brill's Monograph.
Kurzak: Zeits. G. d A. Wiens, 1860.   Monatsbl. A. H. Z., V. 2. Sem., No. 5.
Lehmann: A. H. Z., V. 65.   Sem. 6, No. 1.

COLCHICINUM.   Alkaloid of Colchicum.

Allen: Cyclopœdia, V. 3.   Jahr: Symp. Codex.   Cyclop. Drug Path., V. 2.

Schroff: Œsterr Zeit. f prakt. Heilk., 1856, 22–24.   A. H. Z., V. 53, No. 24; V. 54, p. 76.

COLCHICUM AUTUMNALE.   C. anglicum.   C. commune.
Meadow saffron.   Naked lady.   Tuber root.   Upstart.   Tinct. of bulb dug in spring.

Allen: Cyclopœdia, V. 3, V. 10.   Cyclop. Drug Path., V. 2.   Hering: Guid. Symptoms, V. 4. Jahr: Symp. Codex. Possart: Hom. Arz., pt. 1.

Beauvais de St. Gratien:

Agricola: Hom. World, V. 28, p. 263. Hahn. Mo., V. 28, p. 570. .

————: Hom. World, V. 29, p. 268.

Bœcker: Beitrage z Heilk.

Frank's Mag., pt. 2.

Goupil: Froriep's Notizen., 1861, V. 4, p. 18. Monatsbl. A. H. Z., V. 5. Sem., 1, 1862.

Garrod: On Gout, 3d ed.

Hammond: Am. Jl. Med. Sc., V. 37, p. 277.

Hartlaub: Hom. Viertelj., V. 8, pt. 2, pp. 113–288.

Hufeland's Jl., Dec., 1841. Idem., 1835, V. 75, pt. 1, p. 101.

Heller: Archiv, 1847.

Lewins: Edinb. Med. Surg. Jl., V. 47, p. 348.

Neubrandt: Wurt. Med. Corresp., V. 10, No. 3.

Reil: Hom. Viertelj., V. 8, pp. 208, 113. Brit. Jl. Hom., V. 19, p. 1.

Stapf: Archiv hom. Heilk., V. 6, pt. 1, p. 136.

Schilling: Heidelberg Med. Annal, 1840, V. 6, p. 591.

————: Med. Zeit. Ver. f Heilk. in Preussen, 1834. No. 29.

Forget: Hygea., V. 15, p. 87.

Ruoff: Archiv, V. 16, pt. 3. p. 100.

Skinner: The Organon, V. 1, p. 234.

Unsin: A. H. Z., V. 52, pp. 97, 105. Die Herbzeitlosein ihrer path. anat. Wirkung, Munchen, 1858, Inaug. Diss.

Wibmer: Die Arzneimittel.

Schulz: Zeit. Berl. hom. Ærzte, V. 17, p. 141. A. H. Z., V. 136, pp. 65, 81.

COLLINSONIA CANADENSIS. C. decussata. C. C. sorotina. Canada snakeroot. Hard hack. Horse balm. Rich weed. Knot root. Stone root. Knob's grass. Tinct. root and plant.

Allen: Cyclopœdia, V. 3, V. 10. Cyclop. Drug Path., V. 2. Hale: New Rem., 2d ed. Hering: Guid. Symptoms, V. 4. Macfarlan: High Pot. Provings.

Burt: Am. Hom. Obs., V. 3, p. 297.

Dowle: U. S. Med. Inv., V. 3, p. 386.
Macfarlan: Hom. Phys., V. 12, p. 282; V, 13, p. 470.

COLOCYNTHINUM. Active principle of Citrullus colocynthis.

Allen: Cyclopœdia, V. 3, V. 10. Cyclop. Drug Path., V. 2.
Gerstel: Œsterr. Zeit., V. 1, p. 96.
Usher: The Organon, V. 1, p. 104.

COLOCYNTHIS. Citrullus colocynthis. C. vulgaris. Cucumis colocynthis. Bitter apple. Bitter cucumber. Bitter gourd.

Allen: Cyclopœdia, V. 3. Cyclop. Drug Path., V. 2. Hahnemann: Mat. Med. Pura. Chr. Dis., 2d ed. Hering: Guid. Symptoms, V. 4. Jahr: Symp. Codex. Metcalf: Hom. Provings. Possart: Hom. Arz., pt. 2.
Arneth: Œsterr. Zeit., V. 1.
Goodno: A. Jl. Hom. Mat. Med., V. 4, p. 83.
Heckenberger: Colocynthology, Insbruck, 1840.
Kurtz: A. H. Z., V. 26, p. 298.
Krumbholz: Hom. Viertelj., V. 10, p. 77.
Lembke: Neue Zeit. Hom. Klinik, V. 15, pp. 49, 65   N. A. J. Hom., V. 19, p. 54.
Le Beau: N. A. J. Hom., V. 19, p. 61.   Hahn. Mo., V. 6, p. 28.
Martin: Hom. Viertelj., V. 10, No. 1.   Brit. Jl. Hom., V. 18, p. 215.
————: A. H. Z., V. 118, No. 25.   Hahn. Mo. V. 24, p. 605.
Watzke: Brit. Jl. Hom., V. 3, Appendix.   Œsterr. Zeit. hom. Ærzte, V. 1, 1844.
Wibmer: Die Arzneimittel.

COLORADO POTATO BUG. See Doryphora.

COMMOCLADIA DENTATA. Guao. Bastard Brazil Wood. Tooth-leaved Maiden Plum.   Tinct. leaves and bark.

Allen. Cyclopœdia, V. 3, V. 10.   Cyclop. Drug Path., V. 2.   Hale: New Rem., 2d ed.   Hering: Guid. Symptoms, V. 4.

Houard: Phila. Jl. Hom., V. 4, p. 73.
Hyde: Am. Hom. Obs., V. 13, pp. 593, 629.
Navarro: Am. Hom. Rev., V. 3, p. 420.

CONCHIOLINUM. Dust from mother of pearl.

Allen: Cyclopœdia, V. 10.
Langenbeck: Archiv f. Klinik Chirurgie, V. 18, pt. 4.

CONIINUM. Alkaloid of Conium.

Allen: Cyclopœdia, V. 3, V. 10. Cyclop. Drug Path., V. 2.
———: A. H. Z., No. 20, 1889. Hahn. Mo., V. 24, p. 539.
Frank's Mag., 3 Thl. (Albers.)
Pohlmann: Phys. u Tox. Unters uber Coniin, Erlangen,
1838. Hygea, V. 10, p. 468.
Burman: West Riding Asylum Rept., 1872.
Reil: Jl. Pharmakodynamik, pt. 2.
Schroff: Wochenblatt d Zeit. k. k. Gesell, Ærzte Wien,
1856.

CONIUM MACULATUM. C. major. Coriandrum cicuta.
Cicuta vulgaris. Cicuta. Hemlock. Poison hemlock.
Spotted hemlock. Poison parsley. Water hemlock. Tinct.
of plant.

Allen: Cyclopœdia, V. 3, V. 10. Cyclop. Drug Path., V.
2. (Plato-Phædo.) Hering: Guid. Symptoms, V. 4.
Jahr: Symp. Codex. Hahnemann: Mat. Med. Pura.
Chr. Dis., 1st ed., 2d ed. Macfarlan: High Pot. Prov-
ings.
Berridge: N. A. J. Hom., V. 22, p. 193. U. S. Med. Inv.,
V. 4, p. 574.
Curtis: N. Y. Med. Record, May, 1875.
Duncan: Tr. N. Y. State Hom. Soc., 1872.
Fountain: Am. Jl. Med. Sc., Jan., 1846.
Harley: Old Veg. Neurotics. Brit. Jl. Hom., V. 26, p. 387;
V. 33, p. 626. Mo. Hom. Rev., V. 11, p. 291.
Lembke: A. H. Z., V. 47, pp. 177, 184; V. 49, p. 185. Med.
Adv., V. 21, p. 143.
Kolliker: A. H. Z., V. 56.

Macfarlan: Hom. Phys., V. 12, p. 283; V. 13, p. 528.
Helbig: Heraklides, 1833,.pt. 1, p. 46.
Robinson: Brit. Jl. Hom., V. 25, p. 323.
Schneller: Frank's Mag., pt. 2. Wiener Zeits. Jahrg.,
   2, V. 2. Brit. Jl. Hom., V. 6, p. 272.
Schlosser: A. H. Z., V. 56, No. 9.
————: X. Hom. World, V. 12, p. 441.
Wibmer: Die Arzneimittel.
James: Hom. Phys., V. 17, p. 1.

CONVALLARIA MAJALIS. Lillium convallarium. Lily of the Valley. Tinct. of plant.

Cyclop. Drug Path., V. 2.

D'Ary: N. A. J. Hom., V. 34, p. 197.

Lane: N. A. J. Hom., V. 31, p. 595. Hom. Phys., V. 4, p.
122; V. 5, pp. 201, 292. Revista Omiopatica, V. 29, p.
304.

Sauvage: Tr. Am. Inst. Hom., 1885.

Sutherland: N. E. Med. Gaz., V. 18, p. 45.

CONVOLVULUS ARVENSIS. Bindweed. Tinct. of plant or root.

Allen: Cyclopœdia, V. 3. Jahr: Symp. Codex.

CONVOLVULUS DUARTINUS. ·Calonyction speciosum. C. pulcherrimus. Ipomea bona nox. Morning glory. Tinct. of flowers.

Allen: Cyclopœdia, V. 3. Mure: Braz. Provings. Hering:
Guid. Symptoms, V. 6.

Moreira, Mancel Duarte: Mure. Braz. Prov.

COPAIVA OFFICINALIS. Copaufera offic. C. glabra. Copaivæ Balsamum. Tinct. and trit.

Allen: Cyclopœdia, V. 3, V. 10. Cyclop. Drug Path. V. 2.
Hahnemann: Fragmenta de viribus. Hering: Guid.
Symptoms, V. 4. Jahr: Symp. Codex. Macfarlan:
High Pot. Provings. Teste: Mat. Med.

Konig: A. H. Z., V. 47, p. 40.
Lembke: Neue Zeit. hom. Klinik, V. 11, p. 161.
Macfarlan: Hom. Phys., V. 12, p. 286; V. 13, p. 489.
Weickert: Guy's Hosp. Repts., 1876, p. 1.
Weil: A. H. Z., V. 84, p. 104.
Wibmer: A. H. Z., V. 2, p. 104.

CORRALINE.

Tardieu: Bibl. Hom., V. 2, p. 93.

CORRALIUM RUBRUM. Isis nobilis. Gorgonia nobilis. Red coral. Trit.

Allen: Cyclopœdia, V. 3. Cyclop. Drug Path., V. 2.
Hering: Guid. Symptoms, V. 4. Jahr: Symp. Codex.
Attomyr: Archiv hom. Heilk., V. 11, pt. 3, p. 166.

CORIARIA MYRTIFOLIA. Tanner's sumach. Tinct. of leaves.

Allen: Cyclopœdia, V. 10.

CORIARIA RUSCIFOLIA. Tutee. Toot berry. Toot poison. Tupu kihi. Tutu. Tinct. and trit. of seeds.

Allen: Cyclopœdia, V. 3. V. 10.
Lindsay: Br. For. Med. Chir. Rev., 1868, V. 2, p. 163.
———: Mo. Hom. 'Rev., V. 9, p. 278; V. 10, p. 187.

CORNUS ALTERNIFOLIA.

Albertson: Hom. Recorder V. 11, p. 345.

CORNUS CIRCINATA. C. rugosa. C. tomentulosa. Cornea. Dogwood. Round-leaved cornel. Swamp sassafras. Tinct. of bark.

Allen: Cyclopœdia, V. 3. Hale: New Rem., 2d ed. Hering: Guid. Symptoms, V. 4. Possart: Hom. Arz., pt. 1.
Marcy: Phila. Jl. Hom., V. 2, p. 206. N. A. J. Hom., V. 3, p. 278. A. H. Z., V. 47, p 126. Hom. Times, London, October, 1853.

CORNUS FLORIDA. Benthamidia florida. American box-

wood. Flowering dogwood. Dog tree. Florida dogwood.
Large flowering cornel. Male Virginian dogwood. New
England boxwood. Tinct. of bark.

Allen: Cyclopœdia, V. 10. Hale: New Rem., 2d ed. Mac-
farlan: Hig Pot. Provings.

Allen: Hahn. Mo., V. 12, p. 276.

Macfarlan: Hom. Phys., V. 12, pp 283, 525; V. 13, pp. 53,
288, 379, 532; V. 14, pp. 16, 18.

Walker: Inaug. Dissert., Phila., 1803.

CORNUS SERICEA. C. alba. C. cœrulea. C. syanocarpus.
Silky cornel. American red cornel. Blue-berried cornus.
Blue-berried dogwood. Kinnikinnik. Red osier. Red rod.
Red willow. Swamp dogwood. Willow rose, etc. Tinct. of
bark.

Allen: Cyclopœdia, V. 10.

Walker (J. M.): Inaugur. Dissertation, Phila., 1803.

CORYDALIS FORMOSA. C. canadensis. Dicentra can.
Dicentra eximia. Dielytra. Fumitory. Stagger weed.
Turkey corn. Turkey pea. Tinct. of root.

Hale: New Rem., 2d ed.

COTYLEDON UMBILICUS. Umbilicus pendulinis. Kidney-
wort. Navelwort. Pennywort. Tinct. of plant.

Allen: Cyclopœdia, V. 3. Possart: Hom. Arz., pt. 1.

Craig: Brit. Jl. Hom. V. 11, p. 598. A. H. Z., V. 47, pp.
77, 85.

————: Hom. Viertelj., V. 5, pt. 1, p. 57.

CREASOTE. See Kreasotum.

CREOSOTUM. Beechwood.

Macfarlan: Hom. Phys., V. 12, p. 283.

CROCUS SATIVUS. C. autumnalis. C. hispanicus. C. verus.
Saffron. Tinct. and trit. of dried stigmas.

Allen: Cyclopœdia, V. 3, V. 10. Cyclop. Drug Path., V. 2.
Hering: Guid. Symptoms, V. 4. Jahr: Symp. Codex.
Stapf: Additions to Mat. Med. Pura.

Berridge: A. J. Hom. Mat. Med., V. 9, p. 245.
Gross–Stapf: Archiv hom. Heilk., V. 1, pt. 2, p. 136.
Sundelin: A. H. Z., V. 20, p. 288.
Wibmer: Die Arzneimittel.

CROTALUS CASCAVELLA. Brazilian rattlesnake. Trit. of venom or solution in glycerine.

Allen: Cyclopœdia, V. 3, V. 10. Mure: Braz. Provings.
Higgins: Ophidians, p. 112.
———: Gaz. de Paris, Jan. 5, 1839.

CROTALUS HORRIDUS. C. Duissus. Common or banded rattlesnake of U. S. Trit. of venom.

Allen: Cyclopœdia, V. 3, V. 10. Cyclop. Drug Path., V. 2.
Hering: Guid. Symptoms, V. 4. Higgins: Ophidians, pp.
123, 213. Wier-Mitchell: Researches on Venom., Wash-
ington, 1860. Jahr: Symp. Codex. Hering: Wirkung
des Schlangengiftes, Allentown, 1837. Neidhard: Cro-
talus hor. in yellow fever, 1860.

Burnett: Próc. Boston Soc. Nat. History, V. 4, p. 323,
1854-'56.
———: Bost. Med. Intelligencer, V. 1, 1823, p. 62.
Buffalo Med. Surg. Jl., V. 1, Aug., 1861, p. 82.
Buffalo Med. Jl., V. 9, p. 464, 1853-4; V. 4 (1848), pp. 203,
115, 1852, V. 8, p. 72.
Chicago Med. Jl., 1866.
Hayward: Mat. Med. Phys. and Applied, V. 1.
Horner: Am. Jl. Med. Sc., V. 8, p. 397.
Hering: Archiv hom. Heilk., V. 10, pt. 2, p. 1; V. 15, pt. 1.
———: Hom. Times, London, June, 1853.
M. R. C. S.: Hom. Times, June, p. 329.
Med. Repository, N. Y., V. 2, p. 253 (1799).
Stokes: Am. Hom. Rev., V. 1, p. 354. Mo. Hom. Rev., V.
3, p. 160; V. 14, p. 194.

Rivers: London Med. Rec., Dec., 1874.

Riffard: N. Y. Med. Rec., Jan., 1875.

Wilson: Am. Hom. Obs., 1872, p. 73.

CROTON TIGLIUM. Tiglium offic. Grana Tiglii. C. jamalgota. Croton oil. Purging nut. Semen tiglii. Tinct. and trit of oil or seeds.

Allen: Cyclopœdia, V. 3, V. 10. Cyclop. Drug Path., V. 2. Hering: Guid. Symptoms, V. 4. Jahr: Symp. Codex. Macfarlan: High Pot. Provings.

Buchner: Archiv hom. Heilk., V. 19, pt. 1, pp. 113, 120, 148. Toxicologie, 1827, p. 295.

Berridge: A. J. Hom. Mat. Med., V. 8, p. 128.

Friedlander Jl. Compl. du Dict. des Scienc. Med. Fevrier, 1824, p. 340.

———: Froriep's Notizen, V. 9, p. 318; V. 12, p. 287; V. 7, p. 13.

Conwell: Recherches sur Croton tig., Paris, 1824.

Fox: Lancet, Apr., 1867, p. 57.

Hencke: Archiv hom. Heilk., V. 20, pt. 2, p. 183.

Hoyt: N. W. Jl. Hom., Mich., 1892 (V. 3, p. 384).

Hutchinson: Bost. Med. Surg. Jl., V. 8, p. 411.

Landsberg: Pharmacographia Euphorbiacearum. Diss., Berlin, 1851.

Mernel: Deutsche Klinik, 1851, No. 41.

Macfarlan: Hom. Phys., V. 12, p. 280; V. 13, p. 435.

Joret: A. H. Z., V. 4, p. 369; V. 9, p. 62. Monatsbl. Arch. gen. de Med., Aug., 1833.

———: Hahn. Mo., V. 24, p. 477.

———: West. Hom. Obs., V. 3, p. 46.

Wiemer Wirk. d Arzneien u Gifte, V. 2, p. 212.

Wibmer: Die Arzneimittel.

Shayer: Am. Jl. Med. Sc., Jan., 1867.

———: A. H. Z., V. 118, p. 151.

CRYPTOPINUM.   Alkaloid of Opium.

Allen: Cyclopœdia, V. 3. Cyclop. Drug Path., V. 2.

CUBEBA. Pipei cubeba. Cubeba offic. Piper caudatum. Cubebpepper. Cubebs. Tinct. or trit. of fruit.

Allen: Cyclopœdia, V. 3, V. 10. Hering: Guid. Symptoms, V. 4. Jahr: Symp. Codex.

Benatzek: Brit. Jl. Hom., V. 24, p. 185.
————: Bost. Med. Surg. Jl., V. 6, p. 221.
————: A. H. Z., V. 15, p. 369.
————: London Med. Gaz., V. 1, p. 405. Med. Times, V. 8, pp. 239, 295. Gaz. des Hop., 1842. Brit. Jl. Hom., V. 11, p. 3.
————: Hirschel's Archiv, V. 1.
Houat's Provings, A. H. Z., V. 74, pp. 125, 134, 141, 149. Hahn. Mo., V. 2, p. 213.
Frank's Mag., V. 3, p. 766. Memoires de med. de chir. et de pharm. militaires, V. 16, p. 48.
Wibmer: Die Arzneimittel.

CULEX MUSCA (Mosquito).

Berridge: Hom. Phys., V. 9, p. 61.
J. T. Kent: I. H. A., 1886.
Guernsey: B. & Tafel's Quart. Bull., May, 1885.

CUNDURANGO. Equatoria garciniana. Gonolobus cundurango. Condor plant. Tinct. and trit. of bark.

Allen: Cyclopœdia, V. 4, V. 10. Cyclop. Drug Path., V. 2, Hering: Guid. Symptoms, V. 5.

Burnett: Brit. J. Hom., V. 33, p. 400. Hom. World, V. 17, p. 24. B. & Tafel's Quar. Bull., Sept., 1875.
Dikeman: N. E. Med. Gaz., V. 10, p. 486.
Dinsmore: Inter. Hom. Presse, V. 2, p. 280. Hahn. Mo., V. 8, p. 65.
Ruschenberger: Origin and Ther. Properties, Washington, 1873.
Flores: Letters on Methods of Using, New York, 1873.

CUPRESSUS AUSTRALIS. Pinus cupressus. Australian cypress. Tinct.

Allen: Cyclopœdia, V. 10.
Jenner: Mo. Hom. Rev., V. 9, p. 544.

CUPRUM ACETICUM. Acetate of copper. Verdigris. Trit. and aqueous sol.

Allen: Cyclopœdia, V. 4. Cyclop. Drug Path., V. 2. Hering: Guid. Symptoms, V. 5. Jahr: Symp. Codex. Macfarlan: High Pot. Provings.

———: Archiv, V. 3.

———: Archiv hom. Heilk., V. 15, pt. 3, p. 109.

Macfarlan: Hom. Phys., V. 12, pp. 284, 286, 525; V. 13, pp. 294, 379, 388, 391, 433, 436, 470, 532; V. 14, pp. 17, 58.

CUPRUM ARSENICOSUM. Hydric cupric arsenite. Arsenite of Copper. Scheele's Green.

Allen: Cyclopœdia, V. 4, V. 10. Cyclop. Drug Path., V. 2. Hering: Guid. Symptoms, V. 5. Jahr: Symp. Codex.

Blakely: Hahn. Mo., V. 3, pp. 514, 571.

Smedley, Boyce et al: Tr. Penna. Hom. Soc., 1868. Hahn. Mo., V. 3, p. 570.

Hill: Hom. Recorder, V. 8, p. 61.

CUPRUM AMMONIÆ SULPHURICUM. Ammonio sulphate.

Allen: Cyclopœdia, V. 4. Jahr: Symp. Codex.

Hahnemann: Hufeland's Jl., V. 2, p. 274.

CUPRUM CARBONICUM. Cupric carbonas. Hydrated dybasic cupric carb. Trit.

Jahr: Symp. Codex.

Noack u Trinks.

CUPRUM METALLICUM.

Allen: Cyclopœdia, V. 4, V. 10. Cyclop. Drug Path., V. 2, V. 4, Appendix. Hahnemann: Chr. Dis., 2d ed. Hering: Mat. Med., 16 remedies, 1873. Guid. Symptoms, V. 5. Jahr: Symp. Codex. Macfarlan: High Pot. Provings.

Berridge: N. A. J. Hom., V. 21, p. 504. The Organon, V. 3, p. 283. Am. Hom. Obs., V. 12, p. 307. U. S. Med. Inv., V. 3, p. 282.

Franz: Archiv hom. Heilk., V. 3, pt. 1, p. 166.

Fincke: Hahn. Mo., V. 2, p. 13. Tr. Am. Inst. Hom., 1866.

Cooper: Mo. Hom. Rev., V. 15, p. 392.

Hering: Monograph.

Hoppe: Deutsche Klinik, 1853, Nos. 46, 48.

Linnell: Hahn. Mo., May, 1888.

Macfarlan: Hom. Phys., V. 12, p 284.

Lafont-Gouzi: Frank's Mag., V. 2, p. 78.

Preston: N. A. J. Hom., V. 5, p. 262.

Portal: Observat. sur les effects vapeurs Meph., Paris, 1785, p. 437.

CUPRUM MURIATICUM. Oxychloride of copper.

Allen: Cyclopœdia, V. 4.

Berridge: Brit. Jl. Hom., V. 33. (Appendix.)

CUPRUM NITRICUM.

Allen: Cyclopœdia, V. 4.

————: Bull. Soc. Med. Hom. de France, V. 2, p. 20.

CUPRUM SULPHURICUM. C. vitriolatum. Blue vitriol. Blue stone.

Allen: Cyclopœdia, V. 4, V. 10. Hahnemann: Fragmenta de viribus. Hering: Guid. Symptoms, V. 5. Jahr: Symp. Codex.

Berridge: U. S. Med. Inv., V. 3, p. 282. Hom. Quarterly (Gregg), V. 2, p. 156.

Hahn. Mo., V. 7, p. 66.

Noack u Trinks.

CURARE. Ourary. Urari. Woorari. Wourali. Woorara. Strychnos gujanensis. S. toxifera. Surari. Urali. Arrow poison of South America.

9

Allen: Cyclopœdia, V. 4, V. 10.   Cyclop. Drug Path., V.
2. Hering: Guid. Symptoms, V. 5.   Possart: Hom.
Arz., pt. 3.

M. M: Am. Jl. Hom. Mat. Med., V. 4, p. 78.

Kolliker-Virchow: Archiv, V. 10, pt. 1, pt. 2.   A. H. Z.,
V. 55, pp. 136, 145, 153.

Houat: Hahn. Mo., V. 5, pp. 137, 177. A. H. Z., V. 74, pp.
190, 197, 205.

Wesselhœft-Sutherland: N. E. Med. Gaz., V. 20, p. 535.
Tr. Mass. Hom. Soc., 1885. Zeit. d. Berl. v. hom.
Ærzte, V. 6, p. 221.

Schornberg: Reisen d. Brit. Guyana, pt. 2.

Pilet: Zeit. hom. Klinik, V. 2, No. 23.

CYCLAMEN EUROPÆUM. Artanita cyclamen. C. hedere
folio. C. neopoli tanum. C. Offic. C. orbiculare. Sow-
bread. Tinct. of root.

Allen: Cyclopœdia, V. 4. Cyclop. Drug Path., V. 2.
Hahnemann: Mat. Med. Pura. Hering: Guid. Symp-
toms, V. 5. Jahr: Symp. Codex. Possart: Hom. Arz.,
pt. 2.

Hampfe: Zeits. Ver. hom. Ærzte Œsterr, 1857, V. 2, p. 445.

Hencke: A. H. Z., V. 59, p. 94.

Lembke: Neue Zeit. hom. Klinik, V. 7, No. 9.

Walther: Zeits. Ver. hom. Ærzte Œsterr, V. 1, p. 189
(1857).

Wibmer: Die Arzneimittel.

CYPRIPEDIUM PUBESCENS. American valerian. Bleed-
ing heart. Lady's slipper. Moccasin plant. Indian shoe.
Noah's ark. Nervine. Umbit root. Water root. Tinct. of
root.

Hale: New Rem., 2d ed. Hering: Guid. Symptoms, V. 5.

CYSTICUS LABURNUM. See Laburnum.

DAMIANA. Turnera microphylla. T. Aphrodisiaca. Tinct.
of leaves.

Conover: Hahn. Mo., V. 15, p. 266.

DAPHNE INDICA. D. lagetta. D. odora. D. cannabina. Sweet scented spurge laurel. Tinct. of bark.

Allen: Cyclopœdia, V. 4. Hering: Guid. Symptoms, V. 5. Jahr: Symp. Codex.

Bute: Correspondenzblatt, 1837.

DAPHNE MEZEREUM. See Mezereum.

DATURA ABOREA. Brugmansia gardneri. Tree stramonium. Tinct. of leaves and flowers.

Allen: Cyclopœdia, V. 4.

Poulson: Tr. Soc. Hom. Phys., Iowa, 1871. Med. Inv., V. 9, p. 261.

DATURA FEROX. Chinese datura. East Indian datura. Tinct. and trit. of seeds.

Allen: Cyclopœdia, V. 4.

DATURA METELOIDES. D. wrightii. Down thorn apple. Sweet scented D. Trit. and tinct. of seeds.

Allen: Cyclopœdia, V. 4.

Knorre: A. H. Z., V. 6, p. 35.
————: N. A. J. Hom., V. 2, p. 339.

DATURA SANGUINEA. Grave plant. Red thorn apple.

Allen: Cyclopœdia, V. 10.

Tschudi's Travels in Peru. Am. Jl. Med. Sc. n. s., V. 14, p. 260, 1847.

DATURA STRAMONIUM. See Stramonium.

DATURIN.

Kurtz: A. H. Z., V. 53, No. 24.

DELPHINIUM. Alkaloid from Delphinium staphisagria.

Allen: Cyclopœdia, V. 4.

Falk: Archiv phys. Heilk., 1852, V. 3.

DELPHINUS AMAZONICUS. D. Geoffroyi. Dolphin. Trit. of hide.

Allen: Cyclopœdia, V. 4. Cyclop. Drug Path., V. 2. Mure: Braz. Provings.

DEMATIUM PETRÆUM. Conferva aurea. Fungus of mould. Tinct.

Allen: Cyclopœdia, V. 4.
Hering: Archiv hom. Heilk., V. 13, pt. 2, p. 184.

DERRIS PINNATA. Dervis pinnata. Tinct. of plant.

Allen: Cyclopœdia, V. 4.
Roussel: L'Hahnemannisme, V. 4, p. 295.

DICTAMNUS FRAXINELLA. D. alba. White or Bastard dittany. Tinct. of bark and root.

Allen: Cyclopœdia, V. 4. Jahr: Symp. Codex.
Noack u Trinks. Mat. Med. ·
Stork: Zwei Abhandlg. Nutzen Gebrauche Brennkrantes Diptanes, Frankfurt, 1769.

DIADEMA ARANEA. See Aranea.

DIGITALINUM. Alkaloid of Digitalis.

Allen: Cyclopœdia, V. 4. Cyclop. Drug Path., V. 2.
Baehr: Monograph, Digit. purp., Leipzig, 1859.
Homolle: Mat. Med. phys. and Applied, V. 1. Archiv de Phys.
Brunton (T. L.): Monograph, London, 1868.
Lembke: Neue Zeit. Hom. Klinik, V. 4, p. 177.
Kopfe: Arch. f Exper. Path. u Pharm., V. 3, p. 275.
Schroff: Pharmacologie, 601.
Stadion: Nothbagel u Rossbruck.

DIGITALIS PURPUREA. Campanula sylvestris. D. speciosa. D. tomentosa. Fairy fingers. Fairy's glove. Fox glove. Purple fox glove. Tinct. of leaves.

Allen: Cyclopœdia, V. 4, V. 10. Cyclop. Drug Path., V.
2. Hahnemann: Fragmenta de viribus. Mat. Med. Pura.
Chr. Dis., 2d ed. Hering: Guid. Symptoms, V. 5. Jahr:
Symp. Codex. Macfarlan: High Pot. Provings. Possart:
Pt. 3.

Bæhr: Digitalis purp., Leipzig. 1859.
Baidon: Edin. Med., July, 1807.
Black: Brit. Jl. Hom., V. 4, pp. 61, 77.
Foster: Brit. For. Med. Chir. Rev., V. 48, p. 214.
Guild: Tr. Mass. Hom. Med. Soc., V. 4, p. 30.
Haynes: Hom. World, V. 32, p· 234.
Hale: Monograph, 1868.
Homolle: Arch. Gen., July, 1861, p. 5. Arch. de Phys.
Therap. et d'Hygiene, Jan., 1854.
Hutchinson: Jl. de progress de Sc. et Instit. Med., 1827, V.
6, p. 218.
Hammond: Am. Jl. Med. Sc. n. s., V. 37, p. 276.
Hartlaub u. Trinks:
English: Monograph.
Jorg: Mater. Heilmittellehre.
Lembke: Neue Zeit. hom. Klinik., V. 2, p. 171.
Macfarlan: Hom. Phys., V. 12, pp. 286, 525; V. 13, pp. 50,
389, 433, 470, 490, 528; V. 14, p. 59.
Nicholson: Mo. Hom. Rev., 1877, p. 766.
Purkinjee: Frank's Mag., V. 4.
Schron: Diss. de Digit. Munchen, 1829. Materialien, 1825.
Sharp: Essays on Medicine.
Wibmer: Die Arzneimittel.

DIGITOXINUM. Active principle of Digitalis.

Allen: Cyclopœdia, V. 4.

Kopfe: Arch. f Exper. Path. u Pharm., V. 3, p. 275.

DIOSCOREA VILLOSA. D. quinata. D. paniculata. Ubium
quinatum. China root. Colic root. Devil's bones. Hairy
yam. Wild yam. Tinct. of root.

Allen: Cyclopœdia, V. 4, V. 10. Cyclop. Drug Path. V. 2.
Hale: New Rem., 2d ed. Hering: Guid. Symptoms, V. 5.

Cushing: Am. Hom. Obs., V. 6, p. 69. Monograph, 1869.
Tr. Mass. Hom. Med. Soc., 1866-'70, p. 303.
Drake: Tr. Mass. Hom. Med. Soc., 1871-'77.
Nichol: Am. Hom. Obs., V. 3, p. 357.
Woods: Hahn. Mo., V. 4, p. 58.

DICOSCOREIN.   Alkaloid.

Cushing: Am. Hom. Obs., V. 6, pp. 122, 158. Reprint, 1869.
Tr. Mass. Hom. Med. Soc., 1866-'70, p. 272.

DI-NITROBENZOL.

Snell: Mo. Hom. Rev., V. 38, p. 350.

DIPTERIX ODORATA.   See Tongo.

DIRCA PALUSTRIS.   Leather wood. Moose wood. Wicopy.
Tinct. of bark.

Allen: Cyclopœdia, V. 4.

Spooner: N. Y. Jl. Hom., V. 2, p. 424.
Squier: Thesis, N. Y. Hom. College, 1876.

DOLICHOS PRURIENS.   Macuna pruriens.   Carpopogon
pruriens. Sitzolobium pruriens. Cowhage. Cowitch. Kiwach.
Tinct. and trit. of hairs of pod.

Allen: Cyclopœdia, V. 4.   Hering: Guid. Symptoms, V. 5.
Macfarlan: High Pot. Provings.

Jeanes: N. A. J. Hom., V. i, p. 209.   A. H. Z., V. 53, p.
135.
Macfarlan: Hom. Phys., V. 12, pp. 287, 294; V. 13, p. 532.

DORYPHORA DECEM LINEATA.   Colorado potato bug.
Tinct. of live beetle.

Allen: Cyclopœdia, V. 4.   Hering: Guid. Symptoms, V.
5.   Macfarlan: High Pot. Provings.

Jenkins: Thesis, N. Y. Hom. College, 1876.
Macfarlan: Hom. Phys., V. 12, p. 287; V. 13, p. 532.
Ruden-Hale: Tr. N. Y. Hom. State Soc., V. 7, p. 159, 1869.

DRACONTIUM FŒTIDUM. Ictodes fœtida. Pothos fœtida. Symplocarpus f. Bear's foot. Bear's leaf. Collard. Fœtid hellebore. Itch weed. Meadow cabbage. Poke. Polecat collard. Skoka. Skunk cabbage. Tinct. of fresh root.

Macfarlan: High Pot. Provings. Hom. Phys., V. 12, p. 286; V. 13, p. 439; V. 14, p. 19.

DROSERA ROTUNDIFOLIA. Rorella rotund. D. capillaris. Ros solis. Moor grass. Red rot. Round-leaved sun dew. Youth wort. Tinct. of plant.

Allen: Cyclopœdia, V. 4. Cyclop. Drug Path., V. 2. Hahnemann: Fragmenta de viribus. Mat. Med. Pûra. Hering: Guid. Symptoms, V. 5. Jahr: Symp. Codex.

Berridge: N. E. Med. Gaz., V. 9, p. 401. Mo. Hom. Rev., V. 15, p. 299.

Schulvam: Bibl. Hom. V. 7, p. 174.

DUBOISIA MYOPOROIDES. Queen's land cork wood.

Allen: Cyclopœdia, V. 10.
Gould: N. E. Med. Gaz., V. 26, p. 64.
Blake: Pharm. Jl. and Trans., Apr., 1878, p. 157.
Tweedy: Lancet, 1878, V. 1, p. 304.
Seely: Cincin. Lancet and Obs., 1879, p. 125.
Gaubler: Bull. Gen. et Therap., May, 1878.
Galezowski: L'Art Med., 1879, V. 7, p. 149.
Morris: Am. Jl Med. Sc., Apr., 1879, p. 447.

DUBOISIA HOPWOODI. Pituri.

Allen: Cyclopœdia, V. 10.
Ringer: Lancet, Apr., 1879. Am. J. Med. Sc., Apr., 1879, p. 539.

DUBOISIN.

Cyclop. Drug Path., V. 4, appendix.
Deady: Med. Couns., V. 4, p. 191.
C. F. J.: Tr. Am. Hom. Ophthal. Otolog. Soc., 1879.
Ringer: Lancet, 1878, V. 1, p. 304.

DULCAMARA. Solanum dulcamara. Dulcis amara. D. flexuosa. Vitis sylvestris. Caules dulc. Bittersweet. Fellon wood. Garden nightshade. Nightshade. Scarlet berry. Violet bloom. Woody nightshade. Tinct. of leaves and stems.

Allen: Cyclopœdia, V. 4, V. 10. Cyclop. Drug Path., V. 2. Hahnemann: Mat. Med. Pura. Chr. Dis., 2d ed. Lesser Writings. Hering: Guid. Symptoms, V. 5. Jahr: Symp. Codex.

Berridge: N. Y. Jl. Hom., V. 2, p. 460.

Clark: Tr. I. H. A., 1888.

Clarus: Zeits. Ver. Hom. Ærzte, Œsterr, V. 2, pt. 7. Jl. of Pharm., pt. 2.

Douglas: Am. Hom. Obs., 1867, p. 32.

Hoppe: A. H. Z., V. 2, p. 14. A. H. Z. Monatsbl., V. 61. Sem. 2, No. 2.

Hartlaub u Trinks: Mat. Med., V. 1.

Knorre: A. H. Z., V. 6, p. 35.

Robinson: Brit. Jl. Hom., V. 24, p. 513.

Rockwith: A. Jl. Hom. Mat. Med., V. 5, p. 289.

Wesselhœft–Taft et al.: Tr. I. H. A., 1887.

Wibmer: Die Arzneimittel, V. 5, p. 61.

EAUX BONNES. Sulphur Springs at Eaux Bonnes, France.

Allen: Cyclopœdia, V. 10.

Cazenave: Recherches Clin. sur Eaux Bonnes. N. E. Med. Gaz., 1876. p. 302.

EGER. Franzensbad.

Griesselich: Hygea, V. 9, pt. 3. Monograph.

———: Hom. Viertelj., V. 3, p. 436.

ECHINACEA ANGUSTIFOLIA.

Boger: Tr. I. H. A., 1897.

Duncan: Hom. Recorder, V. 14, p. 386.

Fahnestock: Critique, V. 6, p. 331. Med. Century, Aug. 1, 1899. Hom. Recorder, V. 14, p. 337. Mo. Hom. Rev.,

V. 43, p. 605. Hom. News, July, 1899. Tr. Am. Inst.
Hom., 1899.

———: Med. Couns., July, 1899. Jl. Brit. Hom. Soc., V.
7, p. 414.

———: Dunham Med. College Jl., July, 1899.

Candee: History. Tr. N. Y. Hom. Med. Soc., 1898, p. 161.

ECHITES SUBERECTA. E. andrewsii. E. catesbœi. E.
neriandra. Neriandra suberecta. Urechites suberecta.

Allen: Cyclopœdia, V. 10.
Hamilton: Pharm. Jl., V. 6, p. 23, 1847.

ELAPS CORALLINUS. E venustissimus. Vipera corallina.
Brazilian coral snake. Cobra coral. Trit. of venom or sol. in
glycerine.

Allen: Cyclopœdia, V. 4. Higgins: Ophidians, p. 214.
Mure: Braz. Provings. Hering: Guid. Symptoms, V. 5.
Possart: Hom. Arz., V. 1, pt. 3.

———: Hom. Times, London, June, 1853.
Lippe: A. H. Z., V. 61, p. 28.

ELÆIS GUINEENSIS. Eleis g. Elais g. Aouara. Avoira.
Coco de Dente. Palm tree. Trit. of fruit.

Allen: Cyclopœdia, V. 4. Mure: Braz. Provings.

ELATERIUM. Ecbalium elaterium. Momordica E. Cu-
cumis agrestis. C. asininus. Squirting cucumber. Wild
cucumber. Tinct. of fruit.

Allen: Cyclopœdia, V. 4. Cyclop. Drug Path., V. 2. Her-
ing: Guid. Symptoms, V. 5. Jahr: Symp. Codex.

Cooper: Mo. Hom. Rev., V. 13, p. 421.
Dickson: A. H. Z., V. 73, p. 206.
Matthews: Tr. Am. Inst. Hom., V. 1, p. 124 (Mat. Med.
Provings). A. H. Z., V. 83, p. 125.
Morriss: Ed. Med. Surg. Jl., V. 35, p. 342.
Schroff: Pharmakologie, 369.

ELECTRICITY.

Caspari: Bibl. Hom. Medizin, V. 2, 2d Aufl., 1834.
——: Archiv General, May, 1851.
Gross: Archiv hom. Heilk., V. 19, pt. 1, p. 186.
Brown: Ohio Med. Surg. Rep., V. 1, p. 13.

ELECTRICITAS FRICTIONALE.

Fincke: Tr. I. H. A., 1893.

ELECTRO-MAGNETISMUS.

Fincke: Med. Adv., V. 30, No. 12. Tr. I. H. A., 1893.
Bœcker: Hygea. Neue Folge, V. 1 (V. 23), 1848, pt. 5,
  pp. 329, 350; pt. 6, p. 421.
Griesselich: Hygea., V. 20, pt. 5, p. 258.
Hubbard: Tr. N. Y. State Hom. Soc., 1867.

ELMEN SOOLBAD. In Magdebuerg.

Griesselich: Hygea., V. 9, pt. 3. Monograph.

EMETINUM. Alkaloid of Ipecacuanha root.

Allen: Cyclopœdia, V. 10. Cyclop. Drug Path., V. 4.
  Appendix.

EMS. Mineral springs.

Griesselich: Hygea., V. 9, pt. 3, p. 224.
Kurtz: A. H. Z., V. 26, p. 251.

EPHEDRA VULGARIS.

Monravow: Am. Hom't., V. 21, p. 237.

EPIGÆA REPENS. Gravel laurel. Ground laurel. May-flower. Mountain pink. Trailing arbutus. Tinct. root and leaves.

Millspaugh: Hom. Phys., V. 1, p. 486.

EPILOBIUM PALUSTRE. E. lineare. E. squamatum. Marsh epilobium. Willow herb. E. angustifolium.

Allen: Cyclopœdia, V. 4.
Wright: U. S. Med. Inv., V. 1, p. 325.

EPIPHEGUS VIRGINIANA. Orobanche virginiana. Beech drops. Cancer root. Earth club. Clopwort. Tinct.

Cyclop. Drug Path., V. 2.

Beckwith: Med. Adv., V. 6, p. 169.

Clark: Minna Med. Mo., V. 1, p. 176. Tr. Minna Hom. Inst., V. 3, 1885, 1886.

Jones (S. A.). Morden: Boericke & Tafel. Quar. Bull., Jan., 1884. Also reprint. Med. Adv., V. 14 p. 387. Hom. Recorder, V. 4, p. 17.

EQUISETUM HYEMALE. Scouring rush. Dutch rush. Shave grass. Horse tail. Tinct. of plant.

Allen: Cyclopœdia, V. 4, V. 10. Cyclop. Drug Path., V. 2. Hering: Guid. Symp., V. 5.

Carmichæl: U. S. Med. Inv., V. 8, p. 162.

Smith (H. M.): Tr. N. Y. State Hom. Soc., 1876-7. Thesis.

Smith (St. Clair): N. A. J. Hom., V. 37, p. 278. Hahn. Mo., V. 24, p. 387. Revista Oniiopatica, V. 35, p. 220.

ERECHTHITES HIERACIFOLIA. Senecio h. Fire weed. Fire wood. Tinct. of whole plant.

Allen: Cyclopœdia, V. 4. Cyclop. Drug Path., V. 4. Appendix. Hale: New Rem., 2d ed. Macfarlan: High Pot. Provings.

Hale: Tr. N. Y. State Hom. Soc., 1868. A. H. Z., V. 82, p. 72.

Macfarlan: Hom Phys., V. 12, pp. 288, 522, 525; V. 14, p. 22.

ERIGERON CANADENSE. Horse weed. Butter weed. Canada Fleabane. Colt's tail. Mare's tail. Pride weed. Scabious. · Tinct. of whole plant.

Allen: Cyclopœdia, V. 4. Cyclop. Drug Path., V. 4. Appendix. Hering: Guid. Symptoms, V. 5. Hale: New Rem., 2d ed. Macfarlan: High Pot. Provings.

Burt: Am. Hom. Obs., V. 3, p. 357.

Macfarlan: Hom. Phys., V. 12, p. 288; V. 13, p. 492.

ERIODICTYON CALIFORNICUM. E. glutinosum. Wigandia californica. Yerba santa. Mountain balm. Consumptive's weed. Bear's weed. Tinct. of whole plant.

Allen: Cyclopœdia, V. 4, V. 10.

Brooks: Pacific Hom. Med. Soc., 1874-'76.
Lounsbury: Cincin. Med. Adv., V. 4, p. 134.
Pease: Allen Cycl., V. 4.
Scudder: U. S. Med. Inv., V. 3, p. 563.

ERYNGIUM AQUATICUM. E. petiolatum. E. virginianum. E. yuccæfolium. Button snake root. Water Eryngo. Corn snake root. Rattlesnake master. Tinct. of root.

Allen: Cyclopœdia, V. 4. Cyclop. Drug Path., V. 4, appendix. Hale: New Rem., 2d ed. Hering: Guid. Symptoms, V. 5.

Cogswell: Am. Hom. Obs., V. 3, p. 361.
McClelland: Am. Hom. Obs., V. 2, p. 180.
Morgan: Am. Hom. Obs., V. 1, p. 185.

ERYNGIUM MARITINUM. E. maritinum. Sea holly. Tinct. of plant and root.

Allen· Cyclopœdia, V. 4. Cyclop. Drug Path., V. 4. Appendix.

Ivatts: Am. Hom. Obs., V. 10, p. 564.

ERVUM ERVILLA.

Roth: Jl. Soc. Gall., V. 2, pt. 11, March, 1852.

ERYTHROPHLÆUM JUDICIALE. E. Guinense. Fillæa suaveolius. Ordeal bark tree. Sassy bark. Tinct. of bark.

Allen: Cyclopœdia, V. 10.
Berridge: N. E. Med. Gaz., V. 11, p. 306.

ERYTHROXYLON COCA. See Coca.

ESERINUM. Alkaloid of calabar bean. Active principle of Physostigma. Trit.

Allen: Cyclopœdia, V. 10.

Von Reuss: Am. Hom. Obs., V. 15, p. 195.

Vee (on animals): A. H. Z., V. 81, p. 31.

ETHER. Sulphuris ether. Ethyl oxide. Inhalation of dilute vapor.

Allen: Cyclopœdia, V. 4, V. 10. Macfarlan: High Pot. Provings.

Berridge: The Organon, V. 2, p. 258.

Macfarlan: Hom. Phys., V. 12, p. 288.

Shoemaker: Hom. Recorder, V. 1, p. 182.

Simon: Jl. Med. Hom., V. 3, p. 31, Nov., 1847. Hygea, V. 23, 1848.

Tanner: A. H. Z., V. 23, p. 351.

ETHYL NITRATE. Nitric ether.

Allen: Cyclopœdia, V. 4.

Simpson: Mo. Jl. Med. Sc., 1848, p. 741.

Richardson: Brit. For. Med. Chir. Rev., 1867, pt. 2, p. 259.

EUCALYPTUS GLOBULUS. Australian fever tree. Blue gum tree. Tinct. of leaves.

Allen: Cyclopœdia, V. 4. Cyclop. Drug Path., V. 2. Hering: Guid. Symptoms, V. 5.

Ringer: Phila. Med. Times, 1874, p. 253.

Farveel: A. H. Z., V. 71, p. 16.

Fawcett: Am. Hom. Obs., V. 12, p. 189. Mo. Hom. Rev., V. 18, p. 90.

Hale: Tr. Am. Inst. Hom., 1873.

Maurin: Bibl. Hom., March, 1872.

Siegen: Lond. Med. Record, V. 2, p. 71, Feb. 4, 1874.

Weiner: Am. Hom. Obs., V. 18, p. 167.

Werner: Hahn. Mo., V. 16, p. 42.

EUGENIA JAMBOS. Jambosa vulg. Myrtus jambos. Malabar plum tree. Rose apple. Tinct. of seeds.

Allen: Cyclopœdia, V. 4. Hering: Guid. Symptoms, V. 6. Jahr: Symp. Codex.

Hering: Archiv hom. Heilk., V. 12, pt. 1, p. 187.

EUONYMUS ATROPURPUREA. E. caroliniensis. E. latifolius. E. tristis. Bitter ash. Wahoo. Burning Bush. Indian arrow wood. Purple spindle tree. Spindle bush. Strawberry tree. Tinct. of bark.

Macfarlan: High Pot. Provings. Hale: New Rem., 2d ed.

EUONYMUS EUROPÆUS. Spindle tree. Burning bush. Tinct. of plant.

Allen: Cyclopœdia, V. 4, V. 10. Jahr: Symp. Codex. Macfarlan: High. Pot. Provings.

Cræser: Med. Jahrb. f d Herzog, Nassau, pt. 15, 16, 1859.

Noack u Trinks: Prakt. Mittheil. corr. Gessel. hom. Ærzte., 1827.

———: Hahn. Mo. V. 33, p. 480. Am. Hom't, June, 1898. Med. Couns., April, 1898, p. 112.

Macfarlan: Hom. Phys., V. 12, p. 288; V. 13, p 470.

EUPATORIUM AROMATICUM. Pool root. White snake root. Tinct. of root.

Hale: New Rem., 2d ed.

EUPATORIUM PERFOLIATUM. E. connatum. E. salviæfolium. E. virginiacum. Ague weed. Boneset. Thoroughwort. Vegetable antimony. Indian sage. Tinct. of whole plant.

Allen: Cyclopœdia, V. 4, V. 10. Cyclop. Drug Path., V. 2. Hale: New Rem., 2d ed. Hering: Mat. Med., 1873. Guid. Symptoms, V. 5. Jahr: Symp. Codex. Macfarlan: High Pot. Provings.

Berridge: N. A. J. Hom., V. 21, p. 501. Revista Omiopatica, V. 26, p. 120. The Organon, V. 3, p. 114.

Jeanes: Hahn. Mo., V. 3, p. 151.

Macfarlan: Hom. Phys., V. 12, pp. 287, 288, 525; V. 13, pp. 288, 291, 379, 388, 433, 528, 532; V. 14, p 19.

Williamson (W.): Brit. Jl. Hom., V. 2, p. 108. Tr. Am. Inst. Hom., V. 1, p. 135. A. H. Z., V. 83, pp. 82, 181.

EUPATORIUM PURPUREUM. Gravel root. Joe pye. Purple boneset. Queen of the Meadow. Trumpet weed. Tinct. of root.

Allen: Cyclopœdia, V. 4. Cyclop. Drug Path., V. 2. Hale: New Rem., 2d ed. Hering: Guid. Symptoms, V. 5.

Dresser: Am. Hom. Obs., V. 3, p. 407.

EUPHORBIA AMYGDALOIDES. Almond leaved spurge. Tinct. of plant.

Allen: Cyclopœdia, V. 4. Cyclop. Drug Path., V. 2. Hale: New Rem., 2d ed.

Berridge: Mo. Hom. Rev., V. 14, p. 294.
Veitch: Edin. Med. Surg. Jl., V. 49, p. 487.

EUPHORBIA COROLLATA. Blooming spurge. Large flowering spurge. Bowman root. Milk weed. Wild Ipecac. Wild hippo. Tinct. and trit. of root.

Allen: Cyclopœdia, V. 4. Hale: New Rem., 2d ed.
Hale: N. A. J. Hom., V. 11, p. 49.

EUPHORBIA CYPARISSIAS. Cypress spurge.

Allen: Cyclopœdia, V. 4.
Spooner: N. E. Med. Gaz., V. 4, p. 317.

EUPHORBIA HYPERICIFOLIA. Hypericum leaved spurge. Milk parsley. Large spotted spurge. Tinct. of root.

Allen: Cyclopœdia, V. 4.
Hale: N. A. J. Hom., V. 24, p. 347.
True: Eclectic Med. Jl., 1875, p. 260.

EUPHORBIA IPECACHUAHNA. American Ipecac. Eyebright. Wild Ipecac.

Allen: Cyclopœdia, V. 10.

EUPHORBIA LATHYRIS. Caper spurge. Male caper plant. Tinct. of plant or seeds.

Allen: Cyclopœdia, V. 4, V. 10.

Bennewitz: A. H. Z., V. 7, p. 257.
Jacob: Am. Jl. Med. Sc., Jan., 1845.

EUPHORBIA PEPLUS. Petty spurge.

Allen: Cyclopœdia, V. 10.

Moore: Hom. World, V. 12, p. 496.

EUPHORBIUM OFFICINARUM. E. resinifera. E. tenella. E. polygonum. Gum Euphorbium. Spurge. Tinct. of the gum resin.

Allen: Cyclopœdia, V. 4, V. 10. Hahnemann: Chr. Dis., 2d ed. Hering: Guid. Symptoms, V. 5. Jahr: Symp. Codex.

Duncan: U. S. Med. Inv., V. 10, p. 294.
Merrill: Am. Hom. Obs., 1866, p. 550.
——: Prakt. Mittheil. Ges. hom. Arzte., 1827, p. 81.
Hartl. u Trinks:
Stapf: Archiv hom Heilk., V. 6, pt. 3, p. 157.
Veitch: Frank's Mag., 2 thl. Edin. Med. J., 1838, V. 49, p. 487.
Spooner: N. E. Med. Gaz., V. 4, p. 317.

EUPHRASIA OFFICINALIS. Euphragia alba. E. candida. E. latifolia. E. pusilla. Eyebright. Tinct. of plant.

Allen: Cyclopœdia, V. 4. Cyclop. Drug Path., V. 2. Hahnemann: Mat. Med. Pura. Hering: Guid. Symptoms, V. 5. Jahr: Symp. Codex. Possart: Hom. Arz., pt. 2.

Adler: Brit. Jl. Hom., V. 16, p. 671.
Boyce: A. H. Z., V. 49, p. 23.
Kleinert: A. H. Z., V. 66, pp. 196, 204.
Muller: Zeits. Ver. hom. Ærzte Œsterr, 1857, V. 1, p. 40; V. 2, p. 504.

EUPION. Oil distilled from wood tar.

Allen: Cyclopœdia, V. 4. Macfarlan: High Pot. Provings.
Macfarlan: Hom. Phys., V. 12, p. 288; V. 13, pp. 439, 532.
Wahle: Revue Hom. Belge, V. 2, pp. 11, 52, 78, 106, 150.
Internat. Hom. Presse, V. 5, p. 91. Hahn. Mo., V. 10,
p. 529.

FABA.

Demeures: Jl. Soc. Gall. Med. Hom., V. 4, p. —. A. H.
Z., V. 47, p. 7.

FAGOPYRUM ESCULENTUM. Polygonum fagopyrum.
Buckwheat. Tinct. of plant.

Allen: Cyclopœdia, V. 4.
Hitchcock: Tr. Am. Inst. Hom., 1873.

FAGUS SYLVATICA. Beech. European white beech. Trit.
of nuts.

Allen: Cyclopœdia, V. 4, V. 10.
Berridge: Am. Hom. Obs., 1876, p. 14.
Wibmer: Die Arzneimittel.

FEL TAURI. Ox gall.

Allen: Cyclopœdia, V. 4.
Buchner: A. H. Z., V. 20, p. 304.

FARFARA. Tussilago farfara. Colt's foot. Tinct. fresh
herb.

Lane: Med. Couns., V. 9, p. 513. Hom. Phys., V. 4, p. 323.

FERRUM ACETICUM. Acetate of Iron. F. oxydatum
acidum.

Allen: Cyclopœdia, V. 4. Cyclop. Drug Path., V. 2.
Hahnemann: Mat. Med. Pura. Jahr: Symp. Codex.
Possart: Hom. Arz., pt. 2.
Alb: Zeit. Ver. hom. Ærzte Œsterr., V. 2, p. 213; V. 1,
pt. 9, 1857.

10

Gonzalez: El Crit. Medico, V. 10, p. 273. L'Hahnemann-
isme, V. 2, p. 435.
Knorre: A. H. Z., V. 6, p. 35.
Macfarlan: Hom. Phys., V. 13, p. 439.
Lœffler: Brit. Jl. Hom., V. 27, p. 256. Hom. Recorder, V.
1, p. 103.
Petruschky: Zeits. Erfahrungsheilkunde, 1847.
Rademacher: Brit. Jl. Hom., V. 9, p. 243.

FERRUM BROMATUM.

Smith (Sarah N.): Am. Hom't, V. 21, p. 302.

FERRUM CARBONICUM. Ferrous carbonate. Ferri car-
bonas saccharta.

Macfarlan: High Pot. Provings. Jahr: Symp. Codex.
Macfarlan: Hom. Phys., V. 13, p. 388.

FERRUM JODATUM. Ferri iodatum.

Allen: Cyclopœdia, V. 4. Cyclop. Drug Path., V. 2. Her-
ing: Guid. Symptoms, V. 5. Jahr: Symp. Codex. Pos-
sart: Hom. Arz., pt. 1.

Boissiere: Gaz. Med. de Paris, Dec. 24, 1842.
Farrington: Tr. Hom. Soc. Penn., 1874-'78.
Muller: A. H. Z., V. 50, pp. 97, 107, 115.
Richter: Quar. Hom. Jl. (Boston) n. s., V. 2, p. 107.
Prager Monatts., V. 1, No. 5.

FERRUM MAGNETICUM. Ferroso-ferric-oxide. Ferrum
oxydatum magneticum. Magnetic oxide of Iron. Black
oxide of Iron. Loadstone. Trit.

Allen: Cyclopœdia, V. 10. Jahr: Symp. Codex. Jahr's
Manual. Allentown, 1836.
————: Bibl. de Geneve, V. 1.

FERRUM METALLICUM.

Allen: Cyclopœdia, V. 4. Hering: Guid. Symptoms, V. 5.
Jahr: Symp. Codex. Hahnemann: Mat. Med. Pura.
Macfarlan: High Pot. Provings.

Alb: Zeit. Ver. hom. Ærzte Œsterr., V. 1, pt. 9.

Coxe, Dubs et al.: Am. Provers' Union, 1856.

Hahnemann: Brit. Jl. Hom., V. 32, p. 617.

Macfarlan: Hom. Phys., V. 12, p. 288.

Lersch: A. H. Z., V. 52, p. 78.   Einlietung in d Mineral-quellenlehre, Erlangen, 1855.

Lœffler: Hygea, V. 33, pt. 3, 1848.

FERRUM MURIATICUM. Ferric chloride. Ferrum sesqui-chloratum. Chloride of Iron. Muriate of Iron. Trichloride. Trit. and alcoholic sol.

Allen: Cyclopœdia, V. 4.   Hering: Guid. Symptoms, V. 5. Jahr: Symp. Codex.

Markwich: Brit. Jl. Hom., V. 19, p. 310.

Woodward: U. S. Med. Inv., V. 15, p. 484.

Schulz: A. H. Z., V. —, 1889. Hahn. Mo., V. 25, p. 203.

FERRUM PHOSPHORICUM.   Ferroso-ferric phosphate. Ferrum phosphas albus. Trit.

Allen: Cyclopœdia, V. 10. Cyclop. Drug Path., V. 1, V. 4. Appendix. Guid. Symptoms, V. 5. Tissue Rem., 3d Am. ed.

Hering: A. H. Z., V. 97, pp. 150, 156, 166.

Moffat: N. A. J. Hom., V. 37, p. 218. Tr. N. Y. State Hom. Soc., 1889, p. 85.

Morgan (J. C.): A. Jl. Hom. Mat. Med., V. 9, p. 308.

FERRUM SESQUICHLORATUM.   See Ferr. mur.

FERRUM SULFURICUM.   Ferrous sulphate. Ferrum vitriolatum. Vitriolum martic. V. viride. Copperas. Green vitriol. Sulphate of Iron. Trit. and aqueous sol.

Allen: Cyclopœdia, V. 10.   Hering: Guid. Symptoms, V. 5. Jahr: Symp. Codex.

FERRUM TARTARICUM.

Allen: Cyclopœdia, V. 10.

Berridge: U. S. Med. Inv., V. 4, p. 574.

FERULA GLAUCA. Bounafa. Glaucous giant fennel.
Tinct. of dried root.

 Allen: Cyclopœdia, V. 4.

 Molin: Bull. Soc. Hom. de Paris, V. 1, p. 412.

FETTGIFT. Fat poison.

 Attomyr: Beitr. Arznemittellehre, Pressburg, 1851.

FILIX MAS. Aspidium filix mas. Dryopteris f. m. Lastrea
f. m. Nephrodium f. m. Polypodium f. m. Male fern.
Tinct. of root.

 Allen: Cyclopœdia, V. 10, V. 4. Guid. Symptoms, V. 5.
 Jahr: Symp. Codex. Macfarlan: High Pot. Provings.

 Berridge: U. S. Med. Inv., V. 3, p. 283.

 ——: A. H. Z., V. 80, p. 141.

 Noack u Trinks:

 Scales: Tr. Mass. Hom. Med. Soc., V. 4, p. 601.

 Macfarlan: Hom. Phys., V. 12, p. 289; V. 13, p. 436.

FICUS INDICA.

 Banerjee: So. Jl. Hom., V. 10, p. 754 (1893). Hom. Re-
 corder, V. 6, p. 156. Tr. Am. Inst. Hom., 1892. Zeit.
 Berl. V. hom. Ærzte, V. 17, p. 382. A. H. Z., V. 122, p.
 97.

FLOS PERCICI.

 Demeures: Jl. Soc. Gall., V. 4. A. H. Z., V. 47, p. 8.

FLUORIC ACID. Hydrofluoric acid. Aqueous sol.

 Allen: Cyclopœdia, V. 4. Cyclop. Drug Path., V. 2. Her-
 ing: Guid. Symptoms, V. 5. Jahr: Symp. Codex. Peters–
 Marcy: New Mat. Med. Sup. N. A. J. Hom., Aug., 1855.
 Macfarlan: High Pot. Provings.

 Boardman: Hom. Phys., V. 10, p. 560.

 Gruber: Frank's Mag., V. 1. Œsterr Med. Wochenschrift,
 V. 2.

 Hering: Neue Archiv hom. Heilk., V. 2, pt. 1, p. 100. Tr.
 Am. Inst. Hom., V. 1.

————: Annals Brit. Hom. Soc., V. 10. Appendix.

Macfarlan: Hom. Phys., V. 12, p. 289; V. 13, pp. 295, 379.

FLUORIDE OF CALCIUM.

Murch: Am. Hom. Obs., V. 1, p. 123.

FŒNICULUM. Anethum f. F. capillaceum. F. dulce. F.
sativum. Meum f. Fennel. Sweet fennel. Tinct. of seed.

Allen: Cyclopœdia, V. 4, V. 10.

Demeures: Jl. Soc. Gall., 1 ser. V. 4, 3, 1853. A. H.
Z., V. 47, p. 7.

FOLIUM PERSICUM.

Demeures: Jl. Soc. Gall., V. 4. A. H. Z., V. 47, p. 6.

FORMICA RUFA and F. SERIACA. Formic acid. Red
ant. Wood ant. Pissmire. Tinct. and trit. of live insect.

Allen: Cyclopœdia, V. 4. Hering: Guid. Symptoms, V. 5.
Mat. Med., 1873. Macfarlan: High Pot. Provings.

Berridge: N. E. Med. Gaz., V. 9, p. 402.

Hering: N. A. J. Hom., V. 20, p. 12.

Herz: Nass. Med. Jahrb., 1859, 1861.

Lippe: N. A. J. Hom., V. 19, pp. 485, 545. A. H. Z., V.
83, pp. 197, 206.

Macfarlan: Hom. Phys., V. 12, pp. 289, 525; V. 13, pp.
435, 533; V. 14, p. 22.

FRAGARIA VESCA. Fragulæ. Trifolii fragiferi. Straw-
berry. Tinct. of fruit.

Allen: Cyclopœdia, V. 4, V. 10. Jahr: Symp. Codex.

Fergus: Lancet, 1869, V. 2, p. 563.

Cutsem: Rev. Hom. Belge, 1877.

Garnier: Med. Times and Gaz., 1875, V. 2, p. 109.

Schneider: Frank's Mag., V. 4, p. 888.

————: Archiv, V. 13, pt. 1.

FRANZENBAD.

Allen: Cyclopœdia, V. 4. Possart: Hom. Arz., pt. 2.

Watzke: Œsterr Zeit. f Hom., V. 3, p. 597.

FRASERA CAROLINENSIS. F. walteri. Swertia difformis. American columbo. Indian lettuce. Tinct. of root.

Hale: New Rem., 2d ed.

FRAXINUS AMERICANA. White ash. F. polygomie. Tinct. of bark.

Allen: Cyclopœdia, V. 4.
Wright: U. S. Med. Inv., V. 2, p. 326.

FRIEDRICHSHALLER BITTERWASSER.

Keil: Zeit. f hom. Klinik, V. 4, p.   , 1845.

FUCUS VESICULOSUS. Quercus marina. Black tang. Bladder fucus. Sea wrack. Bladder wrack. Sea kelp. Tinct. and trit. of dried plant.

Allen: Cyclopœdia, V. 4.
Duparc: Mo. Hom. Rev., 1863, p. 12.
Godefoy: Brit. Jl. Hom., V. 21, p. 171.
Boinet: Gaz. des Hop., Jan. 3, 1863; Feb. 3, 1863.

FUSCHIN.

Allen: Cyclopœdia, V. 10.
Charvet: Annals d'Hyg. Pub., V. 22, p. 281.

FURFUR IRITICI. Wheat bran.

Swan: Hom. Phys, V. 6, p. 206.

GADUS MORRHUA. Codfish. Trit. of first cervical vertebra.

Allen: Cyclopœdia, V. 4.
Petroz: West. Hom. Obs., V. 3, p. 187.

GALIUM APARINE. Bed straw. Catch weed. Clabber grass. Cleavers. Cliver root. Goose grass. Goose hare. Gravel grass. Harif. Milk sweet. Poor robin. Savoyan. Tinct. of plant.

Hale: New Rem., 2d ed.

GALLICUM ACIDUM. Trit.

Allen: Cyclopœdia, V. 4. Cyclop. Drug Path., V. 1.
Peters-Marcy: New Mat. Med. Sup. N. A. J. Hom.,
Aug., 1855.

Kimball: Am. Hom. Obs., V. 9, p. 523. Tr. N. Y. State
Hom. Soc., 1876.

GALLINÆ STOMACHI TUNICA INTERIOR. Ingluvin.
Fowl's gizzard.

Berridge: Hom. Phys., V. 9, p. 62.

GALVANISMUS. See Imponderabilia.

Jahr: Symp. Codex.

Fincke: Am. Hom. Rev., V. 2, p. 34.
Caspari: Bibl. Hom. Medizin., V. 2, 1834.
Burkhardt: Allg. Med. Annalen., 1802, V. 5, p. 26.
Frank: Archiv hom. Heilk., V. 18, pt. 3.

GAMBOGIA. Gummi gutti. Catharticum aureum. Cambogia. Gummi victoria. Gum resin from Garcinia Morella. G. hanburii. Hebradendon gambogioi. Gamboge. Tinct. and trit. of gum resin.

Allen: Cyclopœdia, V. 4. Cyclop. Drug Path., V. 2. Hering: Guid. Symptoms, V. 5. Jahr: Symp. Codex. Macfarlan: High Pot. Provings.

Hartlaub u Trinks: Mat. Med., V. 1.
Nenning: Noack u Trinks: V. 1, p. 801.
Macfarlan: Hom. Phys., V. 12, p. 290; V. 13, p. 384.
Kolbani: Neue Archiv hom. Heilk., V. 1, pt. 1, p. 184.
Wibmer: Die Arzneimittel.

GASTEIN. Springs in Salzberg.

Allen: Cyclopœdia, V. 4. Possart: Hom. Arz., pt. 1.

Grieselich: Hygea, V. 9, 1838.
Lobethal: A. H. Z., V. 49, No. 10.
Proll: Zeit. hom. Klinik, V. 18, p. 100. A.H. Z., V. 56, p. 84;
V. 58, pp. 110, 118; V. 86, pp. 112, 119, 135, 143. Mo.

Hom. Rev., V. II, p. 217. Gastein Erfahrungen Studien. Wien, 1862.

Rummel: A. H. Z., V. 43, pp. 257, 273.

Stuler: A. H. Z., V. 14, p. 223.

GAULTHERIA PROCUMBENS. Gautiera proc. G. repens. Boxberry. Checkerberry. Creeping wintergreen. Ground holly. Jersey tea. Mountain tea. Partridge berry. Tea berry. Wintergreen. Tinct. of leaves.

Allen: Cyclopœdia, V. 4.

Gallaher: Med. Exam., V. 8, p. 347.

Townsend: Bost. Med. Surg. Jl.

GELSEMINUM SEMPERVIRENS. G. Nitidum. Bignonia sempervirens. Jasminum luteum odoratum. Lisianthus semp. Carolina Jessemine. Yellow Jessamine. Woodbine. Tinct. of bark of root. Gelsemium S.

Allen: Cyclopœdia, V. 4, V. 10. Cyclop. Drug Path., V. 2. Hale: New Rem., 2d ed. Monograph, Detroit, 1862. Hering: Guid. Symptoms, V. 5. Macfarlan: High Pot. Provings. Possart: Hom. Arz., pt. 2.

Amos: Thesis Hom. Med. Coll. Mo., 1860.

Coxe: Tr. Am. Inst. Hom., 1860.

Douglas: U. S. Jl. Hom., V. 1, Suplt., Feb., 1860. Brit. Jl. Hom., V. 18, p. 284. West. Jl. Hom., V. 1, p. 1. Brit. Jl. Hom., V. 21, pp. 407, 414.

DeDerky: Med. Adv., V. 30, No. 1.

Falligant: Hahn. Mo., V. 5, p. 20; V. 6, p. 125.

Fincke: N. A. J. Hom., V. 15, p. 413.

Goullon: A. H. Z., V. 87, pp. 165, 182.

Hale: Hahn. Mo., V. 6, p. 125. Tr. Hom. Med. Soc. Penna., 1870-'71.

Henry: Brit. Jl. Hom., V. 21, p. 409. Inaug. Thesis Hom. Med. Coll., Penna., 1852. (Stone, Bigelow et al.)

Hering: A. H. Z., V. 65, pp. 162, 174, 181, 195, 204; V. 64, Nos. 20, 26.

Logan: Med. Adv., V. 23, p. 125. Hahn. Mon., V. 24, p. 683. Indian. Hom. Rev., V. 4, p. 140.

Morgan: Shipman's Am. Jl. Mat. Med., p. 188.

————: West. Hom. Obs., V. 1, p. 103.

Payne: Am. Hom. Rev., V. 2, p. 80. A. H. Z., V. 60, p. 193. Bull. Soc. Hom. de France, V. 1, pp. 168, 238.

Parsons: Mo. Hom. Rev., V. 22, p. 496.

Perkins: Am. Jl. Hom. Mat. Med., V. 7, p. 170.

Macfarlan: Hom. Phys., V. 12, p. 290; V. 13, pp. 379, 384, 439, 471, 528; V. 14, p. 22.

Munk: Am. Hom. Obs., 1875, p. 12.

Nankivell: Mo. Hom. Rev., V. 43, p. 569.

Neidhard, Stone et al.: Am. Hom. Obs., V. 1, p. 87.

O'Connor: N. A. J. Hom., V. 37, p. 351.

Rodes: Med. Institute, V. 1, p. 125 (Jan., 1887).

Tully: Bost. Med. Surg. Jl., V. 7, p. 122.

Zumbrock: Brit. Jl. Hom., V. 21, p. 419.

GEMIASMA VERDANS.

· Berridge: Hom. Phys., V. 9, p. 61.

GENISTA TINCTORIA. Dyer's broom. Greenweed. Greenwood. Tinct. of plant.

Allen: Cyclopœdia, V. 4.

Cushing: N. E. Med. Gaz., V. 5, p. 547. Tr. Mass. Hom. Med. Soc., 1866–'70, p. 570.

————: A. H. Z., V. 9, p. 287.

GENTIANA CRICIATA. G. minoris. Cross wort gentian. Tinct. of root.

Allen: Cyclopœdia, V. 4. Cyclop. Drug Path., V. 2. Jahr: Symp. Codex.

Frohlich: Œsterr Zeit. Hom., V. 1, pt. 3, p. 133.

GENTIANA LUTEA. G. majoris. G. rubra. Bitter wort gentian. Yellow gentian. Tinct. of root.

Allen: Cyclopœdia, V. 4. Cyclop. Drug Path., V. 2. Jahr: Symp. Codex.

Buchner: Hygea, V. 13, pt. 6, p. 142.

Watzke: Œsterr. Zeit. f Hom., V. 1, pt. 3, p. 140.
Wibmer: Die Arzneimittel, V. 2.

GEOFFROYA VERMIFUGA.

Allen: Cyclopœdia, V. 10.

Berridge: N. E. Med. Gaz., V. 11, p. 306.

Pechet: Arch. der Pharm., 1851, p. 226. Pharm. Jl., 1852,
V. 11, p. 83.

GERANIUM MACULATUM. G. pusillum. Alum root
Wild crane's bill. Spotted geranium. Crowfoot. Tinct.
and trit. of root.

Allen: Cyclopœdia, V, 4, V. 10. Cyclop. Drug Path., V.
4. Appendix. Hale: New Rem., 2d ed.

Beckwith: O. Med. Surg. Rep., V. 4, p. 127.
Murphy: Brit. Jl. Hom., 1878, p. 79.

GETTYSBURG WATER.

Allen: Cyclopœdía, V. 4. Macfarlan: High Pot. Provings.

Berridge: Hom. Phys., V. 9, p. 62.

Macfarlan: Hom. Phys., V. 12, p. 291; V. 13, pp. 433, 470,
490, 533; V. 14, p. 19.

Swan: Hahn. Mo., V. 6, p. 389.

GEUM RIVALE. Water avens. Chocolate root. Tinct. of
plant.

Allen: Cyclopœdia, V. 4.

Hering: Archiv hom. Heilk., V. 15, pt. 1, p. 186.

GINSENG. Aralia quinquifolia. Panax americanum. Chi-
nese physic. Five fingers. Garantogen. Gensang. Ninsin.
Red berry. Tartar root. Tinct. and trit. of root.

Allen: Cyclopœdia, V. 4. Macfarlan: High Pot. Provings.
Jahr: Symp. Codex.

Jouve: Bibl. Hom. de Geneve, V. 8, p. 156.

Lembke: A. Zeit. f Hom. Appendix, V. 2, 1849, p. 12.
Neue Zeit. hom. Klinik, V. 6, No. 11.

————: A. H. Z., V. 46, p. 159.

Macfarlan: Hom. Phys., V. 12, p. 290; V. 13, pp. 294, 484, 470, 528, 533.

Roth: Jl. Soc. Gall., V. 1, pt. 11.

GLANDERINE.

Macfarlan: High Pot. Provings. Hom. Phys., V. 12, p. 290; V. 14, p. 19.

GLONOINE. Tri-nitro glycerine. Solution in alcohol.

Allen: Cyclopœdia, V. 4, V. 10. Cyclop. Drug Path., V. 2. Hering: Guid. Symptoms, V. 5. Amerikanische Arzneiprufungen, p. 21. Possart: Hom. Arz., pt. 1.

Berridge: Mo. Hom. Rev., V. 15, p. 298. Hom. World, V. 13, pp. 396, 486, 525.

Bayes: Mo. Hom. Rev., V. 10, p, 107.

Buchner: A. H. Z., V. 42, p. 190.

Davis, Jeanes, Williamson et al.: S. West. Hom. Jl. and Rev., 1850, V. 3, pp. 106, 121.

Dudgeon: Brit. Jl. Hom., V. 11, pp. 268, 273, 284. Am. Hom. Obs., V. 20, p. 407. N. Y. Hom. Times, V. 11, p. 275.

Eichorn: Zeit. Ver. Hom. Ærzte Œsterr, V. 2, p. 18. Brit. Jl. Hom., V. 18, p. 139.

Field: Med. Times and Gaz., March 20, 1858. Brit. Jl. Hom., V. 18, p. 139.

Hering: Quar. Hom. Jl., V. 1, p. 440. Brit. Jl. Hom., V. 7, p. 412. A. H. Z., V. 46, p. 237; V. 57, pp. 46, 71. N. E. Med. Gaz., V. 9, pp. 255, 337, 385, 433, 481, 529; V. 10, pp. 1, 49. Also, Monograph. Silliman's Am. Jl., Sept., 1846.

Demme: Rep. f Pharm., V. 12, p. 431. Monatsbl. A. H. Z., V. 65, sem. 6, No. 1.

Lembke: Zeit. Hom. Klinik, V. 2, p. 121.

Leonard: Hom. World, V. 28, p. 410. Il. Secolo Omiopatico, V. 2, p. 86.

————: Hom. Phys., V. 19, 464. Am. Hom't, Aug. 15, 1899.

————: A. H. Z., V. 53, No. 11, 1856; 1858, Nos. 6, 9. .

Pierce: West. Hom. Obs., V. 2, p. 49; V. 3, p. 130.

Payne: Brit. Jl. Hom., V. 19, p. 519. A. H. Z., V. 60, p. 120; V. 63, pp. 119, 128. Tr. Am. Inst. Hom., 1860.

Reil: Quar. Jl. Hom., V. 2, n. s., p. 23.

Hupfield: Kirby's Am. JJ. Hom., V. 4, p. 174.

Roth: U. S. Med. Surg. Jl., V. 5, p. 442; V. 6, pp. 75, 212.

Stow, Benson, Fiske et al.: Hahn. Mo., V. 4, pp. 116, 120.

Sobrero: Comptes Rendus, Feb. 15, 1847.

Streintz-Eidherr: Zeit. Ver. hom. Ärzte Œsterr, V. 2, p. 18.

Wood: Tr. Am. Inst. Hom., 1860.

Wesselhœft: N. A. J. Hom., V. 25, p. 6.

GNAPHALIUM POLYCEPHALUM. Common Everlasting. Indian Posey. Tinct. of plant.

Allen: Cyclopœdia, V. 4. Cyclop. Drug Path., V. 2. Hering: Guid. Symptoms, V. 5. Hale: New Rem., 2d ed.

Banks: N. A. J. Hom., V. 7, p. 383.

Fuller: Tr. Mass. Hom. Med. Soc., 1861-'66.

Woodbury: Tr. Mass. Hom. Med. Soc., V. 2, p. 15. N. A. J. Hom., V. 13, p. 286. Am. Hom. Obs., V. 1, p. 138. Brit. Jl. Hom., V. 22, p. 493.

GOSSIPIUM HERBACEUM. Lana gossypii. Cotton plant. Tinct. of root and seeds.

Allen: Cyclopœdia, V. 4, V. 10. Hale: New Rem., 2d ed. Hering: Guid. Symptoms, V. 5.

Williamson: Hahn. Mo., V. 4, p. 315.

GRANATUM. Punica granatum. Pomegranite. Tinct. and trit. of bark of root.

Allen: Cyclopœdia, V. 4. Jahr: Symp. Codex. Possart: Hom. Arz., pt. 2.

Delandes: Froriep's Notizen, V. 12, p. 74.

Breton: Med Chir. Trans., V. 11, pt. 2, p. 30.

Gomez: Jl. Complem. Dict. Sc. Med., V. 16, p. 24.

Krajcek: Diss. de Punica Granato, 1831.

Bourgoise: Bibl. Med., 1834.

Muller: Hygea, V. 10, p. 137. Zeit. Ver. Œsterr, V. 1, p. 45.

GRAPHITES. Plumbago. Carbo mineralis. Carburetum ferri. Cerussa nigra. Black lead. Carburet of iron. Trit.

Allen: Cyclopœdia, V. 4. Cyclop. Drug Path., V. 2. Hahnemann: Chr. Dis., 1st, 2d ed. Hering: Guid. Symptoms, V. 5. Jahr: Symp. Codex. Macfarlan: High Pot. Provings.

Crutcher: Minneap. Hom. Mag., V. 3, p. 285.

Macfarlan: Hom. Phys., V. 12, p. 291; V. 13, p. 379; V. 14, p. 59.

Noack u Trinks: Mat. Med., V. 3.

Petroz: Jl. Soc. Gall., V. 4, pt. 12.

Piper: A. H. Z., V. 18, p. 126, 134.

Robinson: Brit. Jl. Hom., V. 24, p. 514.

Stork: Buchner, Repert., V. 43, p. 45. A. H. Z., V. 47, p. 40.

Wibmer: A. H. Z., V. 2, p. 104.

GRATIOLA OFFICINALIS. Centauroidis. Digitalis minima. Hedge hyssop. Tinct. of plant.

Allen: Cyclopœdia, V. 4. Cyclop. Drug Path., V. 2. Hering: Guid. Symptoms, V. 5. Jahr: Symp. Codex.

Hartl. u Trinks: Mat. Med., V. 2.

Herrmann: Archiv hom. Heilk., V. 17, pt. 2, p. 165.

Lembke: Neue Zeit. hom. Klinik, V. 17, p. 97.

Wibmer: Die Arzneimittel, V. 2.

GRINDELIA ROBUSTA. Tinct. of plant.

Hering: Guid. Symptoms, V. 5.

Arndt: Med. Adv., V. 8, p. 170.

Bundy: Hom. Times, N. Y., V. 4, p. 125.

Hale: N. A. J. Hom., V. 25, p. 201.

GRINDELIA SQUARROSA.

 Allen: Cyclopœdia, V. 10.

 Hale: N. A. J. Hom., V. 25, p. 201.

GUACO. Mikania guaco. Tinct. trit. plants and leaves.

 ——: Cyclop. Drug Path., V. 2.

 Elb: A. H. Z., V. 61.

 Jackson et al.: N. E. Med. Gaz., V. 19, p. 232. Tr. Mass.
  Hom. Med. Soc., V. 7, p. 259.

 Petroz: Jl. Soc. Gall., V. 1, pt. 5, 1850.

GUAIACUM. Lignum vitæ. Palus sanctus. Guaiac. Tinct. of gum resin.

 Allen: Cyclopœdia, V. 4. Hahnemann: Mat. Med. Pura.
  Chr. Dis., 2d ed. Hering: Guid. Symptoms, V. 5. Jahr:
  Symp. Codex. Macfarlan: High Pot. Provings.

 Jackson: Tr. Mass. Hom. Med. Soc., 1884.

 Lambert: A. H. Z., V. 20, p. 32.

 Macfarlan: Hom. Phys., V. 12, p. 290; V. 13, pp. 288, 388.

GUANO AUSTRALIS.

 Allen: Cyclopœdia, V. 4. Mure: Braz. Provings.

GUARANA. Paullinia sorbilis. Brazilian cocoa.

 Allen: Cyclopœdia, V. 4, V. 10, V. 7. Hering: Guid.
  Symptoms, V. 5. Mure :Braz Prov. Austrian Prov.

 MacDowell: Practitioner, Sept., 1873, p. 172.

 Mure: A. H. Z., V. 62, p. 87.

GUAREA TRICHILOIDES. Red wood. Ash-leaved guarea. Ball wood.

 Allen: Cyclopœdia, V. 4. Hering: Guid. Symptoms, V. 5.
  Possart: Hom. Arz., pt. 1.

 Petroz: Jl. Soc. Gall., 1st ser., V. 5, p. 9. A. H. Z., V. 48
  p. 174.

GYMNEMA SYLVESTRE.

Allen: Cyclopœdia, V. 10.

Falconer: Pharm. Jl., V. 7, p. 351, 1847-8.

GYMNOCLADUS CANADENSIS. Guilandia dioica.
American coffee tree. Chicot.

Allen: Cyclopœdia, V. 4. Hale: Rew Rem., 2d ed. Hering: Guid. Symptoms, V. 5. Jahr: Symp. Codex.

Hering: N. A. Jl. Hom., V. 1, p. 156.

GUMMI GUTTI. See Gambogia.

HASCHISH. See Cannabis indica.

HÆMATOXYLON CAMPECHIANUM. Lignum C. Logwood. Tinct. of heart wood.

Allen: Cyclopœdia, V. 4. Jahr: Symp. Codex.

Jouve: Bibl. de Geneve., V. 1, p. 832. Path. Symp. de la Bibl. Hom., 2d ser., 1839.

HALL. Springs. Upper Austria.

Allen: Cyclopœdia, V. 4.

Haller: Hygea., V. 11, p. 500.

Huber: Œstr. Zeit. Hom., V. 2, pt. 3, p. 526.

HAMAMELIS VIRGINICA. Trilopus dentata. Magician's rod. Pistachio nut. Striped alder. Witch hazel.

Allen: Cyclopœdia, V. 4. Cyclop. Drug Path., V. 2. Hering: Guid. Symptoms, V. 5. Macfarlan: High Pot. Provings. Hale: New Rem., 2d ed.

Burrit: Am. Hom. Rev., V. 1, p. 511.

Burt: West. Hom. Obs., V. 2, p. 68. Am. Hom. Obs., V. 2, p. 241. Brit. Jl. Hom., V. 23, p. 610. A. H. Z., V. 72, pp. 103, 111.

Clark: Hom. World, V. 27, p. 437. Hahn. Mo., V. 28, p. 6.

Davison: Hale, New Rem., 2d ed.

McGeorge: Tr. Am. Inst. Hom., 1874.

Macfarlan: Hom. Phys., V. 12, p. 291.   V. 13, p. 295, 439.
Preston: Phila. Jl. Hom., V. 1, p. 460.   A. H. Z., V. 50,
   p. 77.
Thomas: Mo. Hom. Rev., V. 1, p. 251.

HEDEOMA PULIGIOIDES. Persoon. Cunila P. Melissa P. Ziziphora P. American pennyroyal. Squaw mint. Tick weed.

Allen: Cyclopœdia, V. 4.   Hale: New Rem., 2d ed.
Toothaker: Phila. Jl. Hom., V. 2, p. 655.

HEDYSARUM ILDEFONSIANUM. Carapicho. Brazilian Burdock.

Allen: Cyclopœdia, V. 4.   Mure: Braz. Provings.

HEKLA LAVA. Lava from Mt. Hecla. Trit.

Hering: Guid. Symptoms, V. 5.   Raue's Record., 1872, p. 6.
Wilkinson, Holcombe: Tr. Am. Inst. Hom, 1870, p. 441.

HELIANTHUS ANNUUS. Great sunflower.

Allen: Cyclopœdia, V. 4.
Cessole: Brit. Jl. Hom., V. 2, p. 169.
——: A. H. Z., V. 31, p. 20.

HELIOTROPUM PERUVIANUM. Heliotrope. Sweet heliotrope.

Allen: Cyclopœdia, V. 4.
Gross: Archiv hom. Heilk., V. 19, pt. 1, p. 188.

HELODERMA HORRIDUS. Gila monster. Crust lizard. Mexican caltetepon. Called by Cope: Heloderma suspectum.

Boocock: Hom. Recorder, V. 8, pp. 97, 145, et seq.
Cameron: Jl. of Homœopathics, V. 1, p. 295. Revista
   Omiopatica, V. 45, p. 39.
Lilienthal: Hom. Recorder, V. 9, p. 495.
Bradford: Resume. Bibliography, Hom. Recorder, V. 10,
   p. 1. (History.)

HELLEBORUS FŒTIDUS. Bear's foot. Setterswort.
Stinking hellebore. Tinct. of root.

Allen: Cyclopœdia, V. 4. Hahnemann: Diss. on, 1811.
Hempel: Mat. Med.

Cattell: Brit. Jl. Hom., V. 11, p. 343.

Demeures: Jl. Soc. Gall., 1st ser., V. 4, p. 111. A. H. Z.,
V. 47, p. 7.

HELLEBORUS NIGER. Melampodium. Veratrum nigrum.
Black hellebore. Christmas rose.

Allen: Cyclopœdia, V. 4, V. 10. Cyclop. Drug Path., V. 2.
Hahnemann: Fragmenta de Viribus. Mat. Med. Pura.
Hering: Guid. Symptoms, V. 5. Jahr: Symp. Codex.
Macfarlan: High Pot. Provings. Hahnemann: Diss. on,
1811. Possart: Hom. Arz., pt. 2.

Demeures: Jl. Soc. Gall., V. 4, pt. 3.

Gatchell: Am. Hom. Obs., V. 15, p. 518. N. W. Annalist,
p. 62.

Frank: A. H. Z., V. 8, p. 114.

Hartl. u Trinks: Mat. Med.

Jorg: Krit. Heft. für Ærzte, pt. 2, 1823.

Lembke: Neue Zeit. hom. Klinik, V. 7, p. 172. A. H. Z.,
V. 42, p. 363.

Linck: A. H. Z., V. 39, p. 282.

Macfarlan: Hom. Phys., V. 12, 292; V. 13, p. 533.

Schroff: Viertel. prakt. Heilk., V. 72, 1859. Monattsbl. A.
H. Z., 2 sem., No. 1. Prager Viertelj, V. 62 and 63.

HELLEBORUS ORIENTALIS. Levant hellebore.

Allen: Cyclopœdia, V. 4.

Schroff: Viertel. f Heilk., 1859.

HELLEBORUS VIRIDIS. Green hellebore.j

Allen: Cyclopœdia, V. 4.

Schroff: Viertel. f prak. Heilk., 1859.

HELONIAS DIOICA. Chamælirium carolinianum. C. luteum. Helonias luteum. Melanthium dioicum. Ohiostachys virginina. Veratrum luteum. Blazing star. Devil's bit. False unicorn, Starwort. Tinct. of root.

Allen: Cyclopœdia, V. 4. Cyclop. Drug Path., V. 2. Hering: Guid. Symptoms, V. 5. Hale: New Rem., 2d ed.

Bibliography: N. A. J. Hom., V. 23, p. 490.

Burr–Hale: New Rem., 2d ed.

Jones (S. A.): N. A. J. Hom., V. 23, p. 479. Am. Hom. Obs., V. 8, p. 178; V. 10, p. 39. A. H. Z., V. 93, pp. 151, 158, 167, 175.

Tully: Bost. Med. Surg. Jl., 1832, p. 136,

HEPAR SULPHURIS CALCAREUM. Calx sulphurata. Liver of sulphur. Sulphuret of lime. Trit.

Allen: Cyclopœdia, V. 4. Cyclop. Drug Path., V. 2. Hahnemann: Mat. Med. Pura. Chr. Dis., 2d ed. Hering: Guid. Symptoms, V. 6. Jahr: Symp. Codex. Macfarlan: High Pot. Provings.

Bœcker: Beitrage zur Heilkunde.

————: A. H. Z., V. 19, p. 234.

Macfarlan: Hom. Phys., V. 12, p. 292.

Robinson: Brit. Jl. Hom., V. 24, p. 514.

HEPAR SULPHUR NATRONATUM. Natrum sulph. See Natrum Sulph.

HEPATICA TRILOBA. Anemone hepatica. Liverwort. Kidney liver leaf. Liver leaf. Trefoil. Tinct. of leaves.

Allen: Cyclopœdia, V. 4. Hale: New Rem., 2d ed.

Kimball: N. A. Jl. Hom., V. 6, p. 526.

HERACLEUM SPHONDYLIUM. Acanthus vulgaris. Branca ursina. Pactinacæ vulg. Bear's breech. Common cow parsnip. Cow parsley. Hogweed. Masterwort. Tinct. of plant.

Allen: Cyclopœdia, V. 4. Jahr: Symp. Codex.

Rosenberg: Archiv hom, Heilk., V. 17, pt. 2, p. 45.

HILOTROPIUM PERUVIANUM.

————: Archiv hom. Heilk., V. 19, pt. 1, p. 188.

HIPPOMANES. Trit.

Allen: Cyclopœdia, V. 4. Hering: Amerikanisch Arznei-prufungen. Guid. Symptoms, V. 6. Possart: Hom. Arz., pt. 1, 2.

HIPPOZÆNIN. Glanderine and Farcine.

Hering: Guid. Symptoms, V. 6.

HOANG NAN. An Asiatic plant. Tinct.

N. Y. Soc. for Medico-Scientific Inves.: N. A. J. Hom., V. 34, p. 289. Med. Arena, V. 3, p. 30.

HOMARUS. Lobster fluid. Trit.

Cushing: Tr. N. Y. State Hom. Soc., 1888. Hahn. Mo., V. 24, p. 188. Med. Adv., V. 21, p. 407. Hom. Recorder, V. 3, p. 98.
Hallock: Med. Adv., V. 22, p. 311.

HOMERIA COLLINA. Cape tulip.

Allen: Cyclopœdia, V. 10.
Pappe. Laing: Pharm. Jl., V. 11, p. 40, 1851-'52.

HURA BRAZILIENSIS. Assacu. Oassacu. Sandbox tree. Tinct. of milky juice.

Allen: Cyclopœdia, V. 4, 10. Mure: Braz. Provings.
Cattell: Brit. Jl. Hom., V. 11, p. 341.
————: Jl. Soc. Med. Hom. de Paris, 1840, V. 4, pt. 3.
————: A. H. Z., V. 39, pp. 15, 27.

HYDRASTIS CANADENSIS. Warneria C. Golden seal. Eye balm. Ground raspberry. Indian dye. Indian tur-meric. Ohio curcuma. Orange root. Yellow paint. Yellow puccoon. Tinct. of root.

Allen: Cyclopœdia, V. 4. Cyclop. Drug Path., V. 2. Her-ing: Guid. Symptoms, V. 6. Hale: New Rem., 2d ed.

Bayes: Med. Inv., Oct., 1863. Hom. Observer (English), V. 1, p. 189.

Burt: Hale. New Rem., 2d ed.

Dreher et al.: Hahn. Mo., V. 2, p. 260.

————: Bibl. Hom., V. 7. Appendix.

N. F.: Am. Hom. Obs., V. 3, p. 518.

Kœrndœrfer et al.: Hahn. Mo., V. 2, p. 260.

Martin: Hahn. Mo., V. 6, p. 124. Tr. Hom. Soc. Penna., 1870-'71.

Mohr: Hahn. Mo., Nov., 1886. Monograph.

Whitesides: Am. Hom. Obs., V. 3, pp. 516, 266.

Williamson: Tr. Am. Inst. Hom., 1867.

HYDRIODIC ACID.

Cyclop. Drug Path., V. 4. Appendix.

Morgan (J. C.): Hahn. Mo., V. 26, p. 69. Tr. Am. Inst. Hom., 1889.

LaPlant: Tr. Am. Inst. Hom., 1890.

HYDROCOTYLE ASIATICA. H. mummularioides. H. pallida. Indian pennywort. Water pennywort. Tinct. of of plant.

Allen: Cyclopœdia, V. 4. Cyclop. Drug Path., V. 2. Hering: Guid. Symptoms, V. 6. Possart: Hom. Arz., pt. 3.

Audouit: Brit. Jl. Hom., V. 16, pp. 465, 580. A. H. Z., V. 56, pp. 50. 46, 54. Etudes path. et therap. Jl. Soc. Gall. Morgan: Med. Adv., V. 32, p. 22.

HYDROCYANIC ACID. Borussic acid. Prussic acid. Alcoholic dilution.

Allen: Cyclopœdia, V. 5, 10. Cyclop. Drug. Path., V. 1. Hering: Guid. Symptoms, V. 6. Peters-Marcy: New Mat. Med. Sup. N. A. J. Hom., Aug., 1855. Jahr: Symp. Codex.

Assmann: Jorg. Mat. zu ein. kunft. Heilm., 1825.

Berridge: Am. Hom. Obs., 1876, p. 15.

————: Hom. Times, N. Y., V. 7, p. 12.

Banks: Edin. Med. Jl., V. 48, p. 44.
Coullon: Recherches, Paris. 1819, pp. 127, 193.
Garson: Ed. Med. Jl., V. 59, p. 32.
————: Annals Brit. Hom. Soc., V. 10. Appendix.
Hartl. u Trinks.
Kolliker: A. H. Z., V. 56, p. 82.
Jorg: Materialien, V. 1, 1825, pp. 82, 118.
Preyer: Die Blausaure, 1870.
Sandras: Recueil period. de la Soc. Med., V. 110, p. 289.
    Frank's Mag., V. 3, pp. 5, 344; V. 4, p. 733.

HYDROPHOBIN. See Lyssin.

HYDROPHYLLUM VIRGINICUM. Burr flower. Water
leaf. Tinct. of plant.

Allen: Cyclopœdia, V. 5.

Hoyt: Am. Hom. Obs., V. 11, p. 99.

HYOSCINUM HYDRIODICUM.

Claussen: N. A. J. Hom., V. 33, p. 415.

HYOSCYAMUS NIGER. H. agrestis. H. flavus. H.
lethalis. H. pallidus. Jusquiami. Black henbane. Henbane. Hogbean. Fœtid nightshade. Poison tobacco.
Tinct. of fresh plant.

Allen: Cyclopœdia, V. 5, V. 10. Cyclop. Drug Path., V.
    2. Hempel: Mat. Med. Hahnemann: Fragmenta de
    viribus. Mat. Med. Pura. Hering: Guid. Symptoms,
    V. 6. Jahr: Symp. Codex. Macfarlan: High Pot.
    Provings. Harley: Old Veg. Neurotics, p. 329.

Agricola: Hom. World, V. 26, p. 460.
Covert: Tr. N. Y. State Hom. Soc., 1873-4.
Gester: Hom. Vierteljahrschrift, V. 9, pp. 241, 289.
Hartl. u Trinks: Annalen, V. 1.
Keil: Hom. Vierteljahr., V. 9, p. 242.
Leidbeck: Hygea, V. 9, p. 444.
Lembke: Neue Zeit. hom. klinik, V. 5, p. 57.
Macfarlan: Hom. Phys., V. 12, p. 292; V. 13, p. 288.

Menger: A. H. Z., V. 9, p. 13; V. 28, p. 154.

Montpellier: Brit. Jl. Hom.,V. 14, p. 622.

Pritchard: Hahn. Mo., V. 27, p. 223.

Ratier: Archiv. Gen. de Med., V. 1, p. 307, (1823.)

Rink: N. A. J. Hom., V. 38, p. 434.

Schneller: Frank's Mag., pt. 2. Zeit. Ver. hom. Ærzte Œsterr., V. 1, p. 376.

Segroff: Lehrbuch der Pharmakologie, 559.

Stork: N. A. J. Hom., V. 3, p. 544.

————: Brit. Jl. Hom., V. 1, p. 412.

Vienna Provings.

Wibmer: Die Arzneimittel, V. 3.

Wertemburg: Prag. Monattschr., V. 2, p. 122.

HYOSCYAMINUM. Alkaloid of Hyoscyamus.

Allen: Cyclopœdia, V. 5, V. 10. Cyclop. Drug Path., V. 2. V. 4. Appendix.

Hutchinson: Alienist & Neurol. 1883.

Harley: Old Veg. Neurotics, p. 322.

Kurz: A. H. Z., V. 53, No. 22.

Laurent: De la Hyoscyamine. Paris. 1870.

Lawson. West Riding Asylum Repts., V. 5.

Muller: Hygea., V. 9, pt. 2, p. 128.

Leidbeck: Hygea., V. 9, pt. 5, p. 444.

Leared: Lancet., 1879, V. 1, p. 474; 1876, V. 2, p. 319.

Pease: Lancet, 1876, V. 2, p. 319.

HYPERICUM PERFORATUM. Fuga dæmonum. Herba solis. Johnswort. St. Johnswort. Tinct. of plant.

Allen: Cyclopœdia, V. 5. V. 10. Cyclop. Drug Path., V. 2. Hering: Guid. Symptoms, V. 6. Jahr: Symp. Codex. Macfarlan: High Pot. Provings. Possart: Hom. Arz., V. 1, 2.

Bruckner: A. H. Z., V. 68, p. 132.

Macfarlan: Hom. Phys., V. 12, p. 291; V. 13, pp. 379, 386, 439, 470; V. 14, pp. 19, 23.

Muller: Hygea., V. 5, p. 485.

Royal: N. A. J. Hom., V. 43, p. 523. Tr. Am. Inst. Hom.,
1895. Bullet. Hom. Dept. State Univ'y, Iowa, May,
1895.

Schelling: A. H. Z., V. 79, pp. 22, 30.

Stokes: Hom. Times, V. 4, pp. 311, 325. Zeit. hom.
Klinik, V. 2, p. 86.

HYPOPHYLLUM SANGUINEUM.

Allen: Cyclopœdia, V. 5.

Cattell: Brit. Jl. Hom., V. 11, p. 168.

Hom. Times, London, No. 90.

IBERIS AMARA. Lepidium iberis. Bitter candy tuft.
Tinct. of seeds.

Allen: Cyclopœdia, V. 5. Cyclop. Drug. Path., V. 4.
Appendix. Hering: Guid. Symptoms, V. 6.

Hale–Sabin: U. S. Med. Surg. Jl., V. 7, p. 295.

Proving doubted: U. S. Med. Inv., V. 1, pp. 379, 398; V.
2, pp. 96, 201.

ICHTHYOL.

Macfarlan: Tr. Hom. Med. Soc., Penna., 1898, p. 347.
Rev. Hom. Belge., V. 25, p. 339.

ICTODES FŒTIDA. Skunk cabbage.

Hering: Guid. Symptoms, V. 6. Jahr: New Manual.

IGNATIA AMARA. Strychnos Ignatia. Faba I. F. sanctii
ignatia. St. Ignatius' Bean. Tinct. and trit. of seeds.

Allen: Cyclopœdia, V. 5. Cyclop. Drug Path., V. 2.
Hahnemann: Fragmenta de viribus. Mat. Med. Pura.
Hufeland's Jl., 1797. Hering: Guid. Symptoms, V. 6.
Jahr: Symp. Codex.

Berridge: N. A. J. Hom., V. 21, p. 501.

Bruckner: A. H. Z., V. 57, p. 164.

Helbig: Heraklides, V. 1, p. 48.

Hartl. u Trinks: Mat. Med., V. 3.

Jorg: Materialien, V. 1.
Knorre: A. H. Z., V. 6, p. 35.
Wibmer: Die Arzneimittel, V. 5.

ILEX CASSEINE. Aboriginal tea.

Hale: Monograph on. Washington. Govt. Pr., 1891.

ILLICIUM ANISATUM. A. canadensis. A. chinensis.
Cymbostemon parviflorus. Illicium japonicum. Anisum
stellatum. Semen badiana. Anise. Aniseed. Sacred anise
tree. Star anise. Tinct. of seeds.

Allen: Cyclopœdia, V. 5. Hering: Guid. Symptoms, V.
6. Jahr: Symp. Codex. Peters-Marcy: New Mat. Med.
Sup. N. A. J. Hom. Aug., 1857. Mure: Braz. Provings.
Granz: Archiv. hom. Heilk., V. 17, pt. 3, p. 175.
———: Jl. Soc. Gall., V. 2, pt. 2. A. H. Z., V. 42, No. 13.
Gaz. Hom. de Paris. 1850. No. 26.

IMPERATORIA. Peucedanum ostruthium. Common mas-
terwort.

Allen: Cyclopœdia, V. 5.

Kleeman: Kaspar. Med. Wochen, 1836.

IMPONDERABILIA. Electricity.
Jahr: Symp. Codex.
Caspari: Bibl. Hom., V. 2.

INCAJEA.

———: Bibl. Hom., V. 6, p. 175.

INDIGO. Color indicus. Indicum. Pigmentum I. Dye ex-
tracted from. Indigofera anil.

Allen: Cyclopœdia, V. 5. Cyclop. Drug Path., V. 2. Her-
ing: Guid. Symp., V. 6. Jahr: Symp. Codex.
Hartl. u Trinks: Annalen., V. 3, pt. 3, p. 329.
Lembke: A. H. Z., V. 45, p. 338.
Martin: Hom. Viertelj, V. 10, p. 81.

Nenning: Annal. hom. Klinik, V. 3, p. 229.
Noack u Trinks: Annalen.

INDIUM METALLICUM. Trit.

Allen: Cyclopœdia, V. 5, V. 10. Hering: Guid. Symptoms,
V. 6.

Berridge: U. S. Med. Inv., V. 4, p. 573.
Bell: Allen, V. 5, p. 107.
Mohr: Am. Jl. Hom. Mat. Med., V. 8, p. 378.

INGLUVIN. See Gallinæ.

INULA HELENIUM. Corvisartia helenium. Enula campana. Elecampane. Scabwort. Tinct. of root.

Allen: Cyclopœdia, V. 5, V. 10. Hering: Guid. Symptoms,
V. 6.
Bayard-Joslin: Tr. Am. Inst. Hom., 1860.
Fischer: Prag. Med. Monattschrift, V. 12, p. 170.

IODIUM. Jodium. Iodine. Trit. alcoholic sol.

Allen: Cyclopœdia, V. 5, V. 10. Cyclop. Drug Path., V.
2. Hahnemann: Chr. Dis., 1st ed., 2d ed. Hering:
Guid. Symptoms, V. 6. Jahr: Symp. Codex. Macfarlan:
High Pot. Provings. Orfila: Toxicology.
Buchmann: Hom. Recorder, V. 1, p. 35.
· Gaylord: O. Med. Surg. Rep., V. 11, p. 103.
Hartl. u Trinks, Mat. Med., V. 2.
Hering: Archiv hom. Heilk., V. 13, pt. 2, p. 182.
Lobethal: A. H. Z., V. 20, pp. 1, 17.
Jorg: Materialien, V. 1.
Macfarlan: Hom. Phys., V. 12, pp. 51, 293; V. 13, pp. 288,
379, 388, 434.
Merryman: Med. Inv., V. 10, p. 336.
———: Hygea., V. 10, pt. 5, p. 477; V. 11, pt. 6, p. 481.
Jones: N. Y. Jl. Hom., V. 2, p. 28.
Robinson: Brit. Jl. Hom., V. 25, p. 324.

IODOFORM.

Allen: Cyclopœdia, V. 5. Cyclop. Drug Path., V. 3. Hering: Guid. Symptoms, V. 6.

Haines: O. Med. Surg. Rep., V. 10, p. 175.

Underwood: Tr. N. Y. State Hom. Soc., 1871, V. 9, p. 237.

IPECACUANHA. Callicocca I. Cephælis emetica. Psychotria I. Tinct. and trit. of root.

Allen: Cyclopœdia, V. 5, V. 10. Cyclop. Drug Path., V. 3. Hahnemann: Fragmenta de viribus. Mat. Med Pura. Hering: Guid. Symptoms, V. 6. Jahr: Symp. Codex. Macfarlan: High Pot. Provings.

Berridge: U. S. Med. Inv., V. 4, p. 574; V. 10, p. 297. Tr. I. H. A., 1881-'83.

Bock: Diss. de rad. Ipec. A. H. Z., V. 32, p. 63.

Bullock: Lond. Med. Gaz., 1836, p. 701.

Howard: Hahn. Mo., V. 27, p. 542. Zeit. Berl. V. hom. Ærzte, V. 12, p. 440.

Goullon: Traite de maladies oculaires. A. H. Z., V. 95, p. 196.

Hartl. u Trinks: Mat. Med.

Lembke: A. H. Z., V. 37, p. 125; V. 54, p. 185.

Macfarlan: Hom. Phys., V. 12, p. 51; V. 13, p. 529.

Prieger: Rust's Mag., V. 32.

Robinson: Brit. Jl. Hom., V. 24, p. 515.

Stillmann: Am. Jl. Hom. Mat. Med., 1875, p. 367.

Turner: Bost. Med. Surg. Jl., 1843, pp. 229, 411.

Wibmer: Die Arzneimittel.

IPOMŒA. See Convolvulus duartimus.

IRIDIUM.

Hering: Guid. Symptoms, V. 6. (A. J. Tafel.)

IRA. Zorn.

Attomyr: Neues Archiv hom. Heilk., 1845, V. 2, pt. 1.

IRIS FŒTIDISSIMA. Gladwyn. Stinking gladwine.

Allen: Cyclopœdia, V. 5.

Berridge: N. A. J. Hom., V. 19, p. 358.

IRIS FLORENTINA. I. germanica. Common orris. Orris root. White flag.

Allen: Cyclopœdia, V. 5.

————: Hom. Times, London, No. 131. A. H. Z., V. 44, p. 318.

IRIS MINOR.

Cyclop. Drug Path., V. 4. Appendix,

Wigg: Hahn. Mo., V. 21, p. 699. Med. Adv., V. 17, p. 235. St. Louis Periscope, V. 9, p. 363 (Sept., 1886).

IRIS VERSICOLOR. I. hexagina. Blue flag. Flag lily. Fleur de lis. Flower de luce. Liver lily. Tinct. of root.

Allen: Cyclopœdia, V. 5, V. 10. Cyclopœdia Drug Path., V. 3. Hale: New Rem., 2d ed. Hering: Guid. Symptoms, V. 6. Possart: Hom. Arz., pt. 1.

Berridge: N. A. J. Hom., V. 20, p. 57.
Holcombe: Med. Inv., V. 3, p. 76.
Macfarlan: Hom. Phys., V. 13, pp. 379, 533; V. 14, p. 17.
————: N. Y. Jl. Hom., V. 2, p. 493.
Rowland-Kitchen: Phila. Jl. Hom., V. 1, p. 1. A. H. Z., V. 52, pp. 23, 30, 38.
Wesselhœft: Tr. Am. Inst. Hom., 1868. A. H. Z., V. 78, p. 142.

ITU. Resina itu.

Allen: Cyclopœdia, V. 5. Mure: Braz. Provings.

JABORANDI. Jamborandi. Pilocarpus pennatifolius. P. selloanus. Ottonia anisum. Piper jaborandi. Yaborandi. Tinct. of leaves and root.

Allen: Cyclopœdia, V. 5, V. 10. Cyclop. Drug Path., V. 3. Hering: Guid. Symptoms, V. 6.

Drasche: Zeit. allg. Œsterr. Apotheker Ver., May, 1875.

Gubler: Jl. de Therap., 1874, No. 5.

Hull: Phila. Med. Times, V. 6, p. 434.

Martindale: Med. Adv., V. 3, p. 31. Mo. Hom. Rev., V. 19, p. 114. Pharmac. Jl., 3d. ser., V. 5, p. 561.

Murrell: N. Y. Med. Times, V. 18, p. 234.

Ringer–Gould: Mo. Hom. Rev., V. 19, p. 223. Practitioner, V. 13, p. 387. A. H. Z., V. 9, p. 204.

Robin: Etudes phys. e ther. s. le Jaborandi., 1875.

Thayer: Tr. N. Y. State Hom. Soc., 1875.

Tweedy: Lancet, 1875, V. 1, p. 157.

Sawyer: Brit. Med. Jl., 1875, V. 1, p. 174.

Watkins: Rev. Hom. Belge, V. 3, pp. 125, 184. Am. Hom. Obs., V. 13, p. 345. N. E. Med. Gaz., V. 11, p. 152. Am. Jl. Hom. Mat. Med., V. 9, p. 301.

JACARANDA CAROBA. J. Gualandi. Bignonia caroba. J. Braziliensis. Tinct. trit. of flowers.

Allen: Cyclopœdia, V. 5. Hering: Guid. Symptoms, V. 6. Mure: Braz. Provings.

Reyes: Med. Adv., V. 22, p. 243. Hahn. Mo., V. 24, p. 315; V. 25, p. 636. Hom. Recorder, V. 4, p. 37; V. 5, p. 150.

JACEA. See Viola tricolor.

JAG-RINUM.

Stafford: Am. Hom't, V. 20, pp. 55, 88.

JALAPA. Convolvulus j. C. Purga. Exogonium purga. Mechoacanna nigra. Ipomœa jalapa. Jalap. Tinct. trit. of root.

Allen: Cyclopœdia, V. 5. Hering: Guid. Symptoms, V. 6. Jahr: Symp. Codex. Hahnemann: Organon, 5th German ed., p. 57.

Noack u Trinks: Mat. Med.

JAMBOS EUGENIA. See Eugenia jambos.

JANIPHA MANIHOT. Cassada. Cassava. Manioc. Tapioca plant.

Mure: Braz. Provings.

JASMINUM OFFICINALE. White jessamine.

Allen: Cyclopœdia, V. 5.

Hull: Phila. Med. Surg. Rep., Jan., 1861.

Willard: U. S. Med. Inv., V. 21, p. 137. Med. Couns., V. 9, p. 13. Hom. World, V. 20, p. 317. Tr. Penna. State Hom. Soc., 1883.

JASPER.

Macfarlan: High Pot. Provings.

————: Hom. Phys., V. 12, pp. 52, 526; V. 13, p. 492.

JATROPHA CURCAS. Curcas purgans. Ficus ibfernalis. Ricinus majoris. Nux cathartica americana. Angular leaved physic nut. Purging nut. Trit. of seeds.

Allen: Cyclopœdia, V. 5, V. 10. Cyclop. Drug Path., V. 4. Appendix. Hering: Guid. Symptoms, V. 6. Amerikanische Arzneiprufungen. Jahr: Symp. Codex. Possart: Hom. Arz., pt. 1, 2.

Buchner: A. H. Z., V. 47, No. 5.

Hering: Archiv hom. Heilk., V. 13, pt. 3, p. 188. N. A. J. Hom., V. 1, p. 413.

Lembke: A. H. Z., V. 34, p. 278. Quar. Hom. Jl., V. 1, p. 114.

Letheby: Lond. Med. Gaz., V. 7, p. 116 (1848.)

Thorer: Prakt. Beitrage im Gebiete d Hom., V. 4, pt. 3.

————: Jl. Soc. Gall., V. 2, pt. 12, 1851.

Vautherin: Des Graines de Croton tiglium. Monograph. Paris. 1864.

JATROPHA URENS. Stinging cassava (most poisonous plant known).

Allen: Cyclopœdia, V. 5.

Smith: Am. Jl. Med. Sc. n. s., V. 23, 1852.

JATZFELD. Soolbad in Wurtemburg.

Hygea., V. 9, pt. 3, pp. 224, 256.

JELLY FISH.

Berridge: Jl. Homœopathics (Kent), V. 2, p. 258.

JUGLANS CINEREA. J. cathartica. Butter nut. Oil nut. White walnut. Tinct. of bark and leaves.

Allen: Cyclopœdia, V. 5, V. 10. Cyclop. Drug Path., V. 3. Hale: New Rem., 2d ed. Hering: Guid. Symptoms, V. 6.

Clark: Am. Hom. Obs., V. 8, p. 175.

Burnett: Am. Hom. Obs., V. 15, p. 331. Mo. Hom. Rev., V. 22, p. 205.

Paine: Am. Hom. Obs., V. 3, p. 547.

JUGLANS REGIA. Nux juglans. Common English walnut. Tinct. of leaves and unripe fruit.

Allen: Cyclopœdia, V. 5. Cyclop. Drug Path., V. 3.

Muller: Hygea., V. 22, pt. 1, pp. 70, 90; pt. 2, pp. 149, 180.

Sook: Ohio Med. Surg. Rep., V. 4, p. 216.

JUNCUS EFFUSUS. Bulrush. Common rush. Water gladiole. Tinct. of root.

Allen: Cyclopœdia, V. 5. Jahr: Symp. Codex.

Wahle: Archiv. hom. Heilk., V. 19, pt. 2, p. 183.

JUNIPERUS VIRGINIANA. Red ceder. Savin. Tinct. of twigs.

Allen: Cyclopœdia, V. 5.

Lee: Am. Jl. Med. So., V. 21, p. 345.

Waite: Bost. Med. Surg. Jl , 1849, p. 469.

Cleveland: Bost. Med. Surg. Jl., 1844, p. 336, V. 57, p. 384.

Holly: Detroit Rev. Med. Pharm., July, 1876, p. 478.

KALI ACETICUM. Potassium acetate. Acetas kalicus. Potassii acetas, terra foliate tartari. Acetate of potash. Trit. and alcoholic and aquæous sol.

Allen: Cyclopœdia, V. 5.

Bœcker: Beitr. Heilkunde, 1849. Frank's Mag., V. 2, p. 424.

Cattell: Brit. Jl. Hom., V. 11, p. 349.

Golding Bird: Bost. Med. Surg. Jl., 1862, p. 133.

KALI ARSENICOSUM. Potassium arsenite. Trit. and aqueous sol.

Allen: Cyclopœdia, V. 5, V. 10. Hering: Guid. Symptoms, V. 6.

Cattell: Med. Times, V. 12, p. 390.

———: Prov. Med. Surg. Jl., 1848, p. 459.

Berridge: Appendix Brit. Jl. Hom. (Pathogenetic Record, commenced Oct., 1873.)

Begbie: Edin. Med. Jour., V. 3, p. 961 (1858).

Quaglio: (Animals) A. H. Z., V. 55, pp. 85, 91.

KALI BICHROMICUM. Potassium bichromate. Potassæ bichromas. Bichromate of potash. Trit. aqueous sol.

Allen: Cyclopœdia, V. 5, V. 10. Cyclop. Drug Path., V. 3. Hahnemann: Mat. Mad. Pura. Hering: Guid. Symptoms, V. 6. Jahr: Symp. Codex. Macfarlan: High Pot. Provings. Possart: Hom. Arz., pt. 1.

Arneth: Œsterr. Zeits. Hom., V. 3.

Berridge: N. A. J. Hom., V. 23, p. 380. N. Y. Jl. Hom., V. 2, p. 459.

Drysdale: Hahnemann Mat. Med., London, 1852, pt. 1. Brit. Jl. Hom., V. 2. Appendix. A. H. Z., V. 28, pp. 330, 344.

Hale: The Bromides, path. and therap. action, Chicago, 1891.

Macfarlan: Hom. Phys., V. 12, p. 52.

Œhme: Hahn. Mo., V. 11, p. 58.

Schmidt's Jahrbucher, 1854, V. 82. A. H. Z., V. 48, p. 104.

Schelling: A. H. Z., V. 83, p. 189. Hahn. Mo., V. 24, p. 605; V. 7, p. 511.

Woodward: Tr. Am. Inst. Hom., 1883.

KALI BROMATUM, Potassium bromide. Bromuretum kali-
cum. Kalium bromatum. Potassi bromidum. Bromide of
potash. Trit. aqueous sol.

> Allen: Cyclopœdia, V. 5, V. 10. Cyclopœdia Drug Path.,
> V. 3. Hering: Guid. Symptoms, V. 6. Jahr: Symp.
> Codex.

> Amburger: Practitioner, Jan., 1874.
> Bowditch: Bost. Med. Jl., Oct., 1868.
> Bill: Am. Jl. Med. Sc. n. s., V. 56, p, 17.
> Clarke: Brit. For. Med.-Chir. Rev., Oct., 1860.
> Graff: De Kali bromatum, Leipzig, 1840. A. H. Z., V. 19,
> p. 126.
> Fincke: The Organon, V. 1, p. 343.
> Hale: Tr. Am. Inst. Hom., 1870. Am. Hom. Obs., V. 7,
> p. 85 et seq. Monograph, 1870.
> Hœring: Inaug. Diss., 1838. Hygea, V. 8, p. 547.
> Hermerdinger: Inaug. Diss., 1838. Hygea, V. 10, p. 449.
> James: Hom. Phys., V. 19, No. 11.
> Huette: Gaz. Med. de Paris, June, 1850.
> Krooz: A. H. Z., V. 97, p. 45.
> Laborde: Gaz. Med. de Paris, 1869, p. 553.
> Merrill: Am. Hom. Obs., V. 5, p. 471; V. 7, p. 277. Tr.
> Am. Inst. Hom., 1870.
> ———: Med. Inv., V. 7, p. 172.
> Nicol–Mossop: Brit. For. Med.-Chirg. Rev., July, 1872.
> Noack u Trinks.
> Rabuteau: Gaz. Hebdomedaire, Apr. 24, 1868.
> Vehsemeier: Med. Jahrbucher, V. 4, 1841.

KALI CARBONICUM, Potassium carbonate. Carbonas
kalicus. Sal tartari. Nitrum fixum. Carbonate of potash.
Trit. aqueous sol.

> Allen: Cyclopœdia, V. 5, V. 10. Cyclop. Drug Path., V. 3.
> Hering: Guid. Symptoms, V. 6. Hahnemann: Chr.
> Dis., 1st, 2d ed. Jahr: Symp. Codex. Macfarlan: High
> Pot. Provings.

> Berridge: N. A. J. Hom., V. 21, p. 502. Am. Jl. Hom.
> Mat. Med., V. 9, p. 248.

Fahnestock: Tr. Hom. Med. Soc., Ohio, 1885.
Hartl. u Trinks: Mat. Med., V. 3.
Macfarlan: Hom. Phys., V. 12, pp. 52, 525; V. 13, p. 533.
Rabuteau: N. Y. Jl. Med., V. 14, p. 100.
Robinson: Brit. Jl. Hom., V. 24, p. 515.
Skinner: N. A. J. Hom., V. 31, p. 302.

KALI CHLORICUM. Potassium chlorate. Potassæ chloras. K. hyper-oxygenatum. Chlorate of potash. K. Muriaticum. Trit. and aqueous sol.

Allen: Cyclopœdia, V. 5, V. 10. Cyclop. Drug Path., V. 3. Jahr: Symp. Codex. Hering: Guid. Symptoms, V. 6, Tissue Rem., 3d ed.

Chisholm: Hufeland's Jl., V. 2, p. 84.
Hutchinson: Lancet, 1858.
Martin: Archiv hom. Heilk., V. 16, pt. 1, p. 181.
Osborn: Lancet, 1859, V. 2, p. 364.
Smith: Med. Adv., V. 31, p. 10.
Tully: Bost. Med. Surg. Jl., V. 6, p. 327.
Hering: A. H. Z., V. 98, p. 44.
Rushmore: Tr. I. H. A., 1892.

KALI CHLOROSUM. Potassium hypochlorite. Javelle water. Bleaching fluid. Aqueous sol.

Allen: Cyclopœdia, V. 5.

KALI CHROMICUM. Yellow chromate of potash.

Allen: Cyclopœdia, V. 10.

KALI CYANATUM. Potassium cyanide. K. cyanuretum. Cyanide of potash. Trit. aqueous sol.

Allen: Cyclopœdia, V. 5, V. 10.

Gunther: Archiv f. hom., V. 12, pt. 1, p. 142.
———: Tr. Mass. Hom. Med. Soc., 1861-'66. Am. Hom. Rev., V. 4, p. 169. Brit. Jl. Hom., V. 22, p. 496.
King: Am. Hom. Rev., V. 1, p. 563.
Lembke: A. H. Z., V. 49, p. 179.

12

Perry: N. Am. Jl. Hom., 1852, p. 475.
Trinks: A. H. Z., V. 8, No. 19.
Weidner: Frank's Mag., V. 1, p. 163.

KALI FERROCYANATUM. Potassium ferrocyanide. Ferrocyanuret of potash. Yellow prussiate. Trit. aqueous sol.

Allen: Cyclopœdia, V. 5.   Hering: Guid. Symptoms, V. 6.
Bell: Hahn. Mo., V. 2, p. 43.
Smart: Am. Jl. Med. Sc., V. 15, p 365.

KALI JODATUM. K. hydriodicum. .Ioduretum kalicum. Iodide of potash. Trit. alcoholic sol.

Allen: Cyclopœdia, V. 5, V. 10. Hering: Guid. Symptoms, V. 6. Jahr: Symp. Codex. Macfarlan: High. Pot. Provings. Cyclop. Drug Path., V. 2, V. 4. Appendix.
Goullon: A. H. Z., V. 44, No. 15.
Hart. u Trinks: Mat. Med., V. 3, p. 37.
Macfarlan: Hom. Phys., V. 12, pp. 51, 52; V. 13, pp. 51, 286, 379, 386, 529, 533; V. 14, pp. 17, 59. Hahn. Mo., V. 27, p. 222.
Robinson: Brit. Jl. Hom., V. 25, p. 324.
Smith: N. E. Med. Gaz., 1872, p. 25.
Carmichæl: N. E. Med. Gaz., V. 19, p. 105.
Colby: N. E. Med. Gaz., V. 6, p. 25.
Hartl. u Trinks.
Hinman: Hahn Mo., V. 24, p. 576.
Rabuteau: Practitioner, V. 3, p. 188.
Rutledge: U. S. Med. Inv., V. 15, p. 103.
Tuttle: Hom. Phys., V. 10, p. 473.

KALI MURIATICUM. See Kali Chloricum.

KALI NITRICUM. Potassium nitrate. Nitras kalicus. Nitrum. Sal nitri. Sal petra. Saltpetre. Nitre. Nitrate of potash. Trit. aqueous sol.

Allen: Cyclopœdia, V. 5, V. 10. Cyclop. Drug Path., V. 3. Hahnemann: Chr. Dis., 2d ed. Hering: Guid. Symptoms, V. 6. Jahr: Symptomen Codex. Macfarlan: High Pot. Provings.

Alexander: Exper. Essays, 1770.
Hartl. u. Trinks: Annalen, V. 3.
Jorg: Materialien.
Stapf: Archiv hom. Heilk., V. 17, pt. 2, p. 123.
Schreter: Archiv hom. Heilk., V. 11, pt 1, p. 195.
Macfarlan: Hom. Phys., V. 12, p. 59; V. 13, pp. 384, 388.

KALI OXALICUM. Hydro-potassic oxalate. Bin-oxalate of potash. Salt of lemons. Trit. aqueous sol.

Allen: Cyclopœdia, V. 5.

Cattell: Brit. Jl. Hom., April, 1853. Guy's Hosp. Rep. n. s., V. 6, p. 192.
Jackson: Lond. Med. Gaz., 1840, p. 480.
Lady: Comptes Rendu. 1842.
————: Ann d'Hygiene, 1842.
Worms: Gaz. des Hop., Jan. 20, 1859.
Webb: Med. Times and Gaz., 1859, p. 378.

KALI PERMANGANICUM. Potass. permanganate. Permanganate. Trit. aqueous sol.

Allen: Cyclopœdia, V. 5. Cyclop. Drug Path., V. 3. Hering: Guid. Symptoms, V. 6.

Allen: Med. Inv., V. 3, p. 123. Am. Hom. Obs., V. 3, p. 345. Brit. Jl. Hom., V. 25, p. 343.

KALI PHOSPHORICUM. K. Phosphate. Trit.

Hering: Guid. Symptoms, V. 6, Twelve Tissue Rem., 3d ed.
Fincke: Med. Adv., V. 28, p. 184. Tr. I. H. A., 1891.
Case: Med. Adv., V. 25, p. 408. Hom. Phys., V. 12, p. 144. Tr. I. H. A., 1890.
Chicago Provers' Union: Med. Adv., V. 28, p. 194.
Hering: A. H. Z., V. 98, p. 52.

KALI PICRICUM. Picro-nitrate. Trit.

Allen: Cyclopœdia, V. 5.
Wolf: Zeit. hom. Klinik, V. 1, No. 7.

KALI SULFURATUM. Potassium sulphide. Hepar sulfuris kalinum.

Allen: Cyclopœdia, V. 5, V. 10.

KALI SULFURICUM. Potassium sulphate. Kali sulphas. Arcanum duplicatum. Tartarus vitriolatus. Sal mirabile. Sal catharticum. Glauber Salts.

Allen: Cyclopœdia, V. 5. Hering: Guid. Symptoms, V. 6. 12 Tissue Rem.

Bayard: Ann d'Hyg., V. 27, p. 397. Am. Jl. Med. Sc., 1844.
Frank's Mag.
Hering: A. H. Z., V. 98, pp. 62, 70.
Schussler:
Sobaux: Jl. de Med., V. 62.

KALI TARTARICUM. Potass. tartras. Potassic tartrate. Tartarus sol. T. turtarisatus. Tartras kalicus. Cream of tarter. Soluble tartar. Tartrate of potash. Trit. aqueous sol.

Allen: Cyclopœdia, V. 5.
Cattell: Brit. Jl. Hom., V. 11, p. 521.

KALI TELLURICUM. Potassium tellurate.

Allen: Cyclopœdia, V. 5.
Liebig: Zeit. hom. Klinik, V. 2, p. 189.

KALMIA LATIFOLIA. Camædaphne fohis tini. Cistus chamærhododendros. Ledum floribus bullatis. Big leaved ivy. Laurel. Mountain laurel. Calico bush. Lambkill. Spoonwood. Tinct. of leaves.

Allen: Cyclopœdia, V. 5. Cyclop. Drug Path., V. 3, V. 4. Appendix. Hering: Arzneipruungen. Guid. Symptoms, V. 6. Jahr: Symp. Codex. Possart: Hom. Arz., pt. 1, 2.
Buchner: Allg. Zeit. f Hom., V. 1, 1848.
Hering: Tr. Am. Inst. Hom., V. 1, p. 154.

Hirschel: Archiv, pp. 24, 27.
Macfarlan: Hom. Phys., V. 13, pp. 295, 379.
Petroz: Jl. Soc. Gall., V. 1, pt.3; V. 3, pt. 2, 3.
W——: Bost. Med. Surg. Jl., V. 10, p. 215.
Faust: N. Y. Hom. College. Allen, V. 5, p. 388.

KAOLIN. Alumina silicata. China clay. Porcelain.

Hering: Guid. Symptoms, V. 6. Macfarlan: High Pot. Provings.

Macfarlan: Hom. Phys., V. 12, p. 52; V. 13, pp. 386, 434, 533.

KARAKA. Coryno carpus lævigatus. Kopi tree. Tinct. or trit. of fresh seeds.

Allen: Cyclopœdia, V. 5.

Bennett: Lond. Med Gaz., Sept., 1831.

KATIPO. Latrodectus katipo. Venomous spider of New Zealand.

Allen: Cyclopœdia, V. 5.

Wright: Med. Times and Gaz., 1870, p. 570.
Fraser: Med. Inv., V. 10, p. 667.

KAVA KAVA. See Piper Methysticum.

KEROSOLENE. Distillation of crude oil from albatite.

Allen: Cyclopœdia, V. 5.

Cutter: Am. Med. Times, 1861, pp. 86, 250.
Bigelow: Bost. Med. Surg. Jl., 1861, p. 494; V. 65, p. 48.
Horr: Am. Med. Times, 1862.

KEROSENUM. Kerosene oil.

Allen: Cyclopœdia, V. 10.

Allen: Am. Jl. Med. Sc., 1862, p. 92.

KINO. Gum of Butea frondosa. Erinaceus. Ecythrina monosperma. Eucalyptus kino. E. rostrata. Pterocarpus indicus. Australian kino. Australian red gum. Buja. Dhak tree.

Allen: Cyclopœdia, V. 5.

Blundell: Mo. Hom. Rev., V. 7, p. 200. Am. Hom. Rev., V. 4, p. 33.

KISSENGEN WATER.

Allen: Cyclopœdia, V. 5.

Griesselich: Monograph. Hygea., V. 11, pt. 3, p. 224. ·
Preu: Archiv. hom. Heilk., V. 13, pt. 3, p. 96.
Roberts: Hom. World, V. 29, p. 73.
Siebold: Diss. zu Kissengen, 1828.

KOSEN. Soolbad bei Naumburg.

Griesselich: Hygea., V. 9, pt. 3. 224.

KOBALTUM. See Cobalt.

KOUSSO. Hagenia Abyssinica. Banksea Abyssinica. Brayera anthelmintica. Cabotz. Cosso. Habbe. Hossish. Kosbo. Kuso. Sike.

Allen: Cyclopœdia, V. 5, V. 10.

Cattell: Brit. Jl. Hom., V. 11, p. 340.
Frank's Mag., V. 4.
Meyer: Die Bluthen des Kossobaumes, Zurich, 1851.
Rummel: A. H. Z., V. 48, No. 2.
Griesselich: Hygea, V. 1, p. 211. N. A. Jl. Hom., V. 1. p. 116.

KREOSOTUM. Distillation of wood tar. Alcoholic sol. and trit. (See Creasote.)

Allen: Cyclopœdia, V. 5, V. 10. Cyclop. Drug Path., V. 3. Hering: Guid. Symptoms, V. 6. Jahr: Symp. Codex. Macfarlan: High Pot. Provings.

Eichhorn: Zeit. fur hom. Ærzte Œsterr., V. 2, p. 24, 1857. 1846, pt. 7.
Hartung: A. H. Z., V. 12, p. 33.
Syrbius: A. H. Z., V. 12, p. 33.
Macfarlan: Hom. Phys., V. 12, p. 53; V. 13, pp. 295, 388, 440, 474.

Reichenbach: Das Kreosot. 1835. Leipzig, 2d ed.
Wahle: Archiv f. Hom., V. 16, pt. 2, pp. 152, 187.

KRONTHAL.

————: Hygea, V. 9, pt. 3.

KURCHI. (Wrightia anti-dysenterica.)

Babu Mukurji. Calcutta Jl. Med., V. 6, p. 181.

LABURNUM. Cystissus laburnum. Bean trefoil. Golden chain. Tinct. of bark, seeds, leaves.

Allen: Cyclopœdia, V. 5, V. 10 (poisoning cases).

————: Jl. Soc. Gall., V. 2, pt. 3, 4.

LACERTA AGILIS. Green lizard. Tinct. and trit.

Allen: Cyclopœdia, V. 5, V. 10.

Baldwin: A. H. Z., V. 67, p. 74.
Buchner: A. H. Z., V. 17, p. —, 1840.
————: Archiv hom. Heilk., V. 14, pt. 2, p. 202.

LACHESIS. Trigonocephalus Lachesis. Bothrops surukuku. Crotalus murus. Bush master. Scytale ammodytes. Trit. of virus.

Allen: Cyclopœdia, V. 5. Cyclop. Drug Path., V. 3 and 4. Appendix. Hering: Guid. Symptoms, V. 6. Wirkungen des Schlangengiftes, Allentown, 1837. Jahr: Symp. Codex. Macfarlan: High Pot. Provings.

Berridge: Am. Jl. Hom. Mat. Med., V. 9, p. 246. N. Y. Jl. Hom., V. 2, pp. 312, 461.

Berridge: Am. Jl. Hom. Mat. Med., V. 4, p. 78.

Buchmann: Hom. Phys., V. 3, p. 260; V. 5, p. 394. St. Louis Peris., V. 8, p. 503. A. H. Z., V. 109, pp. 137, 145, 154, 162, 171.

Fellows: Tr. N. Y. State Hom. Med. Soc., 1865. Am. Hom. Rev., V. 5, p. 411.

Fincke: Hom. Phys., V. 2, p. 298. Hahn. Mo., V. 1, p. 341. N. A. Jl. Hom., V. 16, p. 98. Revista Omiopatica, V. 30, p. 164.

Fowler: Hom. Phys., V. 10, pp. 421.

Fincke: Hom. Phys., V. 5, p. 90.

Hering: Archiv hom. Heilk., V. 13, pt. 1. p. 165; V. 14, pt. 1, p. 171; V. 10, pt. 2, pp. 1, 24. N. Am. Jl. Hom., V. 2, p. 364.

Macfarlan: Hom. Phys., V. 12, pp. 53, 525; V. 13, pp. 296, 529, 534; V. 14, p. 59.

Metcalf: N. A. Jl. Hom., V. 2, p. 158.

———: Hom. Times, London, July, 1852.

H. W. A.: Tr. I. H. A., 1888.

Robinson: Brit. Jl. Hom., V. 24, p. 515.

Rushmore: The Organon, V. 3, p. 285.

Skinner: The Organon, V. 1, p. 233.

Woodward: Hahn. Mo., V. 33, p. 29. Jl. Brit. Hom. Soc., No. 22, p. 219.

Leonard: Account of capture of Hering's snake. Minna Hom. Mag. V. 4, p. 147 (June, 1895).

LACHNANTHES TINCTORIA. Red root. Spirit weed.
Tinct. of plant.

Allen: Cyclopœdia, V. 5. Hering: Guid. Symptoms, V. 7. Hale: New Rem., 2d ed.

Lippe: Am. Hom. Rev., V. 4, pp. 457, 488, 565.

Shaw: Mo. Hom. Rev., V. 24, pp. 33, 53.

LAC CANINUM. Dog's milk.

Hering: Guid. Symptoms, V. 6. Swan: Mat. Med., 1888.

Berridge: Hom. Phys , V. 4, p. 297; V. 6, p. 26.

Boardman: Hom, World., V. 19, p. 402.

Farrington: Hom. Phys., V. 6, p. 27. Hom. World, V. 18, p. 367.

Lippe: Hom. Phys., V. 6, p. 24.

Morgan: Med. Adv., V. 17, p. 555; V. 18, p. 277.

Morrow: Hom. Phys , V. 8, p. 477.

Swan: Med. Adv., V. 18, p. 4. Hom. Phys., V. 9, p. 354. The Organon, V. 3, pp. 379, 522. Revista Omiopatica, V. 29, pp. 24, 52, 83, 179, 215, 244, 275, 308, 343, etc. Zeit. d. Berl. V. hom. Ærzte, V. 5, p. 358.

Taylor: Med. Adv., V. 6, p. 394; V. 18, p. 451.

Taft: Revista Omiopatica, V. 37, p. 319. Tr. I. H. A. 1891.

LAC FELINUM.

Swan: Hom. Phys., V. 3, p. 160. Med. Visitor, V. 9, p. 238. Hom. World, V. 18, p. 151.

LAC VACCINUM DEFLORATUM. Cow's milk, skimmed.

Hering: Guid. Symptoms, V. 6.

Berridge: N. A. Jl. Hom., V. 21, p. 500; V. 22, p. 193. Hom. Phys., V. 4, p. 74.

Œhme: A. H. Z., V. 88, p. 167.

Lady: Hahn. Mo., V. 10, p. 219.

Piersons: N. A. Jl. Hom., V. 22, p. 343.

Swan: The Organon: V. 2, p. 249, V. 3, p. 273.

LAC VACCINUM. Cow's milk.

Swan: Hom. Phys., V. 9, p. 252.

LACTIC ACID. Sour milk.

Allen: Cyclopœdia, V. 5. Hering: Guid. Symptoms, V. 7. Cycl. Drug Path., V. 3.

Allen: N. Y. Jl. Hom., V. 1, pp. 102, 156, 210, 337. A. H Z., V. 88, pp. 131, 139, 146, 155, 163, 171.

Foster: Mo. Hom. Rev., V. 16, p. 114.

Swan: N. Am. Jl. Hom., V. 19, p. 569.

LACTUCA VIROSA. Intybus Augustus. Lactuca florida. Acrid lettuce. Poisonous lettuce. Prickly l. Tinct. of fresh plant.

Allen: Cyclopœdia, V. 5, V. 10. Cyclop. Drug Path., V. 3. Hering: Guid. Symptoms, V. 7. Jahr: Symp, Codex. Macfarlan: High Pot. Provings.

Dierbach: Die neuesten Entdeckungen i d Mat. Med., V. 1.

Hartmann: Jl. hom. Arzneimittel, 2 Jahrg, 1839.

Macfarlan: Hom. Phys., V. 12, p. 54; V. 13, pp. 380, 529,
   534.
Roth: Revue Mat. Med., V. 4.
Seidel: Jl. f Arzneimittel, V. 2, pt. 1, 2, pp. 29, 87.
Schier: A. H. Z., V. 131, pp. 97, 113.

LACTUCARIUM THRIDACE.
Buchner: A. H. Z., V. 19, p. 175.
Hartmann: Jl. hom. Arzneimittel, 2 Jahrg, pt. 1.

LAGER BEER.
Swan: Hom. Phys., V. 4, p. 88.

LAMIUM ALBUM. Galeopsidis maculata. Lamium lævigatum. Dead nettle. Blind nettle. White archangel. Tinct. of leaves and flowers.

Allen: Cyclopœdia, V. 5.   Jahr: Symp. Codex. Macfarlan:
   High Pot. Provings.
Hahnemann: Archiv hom. Heilk., V. 12, pt. 2, p. 179.
Macfarlan: Hom. Phys., V. 12, p. 54; V. 13, p. 296.

LANDECK IN SCHEINEN.
Hygea, V. 9, pt. 3, p. 224. '

LANGENBRUCKEN.
Griesselich: Hygea, V. 9, pt. 3, p. 224.

LAPPA OFFICINALIS. Arctium bardanum. A. lappa. A. Burdock. Hare Burr. Tinct. of root.

Allen: Cyclopœdia, V. 10.   Cyclop. Drug Path., V. 3 and
   V. 4.   Appendix.
Jones (S. A.): Archiv f Hom., V. 2, pp. 121, 140, 182, 213,
   342. Hom. Recorder, V. 8, pp. 49, 104, 163.
Jeanes: Hahn. Mo., V. 4, p. 51.
Mercer: Hahn. Mo., V. 18, p. 147.
C. F. C.: Tr. Penna. Hom. Soc., 1883.
Uhlemeyer: St. Louis Clin. Rev., V. 1, p. 370.

LAPATHUM ACUTUM. Rumex obtusifolius. Bitter Dock. Tinct. fresh root.

Allen: Cyclopœdia, V. 5.

Widenhorn: Archives de la Med. Hom., V. 2, p. 305 (1835).

LAPIS ALBUS. Silico fluoride of Calcium.

Hering: Guid. Symptoms, V. 7.

Leonard: Tr. Minna. Hom. Soc., V. 2, p. 41 (1883).
Whiting: Revista Omiopatica, V. 37, p. 120.

LATHYRUS SATIVUS. Teoree. Resaree. Chickling Vetch. Trit. of peas.

Allen: Cyclopœdia, V. 5. Cyclop. Drug Path., V. 3.

Cantani: L'Art Medical, Aug., 1874, .p. 174.
————: Zeit hom. Klinik, V. 2, p. 37.
————: Brit. Jl. Hom., V. 20, p. 136; V. 3, p. 257.

LAUROCERASUS. Prunus L. Padus L. Cerasus folio laurino. C. trapezuntina. Cherry bay. Cherry laurel. Laurel. Tinct. of young leaves.

Allen: Cyclopœdia, V. 5, V. 10. Hering: Guid. Symptoms, V. 7. Jahr: Symp. Codex. Macfarlan: High Pot. Provings.

Hartl. u. Trinks: Mat. Med., V. 1.
Jorg: Provings. Materialien, V. 1.
Macfarlan: Hom. Phys., V. 10, p. 54.
Wahle: Archiv. hom. Heilk., V. 15, pt. 2, p. 161.

LEDUM PALUSTRE. Anthos sylvestris. L. decumbens. Rosmarinum sylvestræ. Marsh cistus. Marsh tea. Wild rosemary. Tinct of dried plant.

Allen: Cyclopœdia, V. 5. Cyclop. Drug Path., V. 3. Hahnemann: Fragmenta de viribus. Mat. Med. Pura. Hering: Guid. Symptoms, V. 7. Jahr: Symp. Codex. Macfarlan: High Pot. Provings. Possart: Hom. Arz., pt. 3.

Berridge: Am. Jl. Hom. Mat. Med., V. 9. p. 261.

Cranch: Med. Adv., V. 15, p. 551. Tr. I. H. A., 1881–
'82-83.

Lembke: A. H. Z., V. 39, p. 323. Neue Zeit. hom.
Klinik, V. 10, p. 113.

Lippe: Am. Jl. Hom. Mat. Med., V 4, p. 96.

Macfarlan: Hom. Phys., V. 12, p. 54; V. 13, pp. 295, 440.

Roth: Jl. Soc. Gall., V. 1, pt. 5.

Salzer: Calcutta Jl. Hom., V. 2, p. 292. Raue's Record,
1875, p. 295.

LEMON JUICE.

Berridge: Hom. Phys., V. 9, p. 62.

LEPIDUM BONARIENSE. L. mastruco.

Allen: Cyclopœdia, V. 5. Mure: Braz. Provings.

LEONURUS CARDIACA.

Bartlett: Med. Adv., V. 20, p. 280.

LEPTANDRA VIRGINICA. Veronica virginica. Callistachya virginica. Eustachya alba. Black root. Bowman's root. Brinton root. Culver's physic. Tall speedwell. Tinct. and trit. of root.

Allen: Cyclopœdia, V. 5. Cyclop. Drug Path., V. 3.
Hering: Guid. Symptoms, V. 7. Hale: New Rem.,
2d ed.

Gatchell: Am. Mag. Hom. & Hydropathy, V. 1, p. 16.

LEVISTICUM OFFICINALE. L. ligusticum. Lovage.

Jl. Soc. Gall., V. 3, pt. 9.

LILIUM TIGRINUM. Spotted tiger lily. Tinct. of plant and flowers.

Allen: Cyclopœdia, V. 5. Cyclop. Drug Path., V. 3. Appendix, V. 4. Hering: Guid. Symptoms, V. 7. Macfarlan: High Pot. Provings.

Allen, M. R.: Tr. Am. Inst. Hom., 1888.

Beckwith: Tr. Hom. Med. Soc., Ohio, 1870.

Dunham: N. A. Jl. Hom., V. 19, p. 159. A. H. Z., V. 82, p. 53. Revista Omiopatica, V. 16, p. 339. Brit. Jl. Hom., V. 29, p. 410; V. 30, p. 590.

Hale: Tr. N. Y. State Hom. Med. Soc., 1871.

E. H. P.: Tr. Am. Inst. Hom., 1886.

Kenyon: Hahn. Mo., V. 5, p. 147. Tr. N. Y. State Hom. Soc., 1870.

Macfarlan: Hom. Phys., V. 12, p. 55; V. 13, pp. 295, 440, 471, 534.

Payne: Tr. A. Inst. Hom., 1867, 1868, 1870. Am. Hom. Obs., V. 8, pp. 186, 241, 263. Tr. N. Y. State Hom. Soc., 1871. Monograph, Lodge, 1870.

Warren: Bost. Med. Surg. Jl., V. 67, p. 279 (1862.)

Mohr–Sulzer: Zeit. Berl. V. hom. Ærzte, V. 8, p. 84.

LILIUM SUPERBUM.

Allen: Cyclopædia, V. 10.

Reading: Thesis, Hom. Med. College, Penna., 1853.

LIMULUS CYCLOPS. Polyphemus occidentalis. L. polyphemus. Horse foot. Sauce pan. King crab. Trit. of dried blood.

Allen: Cyclopædia, V. 5. Hering: Amerikan. Arzneiprufungen. Possart: Hom. Arz., pt. 1, 2.

————: Hirschel's Archiv, V. 2, p. 37, etc.

LINARIA VULGARIS. Antirrhinum linarium. Butter and eggs. Snap dragon. Ramsted. Toad flax. Yellow toad flax. Tinct. of plant.

Allen: Cyclopædia, V. 5. Macfarlan: High Pot. Provings. Possart: Hom. Arz., pt. 2.

Farrington: Tr. Am. Inst. Hom., 1881.

Jenicek: Zeit. Ver. hom. Œsterr. Ærzte, V. 2, p. 10.

Macfarlan: Hom. Phys.. V. 12, p. 526; V. 13, p. 440.

Muller: Zeit Ver. hom. Œsterr. Ærzte, V. 1, p. 41; V. 2, p. 296.

LINUM CATHARTICUM.   Purging flax.   Tinct. of plant.

> Allen: Cyclopædia, V. 5, V. 10.   Possart: Hom. Arz.,
> pt. 3.
>
> Gelston: Brit. Jl. Hom., V. 16, pp. 147, 319.   A. H. Z., V.
> 56, p. 142.

LIPPSPRINGE.   Mineral spring in Westphalia.

> Allen: Cyclopædia, V. 5.   Possart: Hom. Arz., pt. 1.
>
> Bolle: A. H. Z., V. 41, p. 143; V. 43, p. 225; V. 45, p.
> 289; V. 47, pp. 153, 161; V. 54, p. 114.
>
> Schreter: A. H. Z., V. 57, p. 53; V. 58, pp. 59, 78, 99; V.
> 59, pp. 52, 85, 94.

LIQUORICE.

> Berridge: Hom. Phys., V. 9, p. 62.

LITHIUM CARBONICUM.   Lithic carbonate.   Trit.

> Allen: Cyclopædia, V. 5.   Cyclop. Drug Path., V. 3. and
> 4, Appendix. Hering: Guid. Symptoms, V. 7. Macfar-
> lan: High Pot. Provings.
>
> Hering: Am. Hom. Rev., V. 3, p. 481; V. 4, p. 9.
> ———: Hom. Viertelj, V. 14, p. 97.
> Macfarlan: Hom. Phys., V. 12, pp. 53, 54; V. 13, p. 51; V.
> 14, p. 59.
> Swan: Hahn. Mo., V. 6, p. 389 (Gettysburg water).

LITHIUM MURIATICUM.

> Allen: Cyclopædia, V. 10.
>
> Hering: Hom. Viertelj., V. 14, p. 97.

LOBELIA CARDINALIS.   Cardinal flower.   Red cardinal
flower.   Tinct. of plant.

> Allen: Cyclopædia, V. 5.   Jahr: Symp. Codex.
> Dubs: Tr. Am. Inst. Hom., V. 1, 1846, p. 200.

LOBELIA INFLATA.   Rapuntium inflatum.   Asthma root.
Bladder podded lobelia.   Bugle weed.   Emetic herb.   Eye

bright. Fever cure. Indian tobacco. Puke root. Wild tobacco. Tinct. of plant.

Allen: Cyclopædia, V. 5. Cyclop. Drug Path., V. 3. Hering: Guid. Symptoms, V. 7. Jahr: Symp. Codex. Hale: New Rem., 2d ed. Macfarlan: High Pot. Provings.

Baraller: Bull. Gen. de Therap., V. 66, p. 76. Des effects physiol. de Lobelia, Paris, 1864.

Kopp: Hom. World, V. 31, p. 157.

Jeanes: Tr. Am. Inst. Hom., V. 1, p. 171.

Macfarlau: Hom. Phys., V. 12, p. 55; V. 14, p. 59.

Noack: Hygea, V. 15, p. 45. Brit. Jl. Hom., V. 1. Appendix.

Norton: Brit. Jl. Hom., V. 17, p. 464. A. H. Z., V. 59, No. 7.

LOBELIA COERULEA. See Lobelia Syphilitica.

LOBELIA PURPURACEUM.

White: Hom. World, V. 33, p. 510.

LOBELIA SYPHILITICA. L. cœrulia. L. glandulosa.
Blue cardinal flower. Blue lobelia. Great blue lobelia. Tinct. of plant.

Allen: Cyclopædia, V. 5. Cyclop. Drug Path., V. 3. Hering: Guid. Symptoms, V. 7.

Hering: Hahn. Mo., V. 6, pp. 520, 431.

Jeanes: Hahn. Mo., V. 6, p. 333.

Williamson: Hahn. Mo., V. 6, p. 520.

LOBELINUM.

Allen: Cyclopædia, V. 10. Cyclop. Drug Path., V. 4. Appendix.

Ott: Chicago Jl. Nerv. and Mental Dis., V. 11, p. 68.

LOLIUM TUMULENTUM. L. arvense. L. robustum.
Bearded darnel. Darnel lare. Tinct. and trit. of seeds.

Allen: Cyclopædia, V. 5.

Berridge: Hom. World, V. 13, p. 165.

Cordier: Frank's Mag., pt. 2, p. 152.

————: Hom. Times, London, V. 2, p. 558.

Roth: Mat. Med.

Trinks: A. H. Z., V. 8, p. 351. .

Schier: A. H. Z., V. 132, p. 97.

LONICERA XYLOSTEUM. Ely woodbine. Trit. of berries.

Allen: Cyclopædia, V. 5.

Duval; Bibl. Hom., V. 5, p. 386.

LUFFA. Cabacinha. Dried fruit of a Brazilian plant.

Allen: Cyclopædia, V. 10.

Berridge: N. E. Med. Gaz., 1876, p. 303.

LUNA.

White, Swan: Med. Adv., V. 30. No. 6. Hom. World, V. 18, p. 469.

Fincke: Med. Adv., V. 30. No. 12. Tr. I. H. A., 1893.

LUPULUS HUMULUS. Hops. Hop vine. Humulus lupulus. Trit. of hops.

Allen: Cyclopædia, V. 5. Jahr: Symp. Codex.

Bethmann: A. H. Z., V. 10, pp. 72, 93.

LUPULIN.

Schroff: Arzneimittellehre.

LYCOPERSICUM. Solanum L. L. esculentum. Tomato. Love apple. Tinct. of ripe fruit.

Allen: Cyclopædia, V. 5. Jahr: Symp. Codex.

Gross: Archiv f. Hom., V. 17, pt. 3, p. 183.

Ussher: The Organon, V. 4, p. 133.

————: Bibl. Hom. Appendix, V. 7.

————: Jl. Soc. Gall., V. 3, pt. 9.

LYCOPODIUM CLAVATUM. Muscus clavatus. Pes leoninus. Pes ursinus. Club moss. Stag's horn. Witch meal. Wolf's claw. Vegetable sulphur. Trit. of spores.

Allen: Cyclopædia, V. 6, V. 10. Cyclop. Drug Path., V. 3 and 4. Appendix. Hering: Guid. Symptoms, V. 7. Hahnemann: Chr. Dis., 1st ed, 2d ed. Macfarlan: High Pot. Provings.

Berridge: N. A. Jl. Hom., V. 20, p. 71; V. 21, p. 500. 1874, p. 296. N. E. Med. Gaz., V. 9, p. 401.

Baumgartner: Zeit. Ver. hom. Ærzte Œsterr, V. 1, p. 166, 1862.

Buchner, A. H. Z., V. 46, No. 10.

Beauvais: Giftige, etc., 1838, Paris.

Huber: Zeit. Ver. hom. Ærzte Œsterr, 1857, V. 1, p. 333.

Herring: Hom. World, Sept., 1891.

Hartl. u Trinks: Mat. Med., V. 2.

Genzke: Hygea, V. 20, pt. 4, pp. 355, 367, pt. 5, p. 446.

Martin: Brit. Jl. Hom., V. 18, p. 194. Hom. Viertelj, V. 10, pp. 1, 52, 66.

———: Jl. Soc. Gall., V. 3, pt. 12.

Macfarlan: Hom. Phys., V. 12, p. 55; V. 13, p. 534; V. 14, p. 59.

Shipman: Med. Inv., V. 1, p. 41 (Mch., 1864), p. 49, Apr., 1864.

Segin: Brit. Jl. Hom., V. 2, p. 282. Hygea, V. 19, p. 14.

Trinks: A. H. Z., V. 8, No. 22.

Robinson: Brit. Jl. Hom., V. 24, p. 515.

Sommer: A. H. Z., V. 24, p. 370.

Schelling: A. H. Z., V. 25, p. 357; V. 82, pp. 121, 129.

Woodward: Hahn. Mo., V. 33, p. 24. Jl. Brit. Hom. Soc., No. 22, p. 219.

LYCOPUS VIRGINICUS. L. macrophyllus. L. pumilis. American archangel. Bitter bugle. Bugle weed. Gipsy weed. Paul's betony. Water bugle. Water horehound. Tinct. fresh plant.

Allen: Cyclopædia, V. 6. Cyclop. Drug Path., V. 3. Hale:

13

New Rem., 2d ed. Hering: Guid. Symptoms, V. 7.
Jahr: Symp. Codex.

Davis: Tr. Am. Inst. Hom., 1885.

Hale: U. S. Med. Inv., V. 2, p. 124.

Morrison: Am. Hom. Obs., V. 10, p. 89. Mo. Hom. Rev.,
V. 16, p. 737; V. 18, p. 620.

LYSSIN. Hydrophobin.

Allen: Cyclopædia, V. 5. Hering: Guid. Symptoms, V.
7. Macfarlan: High Pot. Provings. Possart: Hom.
Arz., pt. 1.

Coxe: Phila. Jl. Hom., V. 3, p. 262. Tr. Am. Inst. Hom.,
1854. A. H. Z., V. 54, pp. 110, 126, 142, 159.

xHering: N. A. J. Hom., V. 28, Sept., Aug., 1879, Feb.,
May, 1880.

Macfarlan: Hom. Phys., V. 12, p. 292; V. 13, p. 288.

MADAR. See Coloptris.

MACROTINUM. Resinoid from Cimicifuga racemosa. Trit.

Allen: Cyclopædia, V. 6.

Wallace: U. S. Med. Surg. Jl., V. 2, p. 383.

Palmer: Am. Hom't., V. 7, p. 167.

Seip: Tr. Hom. Med. Soc., Penna., 1873.

MAGNESIA CARBONICA. Carbonas magnesicum. Salis
amari. M. alba. M. alba præcipitata. M. hydrico car-
bonica. Carbonate of magnesia. Trit.

Allen: Cyclopædia, V. 6. Cyclop. Drug Path., V. 3.
Hahnemann: Chr. Dis., 1st ed., 2d ed. Hering: Guid.
Symptoms, V. 7. Jahr: Symp. Codex.

Hartl. u Trinks: Mat. Med., V. 2. Annalen, V. 4.

Schreter: Annalen, V. 4.

MAGNESIA MURIATICA. Chloras magnesicum. Muriate
of Magnesia. Trit. Sol. in water or alcohol.

Allen: Cyclopædia, V. 6. Cyclop. Drug Path., V. 3.

Hahnemann: Chr. Dis., 1st ed., 2d ed. Jahr: Symp. Codex. Hering: Guid. Symptoms, V. 7.

Hartl. u Trinks: Annalen, V. 4. Mat. Med., V. 3.
Lembke: Neue Zeit. hom. Klinik, Nov., 1856.

MAGNESIA PHOSPHORICA. Phosphate of magnesia. Trit.

Hering: Guid. Symptoms, V. 7. 12 Tissue Rem. of Schussler, 3d ed.

Allen (H. C.): Med. Adv., V. 23, p. 396. Tr. I. H. A., 1888.

Campbell: Med. Adv., V. 23, p. 392.

Gann: Med. Adv., V. 23, p. 387.

Ohlmacher: Med. Adv., V. 23, 390. Zeit. Berl. V. hom. Ærzte, V. 11, p. 430.

Holmes: Med. Adv., V. 24, p. 14.

Hering: A. H. Z., V. 98, pp. 131, 140.

Taft: Hom. Phys., V. 9, p. 374.

Wesselhœft: Med. Adv., V. 23, p. 386. Tr. I. H. A., 1889.
Calcutta Jl. Med., V. 16, p. 256.

MAGNESIA SULFURICA. M. vitriolata. Sal amarum. S. anglicum. Talcum sulfuricum. Epsom salts. Trit.

Allen: Cyclopædia, V. 6. Cyclop. Drug Path., V. 3. Hering: Guid. Symptoms, V. 7. Jahr: Symp. Codex.
Hartl. u Trinks: Annalen, V. 4.
Hencke: Neue Archiv hom. Heilk., V. 1, pt. 3, p. 185.
Nenning: Annalen hom. Klinik, V. 4, p. 466.

MAGNET.

———: Correspondenzblatt, Aug. 31, 1836.
Fincke: Med. Adv., V. 30. No. 12.

MAGNES ARTIFICIALIS. (North and South Poles)

Hahnemann: Mat. Med. Pura. Jahr: Symp. Codex.
Audry-Thouret: Beob. Gebrauch Magnet, Leipzig, 1785.

Unzer: Beschreibung kunst. Magnet, Hamburg, 1775.
Leidbeck: Hygea, V. 11, pt. 5, p. 458.

MAGNETIS POLUS ARCTICUS. North pole.
Jahr: Symp. Codex.
Fincke: Hahn. Advocate, V. 37, p. 583. Tr. I. H. A.,
1893, 1897.

MAGNETIS POLIS AUSTRALIS. South pole.
Jahr: Symp. Codex. Hahnemann: Mat. Med. Pura.

MAGNOLIA GLAUCA. M. longifolia. M. fragrans. M. virginiana. Beaver tree. Small or laurel magnolia. White laurel. Sweet bay. Tinct. of flowers.

Allen: Cyclopædia, V. 6.

Jones (S. A.): Am. Hom. Obs.. June, 1875.

MAGNOLIA GRAND. See Polyandria polygonum.

MAJORANA ORIGANUM. See Origanum.

MALANDRINUM.
Straube: N. Am. Jl. Hom., V. 30, p. 44; V. 32, p. 115.

MALARIA OFFICINALIS.
Yingling: Hom. Recorder, V. 12, p. 492.

MANCINELLA. Hippomane mancinella. Manchineel. Nanzanillo. Tinct. fruit, leaves and bark. Mure: Braz. Provings.

Allen: Cyclopædia, V. 6. Hering: Guid. Symptoms, V. 7.
Bute: Allg. Zeit. f. Hom., 1850.
Buchner u Nusser: Allg. Zeit. f. Hom., V. 2, p. 127.
Ricard-Madiana: Am. Hom. Obs., V. 13, p. 153. Gaz.
Hom. de Paris, 1850.
Roth: Jl. Soc. Gall., Dec., 1850, Jan., 1851. A. H. Z., V.
43, pp. 49, 65.
Morrow: Med. Adv., V. 12, p. 265.

MANDRAGORA OFFICINARUM. Atropa mandragora. European mandrake. Tinct. of plant.

Allen: Cyclopædia, V. 6.

Dufresne: Bibl. Hom. de Geneve, V. 2, p. 498, 1834.
———: Neue Archiv hom. Heilk., V. 1, pt. 1, p. 182.
Richardson: Brit. For. Med. Chir. Rev., 1874, p. 242.

MANGANUM ACETICUM. Acetate of manganese. Also include: M. carbon. M. muriat. M. chlor. and oxyd. Trit.

Allen: Cyclopædia, V. 6, V. 10. Cyclop. Drug Path., V. 3. Hahnemann: Mat. Med. Pura. Chr. Dis., 2d ed. Hering: Guid. Symptom, V. 7. Jahr: Symp. Codex.

Hartl. u Trinks: Annalen, V. 2.
Lembke: Neue Zeit. hom. Klinik, V. 2, p. 28; V. 3, No. 1.
———: Jl. Soc. Gall., V. 5, pt. 5.

MARUM VERUM TEUCRIUM. Herba cyriaci. Marjorana cyriaca. Cat thyme. Syrian herb mastich. Tinct. of fresh plant.

Allen: Cyclopædia, V. 6. Hering: Guid. Symptoms, V. 7. Cyclop. Drug Path., V. 3. Jahr: Sympt. Codex.

Roth: Gaz. Hom. de Paris, 1850, pt. 21.
Stapf: Additions to Mat. Med. (Bethmann.)
Stapf: Archiv hom. Heilk., V. 5, pt. 2, p. 149.
———: Jl. Soc. Gall., V. 2, pt. 11, 1851.

MATE. Ilex Paraguayensis. I. mate. Psorulea glandulosa. Paraguay tea. Tinct. of leaves.

Allen: Cyclopædia, V. 6.

MATICO. See Artanthe.

MARIENBADER KRUZBRUNNER.

Bergk-Lucka: A. H. Z., V. 56, p. 117. Monograph Prag., 1858, 3d ed. N. Y. Hom. Times, V. 10, p. 243.

MECONINUM. Glucoside from Opium.

Allen: Cyclopædia, V. 6.   Cyclop. Drug Path., V. 3.

MEDORRHINUM.

Hering: Guid. Symptoms, V. 7.
Berridge: Med. Adv., V. 17, p. 352.   Tr. I. H. A., 1889.

MEDUSA. Jelly fish. Sea nettles. Tinct. of live animal taken in summer.

Allen: Cyclopædia, V. 6.
Houard: Hahn. Mo., V. 8, p. 84.

MELASTOMA ACKERMANI. Tinct. of leaves.

Allen: Cyclopædia, V. 6.   Mure: Braz. Provings.

MELILOTUS OFFICINALIS. Yellow clover. Yellow melilot. Sweet clover. Also: Melilotus alba.

Allen: Cyclopædia, V. 6, V. 10.   Cyclop. Drug Path., V.
  3.   Hering: Guid. Symptoms, V. 7.

Allen: Med. Adv., V. 20, p. 321.   Tr. I. H. A., 1887.
Bowen: U. S. Med. Surg. Jl., V. 5, p. 317.   Med. Adv., V.
  17, p. 37.   Bibl. Hom., Jan., 1877.   A. H. Z., V. 94, p.
  206.   U. S. Med. Inv., Aug. 15, 1878, p. 156.
Cushing: N. E. Med. Gaz., V. 11, p. 407.
Duncan: Med. Inves., V. 11, p. 519.
Leonard: Minneapol. Hom. Mag., V. 3, p. 175.

MEINBERG. PYRMONT.

Griesselich: Hygea, V. 9, pt. 3, p. 224.

MENISPERMUM CANADENSE. Cissampelos smilacina. Canada wormwood. Canadian moonseed. Texas sarsaparilla. Vine maple. Yellow parilla. Tinct. of root.

Allen: Cyclopædia, V. 6.
Hale: Tr. N. Y. State Hom. Soc., V. 7, p. 125.

MENTHA PIPERITA. M. hircina. M. officinalis. M. viridi aquatica. Peppermint. Tinct. fresh plant in flower.

Allen: Cyclopædia, V. 6, V. 10. Macfarlan: High Pot. Provings.

Demeures: Jl. Soc. Gall., 1st ser., V. 4, p. 115. A. H. Z., V. 47, p. 7.

Macfarlan: Hom. Phys., V. 12, p. 56; V. 13, pp. 384, 434, 471.

Remondino: Med. Surg. Rep., V. 14, p. 278.

MENTHA PULEGIUM. Pennyroyal. Tinct. of plant.

Allen: Cyclopædia V. 6.

Berridge: N. A. J. Hom., V. 20, p. 53.

MENYANTHES TRIFOLIATA. T. amarum. T. aquaticum. Bitter worm. Buck bean. Marsh trefoil. Water shamrock. Tinct. of fresh plant.

Allen: Cyclopædia, V. 6. Cyclop. Drug Path., V. 3. Hering: Guid. Symptoms, V. 7. Hahnemann: Mat. Med. Pura. Jahr: Symp. Codex.

MEPHITIS PUTORIUS. Viverra putorius. Skunk.

Allen: Cyclopædia, V. 6. Hering: Guid. Symptoms, V. 7. Jahr: Symp. Codex. Macfarlan: High Pot. Provings.

Becker, Bute et al.: Correspondenblatt, Jan. 18, 1837.

———: Archiv hom. Heilk., V. 18, pt. 1, p. 198.

Macfarlan: Hom. Phys., V, 12, p. 56.

Neidhard: N. A. Jl. Hom., V. 3, p. 505.

Colton: Tr. Ill. Hom. Med. Assoc., 1863.

MERCURIUS ACETICUS. Acetas hydrargerosus. Mercurous acetate. Subacetate. Trit.

Allen: Cyclopædia, V. 6. Hahnemann: Mat. Med. Pura. Jahr: Symp. Codex.

MERCURIUS BROMATUS. Mercurius bromide. Trit.

Allen: Cyclopædia, V. 6. Cyclop. Drug Path., V. 3. Appendix 4.

Horing: Inaug. Diss. Wirkung. des Broms, 1838. Hygea,
  V. 8, p. 547; V. 10, p. 439.
Wernek: Jl. Chirurg. u Augenheilk, V. 14, pt. 2, p. 216.

MERCURIUS CORROSIVUS. Chloritum hydrargyrum.
Hydrargyrum bichloratum corrosivum. H. corrosivum sub-
limatum. H. perchloridum. Mercurius sublimatus. Bi-
chloride of Mercury. Corrosive sublimate. Oxymuriate.
Trit. Solutions.

Allen: Cyclopædia, V. 6, V. 10. Cyclop. Drug Path., V.
  3. Hahnemann: Mat. Med. Pura. Hempel: Mat. Med.
  Hering: Guid. Symptoms, V. 7. Jahr: Symp. Codex.
  Macfarlan: High Pot. Provings.

———: Med. Inves., V. 7, p. 160.
Buchner: A. H. Z., V. 28, p. 155; V. 135, p. 82. Hom.
  Recorder, V. 12, p. 547. A. H. Z. supplt., V. 8.
Berridge: A. Jl. Hom. Mat. Med., V. 8, p. 126.
Guernsey: N. Y. Hom. Times, V. 5, p. 56.
Garnsey: Am. Hom. Obs., 1868, p. 470.
Hartl. u Trinks: Mat. Med.
Haight: U. S. Jl. Hom., V. 1, p. 7.
Kay: Hom. World, V. 31, p. 283.
Macfarlan: Hom. Phys., V. 12, pp. 56, 527; V. 13, p. 490.
Masselot: Archiv Gen. de Med. ser. 4, V. 9, p. 58.
Robinson: Brit. Jl. Hom., V. 25, p. 324.
Schwartz: Beobacht. Erfahr. Medizin, Dresden, 1827, p.
  332.

MERCURIUS CYANATUS. Hydrargyri cyanidum. Cya-
nide of Mercury. Cyanuret of Mercury. Mercurius borus-
sicus. Trit. and alcoholic solution.

Allen: Cyclopædia, V. 6. Cyclop. Drug Path., V. 3.
  Hering: Guid. Symptoms, V. 7.
Kapeler, Moor, Simon, et. al.: A. H. Z., V. 78, p. 19.
  Monattsbl. sem. 11. No. 1, V. 67, p. 151. Bull. Soc.
  Med. Hom., Oct., 1863. Jl. Soc. Gall., V. 2, pt. 3.

Allen: Hom. Times, N. Y., Oct., 1877.
De Moor: Bibl. Hom., V. 2, pp. 65, 91, 182, 203.

MERCURIUS DULCIS. Mercurius chloride. Hydrargyri Chloridum Mite. H. subchloridum. Mild chloride Mercury. Submuriate. Calomel. Triturations.

> Allen: Cyclopædia, V. 6. Hahnemann: Mat. Med. Pura. Hering: Guiding Symptoms, V. 7. Jahr: Symp. Codex. Williams: Tr. Minna. Hom. Med. Soc., V. 1, 1867–82, p. 122.

MERCURIUS IODATUS FLAVUS. M. proto-iodatus. Hydrar. iodidum. H. iodatum flavum. H. Iod. viride. Yellow Iodide. Green Iodide. Trit.

> Allen: Cyclopædia, V. 6. Hering: Guid. Symptoms, V. 7. Jahr: Symp. Codex. · Macfarlan: High Pot. Provings. Hering: Mat. Med., 1873.
>
> Lord: Amer. Provers' Union, Monograph, 1856.
> Berridge: Mo. Hom. Rev., V. 14, p. 108.
> Blakely: Provings, Phila., Tafel, 1866. Hahn. Mo., V. 1, appendix, April, 1866.
> Macfarlan: Hom. Phys., V. 12, pp. 56, 526; V. 13, pp. 51, 471; V. 14, pp. 23, 60.
> Tuttle: Hom. Phys., V. 10, p. 473.

MERCURIUS IODATUS RUBER. Mercuric iodide. Biniodide. Hydrargyrum. Bijodatum Rubrum. Deutoioduretum Hydrargyri. Deutiodide. Red iodide. Trit.

> Allen: Cyclopædia, V. 6. Cyclop. Drug Path., V. 3.
> Hering: Mat. Med., 1873. Guid. Symptoms, V. 7.
>
> ———: Jl. Soc. Gall., V. 8, p. 140.
> Coxe, Pehrson et. al.: Am. Provers' Union, Phila., 1856.
> Keyes: Am. Jl. Med. Sc., V. 71, p. 36.
> Robinson: Brit. Jl. Hom., V. 24, p. 517.

MERCURIUS NITROSUS. M. nitricum. Neutral nitrate. Trit. aqueous sol.

> Allen: Cyclopædia, V. 6.

MERCURIUS METHYLINUS. See Methylinus.

MERCURIUS PRÆCIPITATUS ALBUS. Hydrargyri

ammonia chloricum. H. ammonio muriaticum. Mercuric ammonic chloride. Mercurius cosmeticus. Ammonium chloride. White præcipitate.

Allen: Cyclopædia, V. 6, V. 10.

MERCURIUS PRÆCIPITATUS RUBER. Hydrar. oxy-

datum rubrum. Mercuric oxide. Hydrarg. Nitrico-oxidem. Red oxide. Peroxide. Red præcipitate. Trit.

Allen: Cyclopædia, V. 6, V. 10. Cyclop. Drug Path., V. 3. Hahnemann: Mat. Med. Pura. Jahr: Symp. Codex.

Eislet: Frank's Mag., V. 1, p. 771.
Buchner: A. H. Z., V. 46, No. 15.
————: Jl. Soc. Gall., V. 2, pt. 3.

MERCURIUS OXYDULATUS NIGER. See Merc. Sol.

Hahnemann: Mat. Med. Pura.

MERCURIC POTASSIUM IODIDE.

Macfarlan: Hahn. Mo., V. 25, p. 222.

MERCURIUS PROTO-SULPHUR. Etiope mineral.

Reyes: Med. Adv., V. 22, p. 242. Hahn. Mo., V. 24, p. 315.

MERCURY. Various preparations of.

Jahr: Symp. Codex. Allen: Cyclopædia, V. 6, V. 10.

Huber: N. A. Jl. Hom., V. 30, supplt., Nov., 1881. Feb., May, Aug., Nov., 1882. Feb., May, Aug., Nov., 1883. Feb., May, Nov., 1884. Feb., 1885.

MERCURIUS SOLUBILIS HAHNEMANNI. Hydrargy-

rum oxydulatum nigrum. Ammonio nitrate. Trit.

Allen: Cyclopædia, V. 6. Cyclop. Drug Path., V. 3. Hahnemann: Mat. Med. Pura. Hering: Guid. Symptoms, V. 7.

Berridge: U. S. Med. Inv., V. 1, p. 101.
Gross: Am. Hom. Obs., V. 7, p. 420.

Knorre: A. H. Z., V. 19, p. 285; V. 6, p. 35; V. 48, p. 144.
Wesselhœft: Tr. Am. Inst. Hom., 1886, 1888.
Robinson: Brit. Jl. Hom., V. 24, p. 515.

MERCURIUS SULFOCYANATUS. Sulphocyanide. Pharaoh's serpents.

Allen: Cyclopædia, V. 6.

MERCURIUS SULFURICUS. Mercuric sulphate. Sulphas flava. Sulphate of Mercury. Persulphate. Turpeth mineral. Yellow sulphate of Mercury. Trit.

Allen: Cyclopædia, V. 6. Cyclop. Drug Path., V. 3.
Hering: Guid. Symptoms, V. 7. Metcalf: Hom. Provings.
Andreau: Jl. Soc. Gall., V. 3, p. 143.
Berridge: N. A. Jl. Hom., V. 21, p. 102.
Croker: Mo. Hom. Rev., V. 14, p. 108.
Dake: N. A. Jl. Hom., V. 3, p. 180.
Ring: Appendix N. A. J. Hom. (See Allen. V. 6.)

MERCURIUS VIVUS. Hydrargyrum. Argentum vivum. Mercury. Quicksilver. Trit.

Allen: Cyclopædia, V. 6. Cyclop. Drug Path., V. 3.
Hahnemann: Mat. Med. Pura. Hering: Guid. Symptoms, V. 7. Jahr: Symp. Codex. Macfarlan: High Pot. Provings.
Grubers: Hom. Viertelj., V. 6, pp. 353, 400.
Macfarlan: Hom. Phys., V. 12, pp. 57, 527; V. 13, pp. 596, 434, 535; V. 14, p. 19.
Morrison: Mo. Hom. Rev., V. 19, p. 33. A. H. Z., V. 91, p. 6.
Pratt: Hahn. Mo., V. 13, p. 472.
Robinson: Brit. Jl. Hom., V. 24, p. 517.
Wibmer: Die Wirkungen.
Hartl. u Trinks: Annalen, V. 4.
———: Bibl. Hom., V. 4, p. 213.

MERCURIALIS PERENNIS. Dog Mercury. Tinct. fresh plant.

Allen: Cyclopædia, V. 6. Hering: Guid. Symptoms, V.
7. Jahr: Symp. Codex.

Hesse: Neue Archiv f Hom., V. I, pt. 2, p. 141.

Windelband: Hahn. Mo., V. 21, p. 365.

MESMERISMUS. (See, also, Magnetismus.)

Chapman: Brit. Jl. Hom., pt. 4.

Caspari: Bibl. Hom., V. 2, 1834.

Piper: Hygea, V. 13, pt. 2, p. —; V. 15, pt. 4.

Russell: Brit. Jl. Hom., Jan., 1851.

Stapf: Archiv hom. Heilk., V. 2, pt. 2.

Zwerina: Œsterr. Zeitschr., V. 2, pt. I.

METHYLENUM BICHLORATUM Hydrochloric ether.

Allen: Cyclopædia, V. 6.

METHYL-ETHYL ETHER. Methylene ether.

Allen: Cyclopædia, V. 6.

METALLPRÆPARATE.

Mayhofer: Hygea, V. 16, pt. 1, 2.

MEZEREUM. Daphne Mezereum. Chamædaphne. Chamælia Germanica. Coccus Chamelacus. Laureola. Thymelæ. Mezereon. Spurge Olive. Tinct. of bark.

Allen: Cyclopædia, V. 6, V. 10. Cyclop. Drug Path., V.
3. Hahnemann: Fragmenta de viribus. Lesser Writings. Chr. Dis., 2d ed. Jahr: Symp. Codex. Hering:
Guid. Symptoms, V. 7. Macfarlan: High Pot. Provings.
Possart: Hom. Arz., pt. 1, 3.

Dunham: Am. Hom. Rev., V. 2, p. 164. Neue Zeit. hom.
Klinik, V. 9, 1860.

Gerstel: Trans. World's Hom. Congress, 1876, V. I. Also,
Reprint. N. A. J. Hom., V. 27, pp. 181, 288, 423.

Hartl. u Trinks: Hom. Viertelj, V. 8, p. I.

Lembke: Neue Zeit. hom. Klinik, V. 13, p. 35.
Macfarlan: Hom. Phys., V. 12, p. 58; V. 13, p. 296.
Pluskel: Œsterr. Wochenschrift, 1844, p. 1375.
Theile: A. H. Z., V. 14, pp. 108, 113.
Wahle: A. H. Z., V. 61, p. 103.
Watzke: A. H. Z., V. 74, pp. 46, 53, 60.
Stapf: Archiv hom. Heilk., V. 4, pt. 2, p. 119.

MICA.

Oscar Hansen: Jl. Belge d'Hom., V. 3, p. 101. Rept. Calcutta Disp'y, 1894-5.

MIDGE (THE).

Brett: Hom. World, V. 12, p. 542.

MILLEFOLIUM. Achillea millefolium. A. myriophylli. A. alba. Milfoil. Nose-bleed. Yarrow. Tinct. of plant.

Allen: Cyclopædia, V. 6. Cyclop. Drug Path., V. 3. Hering: Amerikan Arzneiprufungen. Guid. Symptoms, V. 7. Hahnemann: Apotherkerlexicon. Mure: Braz. Provings. Jahr: Symp. Codex. Possart: Hom. Arz., pt. 1, 2.
———: Archiv hom. Heilk., V. 15, p. 3.
Keil: Zeits. hom. Klinik, V. 3, p'. 140.
Hartl. u Trinks: Annalen, V. 4.
Mure: Gaz. Hom. de Paris, No. 28, 1850.
Nenning: Annalen hom. Klinik, V. 4, p. 344.
———: Jl. Soc. Gall., V. 1, pt. 12; V. 2, pt. 1; V. 4, pt. 6.
———: N. E. Med. Gaz., V. 9, pp. 193, 241.

MIMOSA HUMULUS. Tinct. of leaves.

Allen: Cyclopædia, V. 6. Mure: Braz. Provings.

MISSISSQUOI WATER.

Macfarlan: Hom. Phys., V. 13, pp. 296, 440.

MITCHELLA REPENS. Checker berry. Deer berry. Partridge berry. Squaw vine. Winter clover. Tinct. of fresh plant.

Allen: Cyclopædia, V. 6.   Cyclop. Drug Path., V. 3 and 4.
Appendix. Hale: New Rem., 2d ed. Hering: Guid.
Symptoms, V. 7.

Duncan: U. S. M. Surg. Jl., V. 1, p. 252.

MOMORDICA BALSAMINA. Balsam apple. Tinct. of
ripe fruit,

Allen: Cyclopædia, V. 6.

Mercier: West. Jl. Hom., V. 1, p. 42.

MONOTROPA UNIFLORA. M. Morisoniana. Bird's nest.
Indian pipe. Corpse plant. Ice plant. Ova ova. Pine sap.
Tinct. fresh plant.

Allen: Cyclopædia, V. 10.

MORPHIUM ACETICUM. Acetate of Morphia. Trit. and
sol. in alcohol.

Allen: Cyclopædia, V. 6, V. 10.   Cyclop. Drug Path., V. 3.
Jahr: Symp. Codex.
Berridge: N. A. Jl. Hom., V. 21, p. 102.   Mo. Hom. Rev.,
V. 14, p. 108.
Berandi: Annual Universal, 1829.
Anstie: Stimulants and Narcotics, p. 119.
Chevallier: Revue Med., 1824. (Wibmer.)
Gatchell: U. S. Med. Inv., March 1, 1875.
Buchner-Wibmer: A. H. Z., V. 20, pp. 206, 221.
Orfila: Frank's Mag., V. 2.
Hartl. u Trinks: Mat. Med., V. 1.
Harley: Old Veg. Neurot., p. 124.
Hencke: Neue Archiv hom. Heilk., V. 3, p,. 1, p. 160.
Mrs. W.: Med. Chirurg. Trans., V. 1, pp. 572, 604.
Woodward: Bost. Med. Surg. Jl., V. 65, p. 157.

MORPHINUM. Morphia. See Morphium aceticum.

MORPHIUM MURIATICUM. Hydrochloras morphicus.
Muriate.
Jahr: Symptomen Codex.

MORPHIUM PURUM. See Morphium Acet.

MORPHIUM SULPHURICUM. Sulphate.

Allen: Cyclopædia, V. 6. Hering: Guid. Symptoms, V. 7. Jahr: Symp. Codex.

Cushing: N. E. Med. Gaz., V. 5. p. 546. Tr. Mass. Hom. Med. Soc., 1866-'70, p. 569.

Macfarlan: Hom. Phys., V. 13, p. 382.

Phillips: Hom. Phys., V. 17, p. 100.

MOSCHUS. M. orientalis. M. Tibetanus. M. Tunquinensis. Musk. Dried preputial secretion from Moschus moschiferus. Tinct. and trit.

Allen: Cyclopædia, V. 6. Cyclop. Drug. Path., V. 3. Hahnemann: Mat. Med. Pura. Hering: Guid. Symptoms, V. 7. Jahr: Symp. Codex.

Berridge: Am. Hom. Obs., V. 12, p. 307. N. Y. Jl. Hom., V. 2, p. 308.

Guntz: Jorg's Materialien. Brit. Jl. Hom., V. 22, p. 183.

Hromada: Jl. Arzneimittellehre, V. 1, p. 101.

Robinson: Brit. Jl. Hom., V. 25, p. 324.

Sundelin: Horn's Archiv., 1824, V. 1, p. 417.

Trousseau et Pidou: Traite Matiere Med., V. 2, p. 206. Paris, 1841.

MUREX PURPUREA. M. Brandaris. Purpurea patula. Sea snail. Tinct. of juice.

Allen: Cyclopædia, V. 6. Cyclop. Drug Path., V. 3 and 4. Appendix. Hering: Guid. Symptoms, V. 7. Jahr: Symp. Codex.

Berridge: Hom. Phys., V. 9, p. 60.

Hering: Am. Hom. Rev., V. 4, p. 406.

Petroz: Am. Hom. Rev., V. 4, pp. 310, 399, 406. Jl. Soc. Gall., V. 3, pt. 6, 7. Etudes, 1864. Rev. de la Mat. Med. Hom., V. 3.

MURIATIC ACID. Acidum chlorohydricum. Hydrochloric acid. Aqueous sol.

Allen: Cyclopædia, V. 6. Cyclop. Drug Path., V. 1. Hahnemann: Mat. Med. Pura. Chr. Dis., 2d ed. Hering: Guid. Symptoms, V. 7. Jahr: Symp. Codex. Macfarlan: High Pot. Provings. Peters–Marcy: New Mat. Med. Supl't N. A. J. Hom., Aug., 1855.

Macfarlan: Hom. Phys., V. 12, pp. 58, 523; V. 13, pp. 296, 440, 471.

Nenning: Annals Brit. Hom. Soc., V. 1. Appendix. V. 10. Appendix.

Keil: Zeit. hom. Klinik, V. 3, p. 149.

MURURE LEITE. Trit. of resin.

Allen: Cyclopædia, V. 6. Mure: Braz. Provings.

MUSA SAPIENTIUM. Banana. Tinct. of flowers.

Allen: Cyclopædia, V. 6.

Jenner: Mon. Hom. Rev., V. 9, p. 545.

MUSCARINUM.

Allen: Cyclopædia, V. 10. Cyclop. Drug Path., V. 1.

Ringer: Handbook Therap., 10th ed., p. 502.

Van Bœck: Zeimmssen's Cyclop., V. 17, p. 930.

MUSSELS.

Berridge: The Organon, V. 3, p. 283.

MYGALE MASIODORA. Black Cuban spider. Black spider of Texas. Tinct. and trit. of living insect.

Allen: Cyclopædia, V. 6. Cyclop. Drug Path., V. 3. Hering: Guid. Symptoms, V. 7.

———: Am. Hom. Rev., V. 5, p. 81.

Houard: Hahn. Mo., V. 5, p. 8.

MYRICA CERIFERA. Bayberry. Candle berry. Myrtle Bayberry Tree. Sweet Gale. Wax berry. Wax Myrtle. Tinct. of bark and root.

Allen: Cyclopædia, V. 6. Cyclop. Drug Path., V. 3. Hering: Guid. Symp., V. 7. Hale: New Rem., 2d ed. Macfarlan: High Pot. Provings.

Chase: Tr. Mass. Hom. Med. Soc., V. 2, p. 397, 1864.

Hale: Monograph. Pathogenesis, Detroit, 1869. Am. Hom. Obs., V. 5, p. 9.

Macfarlan: Hom. Phys., V. 12, p. 58; V. 13, p. 380.

———: Tr. Am. Inst. Hom., 1869. A. H. Z., V. 78, pp. 79, 95, 103, 111, 118; V. 85, pp. 15, 29, 38.

Sharp: Mo. Hom. Rev., V. 20, p. 749.

Walker: Am. Hom. Obs., V. 3, p. 508.

MYRICIN.

Chase-Cullis et al.: Tr. Mass. Hom. Med. Soc., 1861-'66.

MYRISTICA SEBIFERA. Virola sebifera. Brazilian Ucuuba. Trit. of gum.

Allen: Cyclopædia, V. 6. Mure: Braz. Provings.

Berridge: N. A. Jl. Hom., V. 21, p. 504.

MYRTUS COMMUNIS. Myrtle. Tinct. of fresh shoots, leaves, berries.

Hering: Guid. Symptoms, V. 7. Macfarlan. High Pot. Provings.

Hering: Hahn. Mo., V. 7, p. 62.

Macfarlan: Hom. Phys., V. 12, p. 58; V. 14, p. 19.

Wahle: Hom. Times, London, 1851, No. 92.

MYRTILIS EDULIS.

Frank's Mag., 2 Thl. Hufeland's Jl., V. 55, pt. 1, p. 100.

Laboucher: Bull. Hom. de Paris, July, 1847.

MYOSOTIS. Forget-me-not.

Hering: Guid. Symptoms, V. 7.

NABALUS ALBUS. N. serpentarius. Prenanthes alba. Cancer weed. Lion's foot. Rattlesnake root. White lettuce. Tinct. fresh plant.

Allen: Cyclopædia, V. 6. Hale: New Rem., 2d ed.

Lazarus: N. A. J. Hom., V. 4, p. 352.

14

NAJA TRIPUDIANS. Cobra di cappella. Coluber Naja. Hooded snake. Trit. of poison or sol. in glycerine.

.Allen: Cyclopædia, V. 6, V. 10. Cyclop. Drug Path., V. 3. Hering: Guid. Symptoms, V. 7. Possart: Hom. Arz., pt. 1.

Hirschel: Archiv, V. 2, pp. 29, 33.

Holcombe: U. S. Med. Surg. Jl., V. 1, p. 234.

Russell: Brit. Jl. Hom., V. 11, pp. 25, 95, 593; V. 12, pp. 211, 244. A. H. Z., V. 47, pp. 62, 71; V. 48, p. 93. Hom. Viertelj, V. 5, pt. 3.

————: Hom. Times, 1852, p. 195, July, 1843.

Stokes: Am. Hom. Rev., V. 1, p. 355. Mo. Hom. Rev., V. 3, p. 162.

NAPELLIN.

Schroff. Reil u Heppe, Jl. fur Pharmakodynamik.

NAPHTHALINUM.

Evans: N. A. Jl. Hom., V. 33, p. 415.

————: Med. Adv., V. 37, p. 636.

NAPHTHA.

Allen: Cyclopædia, V. 10.

NARCEINUM. Alkaloid from Opium.

Allen: Cyclopædia, V. 6. Cyclop. Drug Path., V. 3.

NARCISSUS POETICUS.

Allen: Cyclopædia, V. 6, V. 10.

Ringer: Jl. of Phys., V. 1, p. 437, 1878-9.

NARCOTINUM. Alkaloid of Opium.

Allen: Cyclopædia, V. 6. Cyclop. Drug Path., V. 3. Jahr: Symp. Codex. Cyclop. Drug Path.

Tully: Bost. Med. Surg. Jl., V. 7, p. 28, 1832.

Wibmer: Die Arzneimittel.

NARCOTINUM ACETICUM.

Jahr: Symp. Codex. (See Opium.)

NARCOTINUM MURIATICUM.

Jahr: Symp. Codex. (See Opium.)

NARDSAR. (Pjati-gorsk.)

Peterson: A. H. Z., V. 61, p. 133.

NARZAN. Mineral spring in Russia.

Allen: Cyclopædia, V. 6.
Peterson: A. H. Z., V. 61, p. 133.

NATRUM ARSENICATUM. Sodium arsenate. Natri arsenias. Arsenate of Soda. Trit. and aqueous sol.

Allen: Cyclopædia, V. 6, V. 10. Hering: Guid. Symptoms
V. 7. Cycl. Drug Path., V. 1.

Gourbeyre: L'Art Med., V. 17, p. 440.
Childs: Hahn. Mo., V. 14, p. 652.
Materia Medica Club, of Allegheny Co.: Tr. Hom. Med.
Soc., Penna., 1874-'78. Appendix to Hahn. Mo., 1876.
Monograph. (Cooper.)
Thompson: Hahn. Mo., V. 13, p. 599. A. H. Z., V. 98, p. 78.

NATRUM.

Hartl. u Trinks: Mat. Med., V. 3. (Schreter.)

NATRUM BICARBONICUM. Sodiæ bi-carbonas. Sodium hydrocarbonate. Bi-carbonate of Soda.

Skinner: N. A. Jl. Hom., V. 30, p. 353.

NATRUM BROMATUM. Bromide of Soda.

Allen: Cyclopædia, V. 6. Cyclop. Drug Path., V. 3.
Hollis: Practitioner, V. 11, p. 81.
Laborde: A. H. Z., V. 87, p. 46.

NATRUM CARBONICUM. Disodic carbonate. Sal sodæ. Sodii carbonas. Washing soda. Trit. of crystals.

Allen: Cyclopædia, V. 6. Cyclop Drug Path., V. 3.
Hahnemann: Chr. Dis., 1st ed., 2d ed. Hering: Guid.
Symptoms, V. 7. Jahr: Symp. Codex.

Berridge: N. A. J. Hom., V. 21, p. 503. Brit. Jl. Hom., V. 15, p. 684.

Kurtz: A. H. Z., V. 26, p. 249.

NATRUM CHLORATUM.

Allen: Cyclopædia, V. 10.　Cyclop. Drug Path., V. 3.

Cooper: Brit. Jl. Hom., V. 35, p. 320.

NATRUM LACTICUM.

Allen: Cyclopædia, V. 10.

NATRUM MURIATICUM. Sodium chloride. Chloride of Sodium. Table salt. Trit.

Allen: Cyclopædia, V. 6. Cyclop. Drug Path., V. 3. Hahnemann: Chr. Dis., 1st ed., 2d ed, Hering: Guid. Symptoms, V. 7. Jahr: Symp. Codex. Macfarlan: High Pot. Provings. Hering: 12 Tissue Rem., 3d ed. Possart: Hom. Arz., pt. 1.

Arneth: Œsterr Zeit. f Hom., V. 4, p. 1 (1848). A. H. Z., V. 37, p. 283.

Berridge: N. A. J. Hom., V. 20, p. 58; V. 21, p. 503.

Bartlett: N. A. J. Hom , V. 2, p. 132.

Hahnemann: Archiv hom. Heilk., V. 19, pt. 3, p. 120.

Hartl.: A. H. Z., V. 84, pp. 65, 73, 82, 89, 97.

Hering: A. H. Z., V. 98, p. 148.

Hughes, Schreter et al.: Mo. Hom. Rev., V. 33, p. 517.

Hare: Mo. Hom. Rev., V. 3, p. 211.

Macfarlan: Hom. Phys., V. 12, p. 58; V. 13, pp. 289, 384, 391.

Robinson: Brit. Jl. Hom., V. 25, p. 325.

Schreter: Œsterr Zeit. f Hom., V. 4, p. 78.

————: N. Y. Jl. Hom., 1874, p. 312.

NATRUM NITRICUM. Sodium nitrate. Nitrum cubicum. Chili saltpetre. Cubic nitre. Nitrate of Soda. Trit.

Allen: Cyclopædia, V. 6. Cyclop. Drug Path., V. 3. Jahr: Symp. Codex.

———: U. S. Med. Inves, V. 19, p. 22.

Bœcker: A. H. Z. Supl't, V. 7, p. 44.

Gross: Archiv hom. Heilk., V. 13, pt. 2, p. 179.

Weidner: Zeit. Erfahrungsheil, V. 1, pt. 4, p. 41. Frank's Mag.

NATRUM PHOSPHORICUM. Sodium phosphate. Trit.

Allen: Cyclopædia, V. 6. Cyclop. Drug Path., V. 3, 4. Appendix. Hering: 12 Tissue Rem., 3d ed. Guid. Symp., V. 8.

Bœcker: Beitr. z Heilk.

Corson: Thesis Hahn. Med. Coll., Phila., 1877.

Farrington: Hahn. Mo., V. 12, p. 172. A. H. Z., V. 94, pp. 148, 158, 165.

Hering: A. H. Z., V. 98, p. 156.

NATRUM SALICYLICUM. Trit. or solutions.

Allen: Cyclopædia, V. 6, V. 10.

Peterson: N. Y. Med. Record, July, 1877.

NATRUM SULPHURICUM. Sal mirabile. Sodic sulphate. Glaubers Salts. Sulphate of Soda.

Allen: Cyclopædia, V. 6. Cyclop. Drug Path., V. 3. Hering: Mat. Med., 1873. Jahr: Symp. Codex. Hering: 12 Tissue Rem., 3d ed. Guid. Symp., V. 8.

Berridge: U. S. Med. Inv., V. 10, p. 298. Gregg's Hom. Quarterly, V. 2, p. 157.

Hering: A. H. Z., V. 98, p. 164.

Lembke: Neue Zeit. hom. Klinik, V. 11, p. 97, et seq.

Hartl. u Trinks: Annalen, V. 3, pt. 4.

Croserio: Archiv hom. Heilk., V. 16, pt. 3, p. 164.

Nenning: Annal. hom. Klinik, V. 4, No. 4.

Schreter: Annalen hom. Klinik, V. 3, No. 4.

NATRUM SULPHURATUM. Bi-sulphuretum natri. Sodic sesqui sulphide. Sulphide of Soda.

Allen: Cyclopædia, V. 6, V. 10.

NATRUM SULFOVINICUM. N. æthylo-sulfuricum. Ethyle sulphate of sodium.   Aqueous solution.

Allen: Cyclopædia, V. 6.

NELUBRIUM LUTEUM.

Hale: Its value as an Ornamental Plant. Monograph, Chicago, 1871.

NICCOLUM.   Nickel.   Niccolum carb. and metallicum. Trit.

Allen: Cyclopædia, V. 6.   Jahr: Symp. Codex.   Hering: Guid. Symptoms, V. 8.

Nenning: Hartl. u Trinks, Annalen, V. 3, p. 353.

NICOTINUM.   Alkaloid of tobacco.

Allen: Cyclopædia, V. 7.   Cyclop. Drug. Path., V. 3.

Husemann: Reil. Planzenstoffe.

Kolliker: A. H. Z., V. 56, p. 74.

Reil: Mat. Med., 1857.   Jl. f. Pharm., V. 2, p. 195.

Schroff: Lehrbuch d Pharm., p. 577.

NITRIC ACID. Acidum azoticum.   Hydric nitrate.   Hydrogen nitrate.   Aqueous solution.

Allen: Cyclopædia, V. 7.   Cyclop. Drug Path. V. 1.

Hahnemann: Chr. Dis., 1st. ed., 2d. ed.   Jahr: Symp. Codex.   Marcy-Peters: New Mat. Med. Suplt. N. A. J. Hom., Aug., 1855.   Macfarlan: High Pot. Provings. Hering: Guid. Symptoms, V. 8.

————: Annals Brit. Hom. Soc., V. 10.   Appendix.

Berridge: Mo. Hom. Rev., V. 14, p. 107.   Am. Jl. Hom. Mat. Med., V. 8. p. 128.   N. Am. Jl. Hom., V. 21, p. 101.

Clarke: Hom. World, V. 28, p. 357.

Hendricks: Am. Jl. Hom. Mat. Med., V. 3, p. 120.

Macfarlan: Hom. Phys., V. 12, pp. 59, 526; V. 13, pp. 296, 380, 388, 391, 440, 471; V. 14, p. 24.

Palmer: Tr. N. Y. State Hom. Soc., 1864, p. 225.

Robinson: Brit. Jl. Hom., V. 25, p. 325.

Scott: N. Am. Jl. Hom., V. 2, p. 412.   Duncan's Annals, V. 1, p. 370.

· Wunderlich: Archiv der. Heilk., 1863. A. H. Z.
Monattsbl., V. 7, p. 27.

NITRI SPIRITUS DULCIS. Naphtha nitri. S. ætheris nitrosi. Nitrico ætherius. Nitric ether. Sweet spirit of nitre. Aqueous solution.

Allen: Cyclopædia, V. 7, V. 10. Hering: Guid. Symptoms,
V. 8. Jahr: Symp. Codex. Cyclop. Drug Path., V. 4.
Appendix.

———: Hom. Viertelj, V. 6.
Noack u Trinks:
Lembke: Zeit. hom. Klinik, V. 4, p. 145; V. 17, p. 36.
A. H. Z., V. 49, p. 186.
Leech: Pract'r, V. 31.
Brown: Pharm. Jl., Mch., 1857.
Snow: Med. Gaz., V, 4, p. 1075.

NITROUS ACID.

Jahr: Symp. Codex.

NITROGEN PEROXIDE.

Berridge: N. A. J. Hom., V. 23, p. 375.
James: N. A. J. Hom., V. 14, p. 515.

NITRO-GLYCERINE.

Bourru: N. Y. Med. Times, V. 11, p. 319.

NITRO-MURIATIC ACID. Acidum chloro-nitrosum. A. nitro-hydrochloricum. Aqua regia. Dilutions with distilled water.

Allen: Cyclopædia, V. 7, V. 10. Cyclop. Drug Path., V. 1.

Jones, White: Hom. Recorder, V. 11, p. 433.
Morgan: Hahn. Mo., V. 6, p. 186.
Scott: Amer. Med. Recorder, V. 1, p. 84. (1818.)
Graves: N. A. J. Hom., V. 1, p. 518.

NITROUS OXIDE. Nitrogenium oxygenatum. Laughing gas.

Allen: Cyclopædia, V. 7.

Berridge: N. A. Jl. Hom., V. 23, p. 375.   Am. Hom. Obs.,
1875, p. 307.

Clarke: Hom. World, V. 25, p. 64.   Hahn. Mo., V. 25, p.
203.

Farrington: Am. Jl. Hom. Mat. Med., V. 4, p. 105.

James: Tr. N. Y. State Hom. Soc., 1866.   N. A. J. Hom.,
1866, p. 517.

Ostrom: Hahn. Mo., 1875, p. 16.

NITRUM. See Kali nitricum.

NUPHAR LUTEUM. Nymphæa lutea.   Nuphar minimus.
Small yellow pond lily.   Tinct. of root.

Allen: Cyclopædia, V. 7. Hale: New Rem., 2d ed. Cyclop.

Drug Path., V. 3, 4. Appendix.   Hering: Guid. Symp-
toms, V. 8.

————: Zeit. hom. Klinik, V. 1, 1851.

Pitet: N. A. J. Hom., V. 3, p. 250.   Jl. Soc. Gall., V. 2; V.
3, p. 129.   A. H. Z., V. 44, p. 217.

NUX ABSURDA.

Gromel: Am. Hom. Obs., V. 4, p. 372.

NUX JUGLANS.

Jahr: Symp. Codex.

————: Hygea, V. 22, Nos. 1, 2.

NUX MOSCHATA. Myristica aromatica.   Nuces aromatica.
Nux myristica.   Nuclei myristicæ.   Semen myristica.   Nut-
meg.   Tinct. and trit.

Allen: Cyclopædia, V. 7, V. 10.   Cyclop. Drug Path., V. 3.
Hering: Guid. Symptoms, V .8. Monograph. Mat. Med.,
1873 (bibliography).   Jahr: Symp. Codex.   Macfarlan:
High Pot. Provings.

Ayres: Hahn. Mo., V. 26, p. 93.

Berridge: U. S. Med. Inv., V. 1, p. 101.   N. A. Jl. Hom.,
1873, p. 504.

Cranch: Med. Adv., V. 16, p. 317. Tr. I. H. A., 1884–5.

Dowler: U. S. Med. Inv., V. 17, p. 397. West. Hom. Obs., V. 4, p. 125.

Bosch: A. H. Z. Monatsb., V. 19, p. 20.

Fanning: Hahn. Mo., V. 6, p. 64. (1870.)

Helbig: Heraklides, V. 1, p. 1–41.

Hering: Hom. Viertelj, V. 10, p. 90.

Haywood: Hahn. Mo., V. 29, p. 479. Med. Century, V. 2, p. 226.

————: Med. Couns., V. 3, p. 201.

Howard: Hahn. Mo., V. 15, p. 105.

Macfarlan: Hom. Phys., V. 12, p. 59.

Martin: Hahn. Mo., V. 6, p. 63. Tr. Penna. State Hom. Soc., 1870–'71.

Roberts: Hahn. Mo., V. 3, p. 531.

Stoneham: Hahn. Mo., V. 31, p. 823. Mo. Hom. Rev., V. 40, p. 494.

Theuman: A. H. Z., V. 17, p. 165.

Von Tagen: N. A. J. Hom., V. 21, p. 315.

Perkinje: Neue Breslauer Sammlung, 1828.

Mrs. E.: Tr. I. H. A., 1891.

NUX VOMICA. Strychnos nux vomica. Strychnos colubrina. S. ligustrina. Poison nut. Quaker button. Tinct. trit. of seed.

Allen: Cyclopædia, V. 7, V. 10. Cyclop. Drug Path., V. 3. Hering: Guid. Symptoms, V. 8. Hahnemann: Mat. Med. Pura. Fragmenta de viribus. Jahr: Symp. Codex. Macfarlan: High Pot. Provings.

Berridge: N. A. Jl. Hom., V. 21, p. 500; V. 22, p. 192. N. E. Med. Gaz., V. 9, p. 401.

Arnold: Hygea, V. 19, pt. 5, pp. 444, 473.

Cockburn: Mo. Hom. Rev., V. 2, p. 49.

Hartl. u Trinks: Mat. Med., V. 3.

Hering: Mo. Hom. Rev., Nov., 1894. Calcutta Jl. Med., V. 13, p. 437.

Lembke: Neue Zeit. hom. Klinik, V. 13, p. 153.

Gentske: A. H. Z., V. 7, pp. 101, 121, 137 (animals).

Macfarlan: Hom. Phys., V. 12, p. 59; V. 13, pp. 296, 386,
391, 436, 471, 529.
Robinson: Brit. Jl. Hom., V. 25, p. 325.
———: Hom. World, V. 27, p. 75.
Tuttle: Hom. Phys., V. 10, p. 523.
Weaver: Am. Hom. Obs., V. 3, p. 520.
Woodward: U. S. Med. Inv., V. 14, p. 236. Tr. Am. Inst.
Hom., 1883.
Wilson: N. Am. Jl. Hom., V. 23, p. 376.

NYMPHÆ ODORATA. Castalia pudica. Beaver root.
Sweet water lily. Water Nymph. White pond lily.

Allen: Cyclopædia, V. 7. Hale: New Rem., 2d ed.

Jenner: Mo. Hom. Rev., V. 9, p. 546.

OCIMUM CANUM. Alfavaca. Hoary Basil. Tinct. of
leaves.

Allen: Cyclopædia, V. 7, V. 10. Mure: Braz. Provings.

———: Jl. Brit. Hom. Soc., Jan., 1896, p. 81.

ŒNANTHE CROCATA. O. apiifolia. Water hemlock.
Water Dropwort. Water Lovage. Dead tongue. Yellow
water dropwort. Tinct. trit. of root.

Allen: Cyclopædia, V. 7. Cyclop. Drug Path., V. 3. Her-
ing: Guid. Symptoms, V. 8. Hahnemann: Apothe-
kerlexicon.
Berridge: Bibliography of poisoning. Hom. World, V. 12.
Jl. Belge Hom., V. 3, No. 1.
DeMoor: Jl. Belge Hom., V. 4, pp. 1, 71, 147, 208, 358; V.
3, pp. 139, 164.
Watson: Archiv hom. Heilk., V. 14, pt. 2, p. 188.

ŒNOTHERA BIENNIS. Œ. gauroides. Œ. parviflora.
Onagra biennis. Onosuris acuminta. Evening primrose.
Scabish. Tree primrose. Tinct. of fresh plant.

Allen: Cyclopædia, V. 7.

Nute: U. S. Med. Surg. Jl., V. 9, pp. 310, 395.

OLEANDER. Nerium album. N. plendens. N. variegatum. Rose bay. Rose laurel, Tinct. trit. of leaves.

> Allen: Cyclopædia, V. 7, V. 10. Cyclop. Drug Path., V. 3. Hahnemann: Mat. Med. Pura. Hering: Guid. Symptoms, V. 8. Jahr: Symp. Codex. Macfarlan: High Pot. Provings.
>
> Buchner: Repertorium, 2d ser., V. 15.
> Griffen: Med. Adv., V. 13, p. 575.
> Macfarlan: Hom. Phys., V. 12, p. 60.
> Kunzack: Monatsbl., A. H. Z., V. 60. Sem. 1, No. 2, Zeit. d Gesell, k. k. Ærzte Wien, 1859, No. 44, 50, 51.

OLEUM ANIMALE. Dippelii. Oleum cornu cervi. O. animale æthereum. Animal oil. Trit. Alcoholic solution.

> Allen: Cyclopædia, V. 7. Jahr: Symp. Codex. Hering: Guid. Symptoms, V. 8.
>
> Hartl. u Trinks: Mat. Med., V. 2.
> Olds: Hom. Phys., V. 16, p. 433. Calcutta Jl. Med., V. 16, p. 251. Hahn. Advocate, Apr., 1897.

OLEUM CAJEPUTI

> Hering: Guid. Symptoms, V. 8.

OLEUM JECORIS ASELLI. Oleum morrhuæ. O. hepatis morrhuæ. Cod liver oil. Trit.

> Allen: Cyclopædia, V. 7. Jahr: Symp. Codex. Hering: Guid. Symptoms, V. 8.
>
> Madden: Brit. Jl. Hom., V. 6, p. 446.
> Neidhard: U. S. Med. Surg. Jl., V. 8, pp. 1, 139.

ONISCUS ASELLUS. O. armadillo. Sow bug. Woodlouse. Milliped. Tinct. of living insect.

> Allen: Cyclopædia, V. 7. Jahr: Symp. Codex.
> ———: Jl. Soc. Gall., V. 4, pt. 7, 1853.
> Hering: Archiv hom. Heilk., V. 13, pt. 1, p. 168.
> Wolff: Med. Zeit. Ver. Heilk. in Press, 1833, No. 47, p. 211.
> Am. Hom. Obs., 1872, p. 312.

ONOSMODIUM VIRGINIANUM.

Cyclop. Drug Path., V. 3, 4. Appendix.

Green: Hahn. Mo., V. 20, p. 321. Boericke & Tafel's Quar. Bulletin, Nov., 1885. Also Reprint. Zeit. d. Berl. V. hom. Ærzte, V. 5, p. 465.

———: Med. Couns., V. 10, p. 348.

Linnell: N. A. J. Hom., V. 40, p. 86.

Norton: N. A, J. Hom., V. 34, p. 792.

Yingling: Hom. Phys., July, 1893.

OPHIOTOXICON. Poison of serpents.

Jahr: Symp. Codex.

Hering: Schlangengiftes. Archiv hom. Heilk., V. 10, pt. 2.

———: Hom. Times, London, July, 1853. (No. 206.)

OPIUM. Papaver somniferum. Succus Thebaicus. White poppy. Dilutions, trit.

Allen: Cyclopædia, V. 7, p. 10. Hahnemann: Fragmenta de viribus. Mat. Med. Pura. Cyclop. Drug. Path., V. 3 and 4. Appendix. Possart: Hom. Arz., pt. 3. Jahr: Symp. Codex. Hering: Guid. Symptoms, V. 8.

Alb: Zeits. Ver. hom. Ærzte Œsterr., V. 1, pt. 3, pp. 28, 65.

Bœcker: Zeit. Erfahrungsheilkunde, V. 4, pt. 1, pp. 41, 57. Frank's Mag., V. 4.

Amador: Bull. Soc. hom. de Paris.

Berridge: The Organon, V. 3, p. 284.

Buchner: A. H. Z., V. 47, p. 48.

Harley: Old Veget. Neurotics.

Jorg: Materialien.

Hartl. u Trinks: Mat. Med , V. 1.

Helbig: Heraklides, pt. 1, p. 48.

Eidherr: Brit. Jl. Hom., V. 23, p. 2.

Macfarlan: Hom. Phys., V. 13, p. 438.

Sharp: Am. Hom. Obs., V. 14, p. 306. Essays, 1874, p. 724.

Strecker: A. H. Z., V. 12, p. 133.

Schmidt: Hygea, V. 14, pt. 4; V. 17, pt. 1, 2.

Waltl: A. H. Z., V. 22, p. 160.

Wibmer: A. H. Z., V. 21, p. 14; V. 22, No. 11. Die Arznei-
mittel.

OPLIA FARINOSA. Insect.

Allen: Cyclopædia, V. 7.

Demeures: Jl. Soc. Gall. ser. 1, V. 4, p. 110. A. H. Z.,
V. 47, p. 7.

OPTOCHIMISCHE. (Spectralanalyse.)

Ozanam: L'Art Med., Jan., 1862. A. H. Z., V. 64, No. 10,
12, 13. Prager Med. Monattschr., V. 10, Apr., May,
June, Aug., Nov., 1862.

OPUNTIA VULGARIS. Cactus opuntia. Opuntia humifusa. Prickly pear cactus. Indian fig. Prickly pear. Tinct. of whole plant.

Allen: Cyclopædia, V. 7.

Burdick: N. A. J. Hom., V. 23, p. 48.

Kunze: Tr. Eclectic Med. Soc., State of N. Y., 1875. A.
H. Z., V. 19, p. 128.

ORIGANUM MAJORANA. Herba amaraci. H. samsuchi. Sweet or knotted marjoram. Tinct. of plant.

Allen: Cyclopædia, V. 7. Hering: Guid. Symptoms, V. 8.

Cessoles: Rev. Hom. du Midi., 1859, No. 7. A. H. Z.; V.
37, p. 139.

ORIGANUM VULGARE. Wild marjoram. Mountain mint. Organy. Tinct. fresh plant.

Cyclop. Drug Path., V. 3.

Cessoles: N. A. J. Hom., V. 15, p. 65.

Gallavardin: Causeries Cliniques, V. 1, p. 80. Rev. Hom.
du Midi., 1848, No. 7. A. H. Z., V. 37, p. 139.

OSMIUM. Trit.

Allen: Cyclopædia, V. 7. Cyclop. Drug Path., V. 3. Her-
ing: Mat. Med., 1873. Guid. Symptoms, V. 8.

Bojanus: Inter Hom. Presse, V. 5, pp. 275, 193.

Eulenberg: N. A. J. Hom., V. 33, p. 194.

Hofbauer: Hygea, V. 2, 1835. (Fickel.)

Leidbeck: Œsterr Zeit., V. 3, p. 1847.

Stokes: Am. Hom. Rev., V. 1, p. 357. Mo. Hom. Rev.,
V. 3, p. 164. Hom. Viertelj, V. 10.

OSTRYA VIRGINICA. Hop horn bean. Iron wood. Lever wood. Tinct.

Allen: Cyclopædia, V. 7.

Burt: West. Inst. Hom., 1867–'68, p. 139.

E. H. King: Thesis Hahn. Med. College. (See Allen.)

OVA GALLINÆ PELLICULA. Ovi mebrani. Vesicula Purkunge.

Swan: Hom. Phys., V. 13, p. 323. Med. Visitor, V. 9, p.
103. Tr. I. H. A., 1881–'3.

OXALIC ACID. Trit. aqueous solution.

Allen: Cyclopædia, V. 7. Cyclop. Drug Path., V. 1. Appendix V. 4. Jahr: Symp. Codex. Possart: Hom. Arzneim, pt. 1, 2.

Peters–Marcy: New Mat. Med. Supl't. N. A. J. Hom., Aug., 1855.

Hering: Amerikan. Arzneiprufungen. Guid. Symptoms, V. 8.

Annals Brit. Hom. Soc., V. 10. Appendix.

———: Jl. Brit. Hom. Soc., V. 7, p. 288.

Neidhard: Tr. Am. Inst. Hom., V. 1, p. 70.

Reil: Hom. Viertelj, V. 2, p. 340, pt. 3, p. 305.

Sharp: Essays.

OXALIS ACETOSELLA. Common wood sorrel. Tinct. of plant.

Macfarlan: High Pot. Provings. Hom. Phys, V. 12, p.
60; V. 13, pp. 288, 380, 386, 492.

Millspaugh: Tr. N. Y. State Hom. Soc., 1884.

OXEODAPHNE CALIFORNIA. Oxeodaphne. Mountain laurel. Tinct. of leaves.

Allen: Cyclopædia, V. 10.

Moore: N. Y. Med. Times, V. 14, p. 324.

———: Mo. Hom. Rev., V. 22, p. 485. Hom. Phys., V. 4, p. 287.

OXYGEN.

Swan: Hom. Phys., V. 10, p. 397. The Organon, V. 3, p. 280.

OXYTROPIS LAMBERTI. Loco weed. Rattle weed.

Gee: Med. Adv., V. 17, p. 441. Hom. Recorder, V. 2, p. 193. Tr. I. H. A., 1886.

OZONUM.

Allen: Cyclopædia, V. 7, p. 253.

PÆONIA OFFICINALIS. Rosa benedicta. Double peony. Peony. Tinct. of root.

Allen: Cyclopædia, V. 7. Cyclop. Drug Path., V. 3. Hering: Guid. Symptoms, V. 8. Jahr: Symp. Codex.

Geyer: Hygea, V. 21, pt. 5, p. 313.
———: Prakt. Mitth. Ges. hom. Ærzte, No. 4, July, 1827.
Schelling: A. H. Z., V. 28, p. 182.
Teste: Jl. Soc. Gall., V. 2, pt. 4.
———: Viertelj f Hom., V. 2, p. 474.

PALLADIUM. Trit.

Allen: Cyclopædia, V. 7, V. 10. Cyclop. Drug Path., V. 3. Macfarlan: High Pot. Provings. Hering: Guid. Symptoms, V. 8.

Hering: N. A. J. Hom., V. 27, p. 129. A. H. Z., V. 98, pp. 78, 87, 94, 101, 110, 117.
Macfarlan: Hom. Phys., V. 12, p. 60; V. 13, pp. 297, 435.
Holmes: Hom. Phys., V. 17, p. 27.

PANACEA. Brazilian tree. Poorman's Mercury. Azougue dos pobres. Cabedula. Erva carneira.

Allen: Cyclopædia, V. 7. Mure: Braz. Provings.

PAPAVERINUM. Alkaloid of Opium. Trit.

Allen: Cyclopædia, V. 7. Cyclop. Drug Path., V. 3.

PAPAYA VULGARIS.

Cowperthwait: Tr. Am. Inst. Hom., 1881.

PARAFFINUM. PARAFFIN. Trit.

Cyclop. Drug Path., V. 4. Appendix.

Clarke: Am. Hom't, V. 17, p. 274.

Wahle: A. H. Z., V. 121, pp. 188, 201; V. 122, p. 12. Chironian, V. 7, pp. 107, 117. Hom. Recorder, V. 5, p. 194. L'Omiopatia in Italia, V. —.

PAREIRA BRAVA. Chondrodendron tomentosum. Cocculus chondrodendron. Tinct. dried root.

Hering: Guid. Symptoms, V. 8.

Lembke: Califor. Hom'th, V. 5, p. 84. A. H. Z., V. 116, p. 173.

PARIS QUADRIFOLIA. Aconitum pardalianches. Herba Paris. Solanum quadrifolium. Bacciferum. Uva Lupulina. Fox grape. Herb Paris. True love. One berry. Four leaved grass. Tinct. of plant.

Allen: Cyclopædia, V. 7. Cyclop. Drug Path., V. 3. Jahr: Symp. Codex. Hering: Guid. Symptoms, V. 8.

Beauvais St. Gratien: Giftige, Paris, 1838.

———: Jl. Soc. Gall., V. 2, pt. 10.

Berridge: N. A. J. Hom., V. 21, p. 504.

Hartl. u Trinks: Mat. Med., V. 3.

Hering: Archiv hom. Heilk., V. 13, pt. 1, p. 171.

Stapf: Archiv hom. Heilk., V. 8, pt. 1, p. 177.

PARTHEINUM HYSTEROPHORUS.

Fornias, Sleight: Hom. Recorder, V. 1, p. 73.

PASSIFLORA INCARNATA. May pop. Passion flower. Tinct. fresh leaves.

Buchanan: Hom. World, V. 28, p. 411. Minneapolis Hom. Mag., V. 1, p. 89.

PASTINACA SATIVA. Garden parsnip. Tinct. of root.

Allen: Cyclopædia, V. 7.

PAULLINIA PINNATA. Timbo. Timbo sipo. Guaratimbo. Tinct. fresh root.

Allen: Cyclopædia, V. 7. Mure: Braz. Provings.

PAULLINIA SORBILIS. See Guarana.

PEDICULUS CAPITIS.

Allen: Cyclopædia, V. 7. Mure: Braz. Provings.

PENTHORUM SEDOIDES. Stone crop. Tinct. of plant.

Allen: Cyclopædia, V. 7.

Morrow: U. S. Med. Inv., V. 3, p. 565. Med. Adv., V. 18, p. 542. Eclectic Med. Jl., 1875.

PENNYROYAL OIL.

Toothaker: Phila. Jl. Hom., V. 2, p. 655.

PEPSIN.

Kafka: A. H. Z., V. 55, p. 169.

PERKINISMUS.

———: Archiv hom. Heilk., V. 6, pt. 2, p. 188.

PERLARUM MATER.

Schelling: A. H. Z., V. 82, p. 80.

PERSICA. Amygdalus persica. Peach. Tinct. of flowers.

Allen: Cyclopædia, V. 7, V. 10.
Demeures: Jl. Soc. Gall. ser. 1, V. 4, p. 118.

15

PETIVERIA TETRANDRA. P. mappa graveolens. Pipi.
Tinct. fresh root.

Allen: Cyclopædia, V. 7. Mure: Braz. Provings.

PETROLEUM. Naphtha montana. Bitumen liquidum.
Petræ. Oleum terræ. Coal oil. Rock oil. Tinct. alcoholic solution.

Allen: Cyclopædia, V. 7, V. 10. Cyclop. Drug Path., V. 3.
Jahr: Symp. Codex. Hering: Guid. Symptoms, V. 8.
Hahnemann: Chr. Dis., 1st ed., 2d ed. Macfarlan: High
Pot. Provings.

Berridge: N. A. J. Hom., V. 20, p. 51.

Beckwith: Am. Hom. Obs., 1869, p. 368.

Benson: Hahn. Mo., V. 3, p. 409. Tr. N. Y. State Hom.
Soc., 1868. A. H. Z., V. 82, p. 80.

Burnett: Hom. World, V. 26, p. 353.

Hartl. u Trinks: Annalen, V. 4.

Knorre: A. H. Z., V. 6, p. 38. Monatsbl., V. 5, p. 6.

Muller: Hahn. Mo., V. 6, p. 163. A. H. Z., V. 81, p. 81.

Macfarlan: Hom. Phys., V. 12, p. 60; V. 13, pp. 375, 434,
530; V. 14, p. 24.

Schelling: A. H. Z., V. 83, p. 189. Hahn. Mo. V. 7, p.
512.

————: (El Crit. Medico.) A. H. Z., V. 78, p. 151.

PETROSELINUM SATIVUM. Apium petroselinum. Carum
p. Parsley. Tinct. fresh plant.

Allen: Cyclopædia, V. 7. Jahr: Symp. Codex. Hering:
Guid. Symptoms, V. 8.

Bethmann: Archiv hom. Heilk., V. 18, pt. 3, p. 34.

Doin et Laburthe: Du suc de Persil. dans trait. gonorrhœ,
Paris, 1834.

PHALLUS IMPUDICUS. P. fœtridus. Stink horn. Tinct.
of whole fungus. P. nana.

Allen: Cyclopædia, V. 7.

Kaliniczensko: L'Union Med., 1865, No. 34.

PHASEOLUS VULGARIS. Bean. Common kidney bean. Tinct. trit. of bean.

> Allen: Cyclopædia, V. 7.
>
> Cushing: Hom. Recorder, V. 12, p. 193.
> Dale: Brit. Med. Jl., Apr., 1864, p. 471.
> Demeures: Jl. Soc. Gall. ser. 1, V. 4, p. 112.

PHELLANDRIUM AQUATICUM. Œnanthe phellandrium. O. sarmentosa. Fœniculum aquaticum. F. caballinum. Five leaved water dropwort. Five leaved water hemlock. Water hemlock. Tinct. of seeds.

> Allen: Cyclopædia, V. 7. Cyclop. Drug Path., V. 3. Macfarlan: High Pot. Provings. Jahr: Symp. Codex. Hering: Guid. Symptoms, V. 8.
>
> ———: Bibl. Hom., V. 6, p. 28.
> Macfarlan: Hom. Phys., V. 12, p. 60.
> Nenning: Hartl. u Trinks, Mat. Med., V. 2, pp. 138, 142.

PHOSPHORIC ACID. Hydric phosphate. Meta-phosphoric acid. Trit. aqueous solution.

> Allen: Cyclopædia, V. 7. Cyclop. Drug Path., V. 1. Hahnemann: Mat. Med. Pura. Chr. Dis., 2d ed. Peters-Marcy: New Mat. Med. Supl't N. A. J. Hom. Nov., 1855. Jahr: Symp. Codex. Hering: Guid. Symptoms, V. 8.
>
> Andrews: Am. Jl. Insanity, 1869.
> Bœcker: Hom. Viertelj, V. 6, 1855.
> Hartl. u Trinks: Annalen, V. 2.
> Heinige: A. H. Z., V. 79, p. 157; V. 84, p. 43. Hahn. Mo., V. 5, p. 462.
> Robinson: Brit. Jl. Hom., V. 25, p. 327.
> ———: C. W.: Hom. World, May, 1891. Hahn. Mo., V. 26, p. 677.
> ———: Annals Brit. Hom. Soc., V. 10. Appendix.

PHOSPHORUS. Trit. alcoholic solution.

> Allen: Cyclopædia, V. 7, V. 10. Cyclop. Drug Path., V. 3. Hahnemann: Chr. Dis., 1st ed., 2d ed. Hering: Guid.

Symptoms, V. 8. Jahr: Symp. Codex. Macfarlan: High
Pot. Provings. Possart: Hom. Arz., pt. 3.

Arnold: Hygea, V. 23, pt. 1, 2.

Berridge-Wilson: N. A. J. Hom., V. 23, p. 379. N. Y. Jl.
Hom., V. 2, p. 459.

Bibra–Geist: A. H. Z., V. 46, p. 11; V. 48, p. 176. Die
Krankheiten Phoszundfabriken, Erlangen, 1847.

Frank's Mag., V. 4.

Diffenbach: Notizen, V. 123, p. 493. A. H. Z., V. 74, p. 77.

Eulanberg: Hygea, V. 22, pt. 5

Gumpert, Martin et al.: Hahn. Mo., V. 12, p. 353. Tr. Am.
Inst. Hom., 1882. Tr. Pa. Hom. Soc., 1874-'78.

Heath: Tr. N. Y. State Hom. Soc., 1865. Tr. Hom. Med.
Soc. Penna., 1874-'78. Am. Hom. Rev., V. 5, p. 215.

Holcombe: N. A. J. Hom., V. 7, p. 144.

Macfarlan: Hom. Phys., V. 12, pp. 93, 526; V. 13, pp. 381,
386, 435, 529, 535.

Marcy: N. A. J. Hom., Aug., 1885, p. 94; V. 4, p. 94. A.
H. Z., V. 51, p. 47.

Hartl. u Trinks: Mat. Med.

Petroz: Bull. Hom. de Paris, July, Sept., 1847.

Sorge: Der Phosphor., Leipzig, 1862.

Thompson: Free Phos. in Medicine, 1874.

Robinson: Brit. Jl Hom., V. 25, p. 327.

PHOSPHORUS HYDROGENATUS. Phosphene. Phosphoretted hydrogen.

Allen: Cyclopædia, V. 7. Cyclop. Drug Path., V. 3.

PHOSPHORUS PENTICHLORIDE.

Gidden: Hom. World, V. 33, p. 127.

PHYSOLIA PELAGICA. Portuguese man of war.

Allen: Cyclopædia, V. 7.

Bennett: Lond. Med. Gaz., 1831, V. 8, p. 678.

PHYSOSTIGMA VENENOSUM. Calabar Bean. Eserene.
Faba calabarica. Ordeal Bean. Chop nut. Tinct. trit. of
bean.

Allen: Cyclopædia, V. 7. Cyclop. Drug Path., V. 3. Hering: Guid. Symptoms, V. 3. Macfarlan: High Pot. Provings.

Allen: Tr. Am. Inst. Hom., 1874.

Berridge: N. A. J. Hom., V. 23, p. 375.

Beckwith: Tr. Hom. Med. Soc., Ohio, 1870.

Chase, Cullis et al.: Tr. Mass. Hom. Med. Soc., 1861–'66. N. A. J. Hom., V. 19, p. 29.

Christison: Pharmac. Jl., V. 14, p. 474, 1855.

Bowman: Med. Times and Gaz., 1863.

Fraser: Edin. Med. Jl., 1863.

Von Graafe: Arch. f Ophthal., V. 9, pt. 3, p. 112, 1863.

Macfarlan: Hom. Phys., V. 12, p. 93; V. 13, p. 490.

Ogle: Brit. Jl. Hom., V. 22, p. 140.

Payne: N. E. Med. Gaz., V. 13, p. 145.

Swan: Hahn. Mo., V. 9, p. 266.

Sharp: Essays.

Wesselhœft: N. A. J. Hom., V. 19, p. 29, 1874.

PHYTOLACCA DECANDRA. Blitum Americanum. Solanum magnum virginianum. S. racemosum Americanum. Poke. Garget weed. Pigeon berry. American nightshade. Chongras. Cocum. Northern Jalap. Jalap cancer root. Pecatacallelœ. Tinct. of plant, root or berries.

Allen: Cyclopædia, V. 7. Cyclop. Drug. Path., V. 3. Jahr: Symp. Codex. Hale: New Rem., 2d ed. Hering: Mat. Med., V. 1. Guid. Symptoms, V. 8. Macfarlan: High Pot. Provings.

-Bahrenberg: West Hom. Obs., V. 3, p. 126.

Boocock: Tr. World's Congress Am. Inst. Hom., 1893. Calcutta Jl. Med., V. 13, p. 240.

-Cooley: Tr. N. Y. State Hom. Soc., 1870.

Grasmuck: Ohio Med. Surg. Rep., V. 8, p. 289.

Gilman: Med. Inv., V. 9, p. 19.

Guthrie: Am. Hom't, V. 13, p. 435.

Harris: Med. Call., V. 2, p. 103.

Hering: Tr. Am. Inst. Hom., V. 2.

Lee: Bibl. Hom., 1874, p. 182.

Macfarlan: Hom. Phys., V. 12, pp. 93, 526; V. 13, pp. 289, 381, 385, 391, 471, 530; V. 14, p. 19.

Thayer: Am. Hom't, V. 16, p. 213.

Jones: Bibliography. Am. Hom. Obs., V. 18, p. 378.

Rotzell: Effect on birds. Hahn. Mo., V. 29, p. 790.

Whipple: A. Jl. Hom. Mat. Med., V. 9, p. 413. Eclectic Med. Jl., V. 35, p. 560.

Williamson: Tr. Hom. Med., Soc. Penna., 1870–'71. Eclectic Med. Jl., V. 35, p. 560.

Warren: Tr. N. Y. State Hom. Soc., 1865.

PICRICUM ACIDUM. Acidum carbazoticum. Nitro-phenisic acid. Trinitrophenol. Tri-nitro phenylic acid. Trit. and alcoholic and aqueous solution.

Allen: Cyclopædia, V. 7. Cyclop. Drug Path., V. 1. Guid. Symptoms, V. 8.

Couch: N. Y. Jl. Hom., V. 2, p. 145; also, Reprint. N. Y. Hom. Times, V. 6, p. 1.

Jones: Erythremalysis. N. A. J. Hom., V. 23, p. 443; V. 30, p. 192; also, Reprint. Am. Hom. Obs., V. 14, p. 396. N. Y. Hom. Times, V. 6, p. 1.

Œhme: A. H. Z., V. 93, p. 37.

X.X.X.: Med. Era, V. 1, p. 309.

Taber–White: Am. Hom. Obs., V. 14, p. 396.

PICROTOXINUM.

Allen: Cyclopædia, V. 10. Cyclop. Drug Path., V. 3.

Henry: Am. Hom. Obs., V. 15, p. 16.

——: Lond. Hom. Times, Apr., 1851.

PILOCARPINE. Alkaloid of Pilocarpus. Jaborandi. Solutions.

Allen: Cyclopædia, V. 7. Cyclop. Drug Path, V. 3.

Bardenheuer: Berlin Klin. Woch., 1877, p. 7.

Ringer–Jaunson: Pharm. Jl. ser. 3, V. 5, p. 965.

Weber: Med. Centrallbl. Wien., 1876, p. 769.

——: Chironian, V. 6, p. 89.

PIMENTA OFFICINALIS. Capsicum jamaicum. Eugenia pimenta. Myrtus pimenta. Allspice. Jamaica pepper. Pimenti. Tinct. of fruit.

>Allen: Cyclopædia, V. 7.
>
>Bechet: Jl. Soc. Gall. ser 1, V. 3, p. 399.

PIMPINELLA SAXIFRAGA. P. alba. P. hircinæ. P. nostratis. P. umbelliferæ. Tragoselinum. Bibernell. Small Burnet Saxifrage. Pimpinel. Tinct. fresh root.

>Allen: Cyclopædia, V. 7. Jahr: Symp. Codex. Macfarlan: High Pot. Provings.
>
>Berridge: N. A. J. Hom., V. 21, p. 502.
>
>Macfarlan: Hom. Phys., V. 12, p. 94.
>
>Schelling: A. H. Z., V. 28, p. 177.

PINUS LAMBERTIANA. Sugar pine. Trit. of Sap.

>Allen: Cyclopædia, V. 7.
>
>Throop: Tr. N. Y. State Hom. Soc., 1873-'4.

PINUS SYLVESTRIS. Scotch fir. Scotch pine. Wild pine. Trit. of sap.

>Allen: Cyclopædia, V. 7. Jahr: Symp. Codex.
>
>Demeures: Jl. Soc. Gall. ser. 1, V. 4, p. 114. A. H. Z., V. 47, p. 1.
>
>Fielitz: A. H. Z., V. 3, No. 8.
>
>Patzack: A. H. Z., V. 33, p. 241.

PIPER CUBEBA. See Cubeba.

PIPER METHYSTICUM. Ava. Kava-kava. Tinct. of root.

>Allen: Cyclopædia, V. 7.
>
>Groswold: Hahn. Mo., V. 12, p. 547.
>
>Hale: Am. Hom't, V. 17, p. 53.
>
>Hiller: Hahn. Mo., V. 12, p. 617.
>
>Wolff: U. S. Med. Inv., V. 14, p. 172. Calif. Med. Times, V. 1, p. 43.

PIPER NIGRUM. P. trioicum. Black pepper. Tinct. and trit. of unripe fruit.

Allen: Cyclopædia, V. 7, V. 10.

Berridge: N. A. J. Hom., V. 21, p. 102.   Mo. Hom. Rev., V. 14, p. 108.

Honat: Nouvell Donnees de Mat. Med.   A. H. Z., V. 74, p. 158.

PISCIDIA ERYTHRINA. Jamaica Dogwood. Tinct. of bark of root.

Allen: Cyclopædia, V. 7.

Morgan: Tr. Hom. Med. Soc. Penna., 1883.

Winterburn: Hahn. Mo., V. 19, p. 274.   U. S. Med. Inv., V. 19, p. 300.   Am. Hom't, V. 10, p. 69. Tr. N. Y. State Hom. Soc., 1884.

PITURINUM.

Cyclop. Drug. Path., V. 4. Appendix.

Ringer: Lancet, March 1, 1879.

PIX LIQUIDA.

Allen: Cyclopædia, V. 10.   Macfarlan: High Pot. Provings.   Hering: Guid. Symptoms, V. 8.

Macfarlan: Hom. Phys., V. 12, p. 94; V. 13, pp. 375, 381, 387, 434, 535.

PLANTAGO MAJOR. Greater Plantain.   Plantain. Rib grass.   Way Bread.   Tinct. of whole plant, or of root.

Allen: Cyclopædia, V. 7.   Macfarlan: High Pot. Provings. Hering: Guid. Symptoms, V. 8. Peters: Hom. Recorder, V. 10, p. 87.

Cresson: Hom. Recorder, V. 11, p. 241.

Heath: N. A. J. Hom., V. 21, p. 502.   Hahn. Mo., V. 3, p. 332.

Humphreys: Monograph, 1871.

Jones (S. A.): Am. Hom. Obs., V. 11, p. 321.

Macfarlan: Hom. Phys., V. 12, p. 94; V. 13, p. 472; Hahn.
Mo., V. 27, p. 349.

PLANTAGO MINOR.

Cyclop. Drug Path., V. 3. Macfarlan: High Pot. Provings.

Forestier: Bull. Soc. Med. Hom. de France, V. 2, p. 397.

Macfarlan: Hom. Phys., V. 12, pp. 94, 523; V. 13, pp. 286,
289, 375, 380, 389, 435, 529, 534; V. 14, p. 19. Hahn.
Mo., V. 27, p. 349.

Humphreys: Monograph, New York, 1871.

PLATINUM. Platina. Trit. of precipitated metal.

Allen: Cyclopædia, V. 7. Cyclop. Drug Path., V. 3.
Hahnemann: Chr. Dis., 2d ed. Jahr: Symp. Codex.
Hering: Guid. Symptoms, V. 8.

Gross–Stapf: Archiv hom. Heilk., V. 1, pt. 1, p. 122.

Hofer: Gaz. Med. de Paris, 1840, No. 48. A. H. Z., V. 19,
p. 374.

PLATINUM MURIATICUM. Chloras platinicus. Platinum bichloratum. Chloride of Platinum.

Allen: Cyclopædia, V. 7. Jahr: Symp. Codex.

Hofer: A. H. Z., V. 19, p. 99.

Gmelin: Versuche Wirkung Chroms Baryts u Platina.

PLECTRANTHUS FRUCTICOSUS. Garmanea Urticæfolia. Tinct. dried herb.

Allen: Cyclopædia, V. 7. Possart: Hom. Arz., pt. 3.

Alb et al., Austrian Provers: Zeit. Ver. hom. Ærzte Œstr.,
1862, pt. 2.

Jeniseck: Zeit. Ver. hom. Ærz. Œsterr, V. 2, pt. 10, p. 361.

PLUMBAGO LITTORALIS. Picao de Praia. Tinct. of leaves.

Allen: Cyclopædia, V. 7. Mure: Braz. Provings.

PLUMBUM. P. metallicum. Lead. Trit.

Allen: Cyclopædia, V. 8, V. 10. Jahr: Symp. Codex.
Hering: Guid. Symptoms, V. 8.

Berridge: U. S. Med. Inv., V. 1, p. 101.
Black: Brit. Jl. Hom., V. 1. Appendix.
Hartl. u Trinks: Mat. Med., V. 1.
Helbig: Heraklides, V. 1, p. 51.
Laidlaw: Lond. Med. Repository, 1828, pp. 6, 36, 292.
McKinstry: Hahn. Mo., V. 27, p. 714. Tr. Hom. Med.
Soc. Penna., 1892.
Spence: Phila. Med. Trans., 1805.
Rumpel. Zeit. Ver. hom. Ærzte Œsterr, V. 2, pt. 10.

PLUMBUM ACETICUM.

Bœcker: Hom. Viertelj., V. 5.
Macfarlan: High Pot. Provings. Hom. Phys., V. 12, p. 95;
V. 13, p. 472.
Hartl. u Trinks: Mat. Med., V. 1.

PLUMBUM CHROMICUM.

Allen: Cyclopædia, V. 8.

PODOPHYLLIN. Trit.

Berridge: N. E. Med. Gaz., V. 9, p. 401. Mo. Hom. Rev.,
V. 15, p. 298.
Knapp: Pacific Hom. Med. Soc., 1874-'76.

PODOPHYLLUM PELTATUM. Aconitifolius humulis.

Anapodophyllum canadens. P. callicarpum. Duck's foot.
Ground lemons. May apple. Mandrake. Indian apple.
Raccoon berry Tinct. of plant or root.

Allen: Cyclopædia, V. 8, V. 10. Cyclop. Drug Path., V. 3
and 4. Appendix. Hale: New Rem., 2d ed. Hering:
Guid. Symptoms, V. 8. Jahr: Symp. Codex.

Berridge: Mo. Hom. Rev., V. 15, p. 298.
Hering: Hom. Viertelj, V. 4. A. H. Z., V. 2, No. 15.
Hoyne: Tr. Am. Inst. Hom., 1872.
Knapp: Tr. Pacific Hom. Med. Soc., V. 1, p. 551.
Mann: Med. Inv., V. 9, p. 15.

Macfarlan: Hom. Phys., V. 13, p. 392.

Jones: N. Y. Jl. Hom., V. 2, p. 418.

——: Phila. Med. Times, 1883.

Pietro: Brit. For. Med. Chir. Rev., 1869, V. 2, p. 516.

Roth: Jl. Soc. Gall.. V. 1, pt. 11.

Ross: Hahn. Mo., V. 25, p. 512.   Hom. World, V. 25, p. 246.

Smith: Pharm. Jl. and Trans., 2d ser., V. 10, p. 462.

Williamson: Hom. Examiner, V. 3, p. 321, Nov., 1843.
Tr. Am. Inst. Hom., V. 1.   A. H. Z., V. 74, pp. 61, 71.

POLYANDRIA POLIGAMA. Yolotxochitl.   Magnolia grand.

Talavera: Reforma Medica, Aug., 1885.   Hahn. Mo., V. 17, p. 529.

POLYGONUM HYDROPIPEROIDES. Smart weed. Water pepper.   P. punctatum.   P. acre.   Tinct. fresh plant.

Allen: Cyclopædia, V. 8.   Cyclop. Drug Path., V. 3, 4. Appendix.   Hale: New Rem., 2d ed.   Macfarlan: High Pot. Provings.   Hering: Guid. Symptoms, V. 8.

Cameron: Am. Hom. Obs., V. 2, p. 181.

Joslin: Am. Hom. Rev., V. 1, p. 514.

Macfarlan: Hom. Phys., V. 12, p. 95; V. 13, pp. 389, 436, 472; V. 14, p. 24.

Payne: Tr. Am. Inst. Hom., 1859.

POLYGONUM PUNCTATUM. See P. hydropiper.

POLYMNIA UVEDALIA.

Boger: Tr. I. H. A., 1897.

POLYPORUS OFFICINALIS. Agaricus albus.   A. laricis. Boletus laricis.   Fungus i.   Larch agaric.   Purging agaric. White agaric.   Tinct. trit. of fungus.

Allen: Cyclopædia, V. 8.   Hering: Guid Symptoms, V. 8.

Burt: Monograph, Detroit, 1867.   Am. Hom. Obs., V. 5, pp. 57, 116, 187.

Cooley: Am. Hom. Obs., V. 5, p. 481. Proc. Minna. Hom.
Inst., 1867-'82.

Miller: Tr. Minna. State Hom. Inst., 1867-'82.

POLYPORUS PINICOLA. Pine agaric. Tinct. trit. of
fungus.

Allen: Cyclopædia, V. 8.

Burt-Hale: Am. Hom. Obs., V. 5, p. 268. Monograph,
Detroit, 1867.

Fuller: Hahn. Mo., 1870, p. 68.

POPULUS CANDICANS. Balm of Gilead. Heart-leaved
poplar. Tinct. inner bark and leaves.

Nichols: Hom. Phys., V. 8, p. 234. The Organon, V. 3,
p. 425.

POPULUS TREMULOIDES. American Aspen. Quaking
Aspen. Quiver Leaf. Trembling Poplar. Tinct. of inner
bark and leaves.

Allen: Cyclopædia, V. 8.

Hale: N. A. J. Hom., 1867, p. 391.

POTASSIUM CHLORATE. (See Kali chlor.)

Rushmore: Hom. Phys., V. 12, p. 530.

POTHOS FŒTIDA. Symplocarpus fœtidus. Skunk cabbage.

Allen: Cyclopædia, V. 8. Jahr: Symp. Codex.

Hering, Humphreys, Lingen: Correspondenzblatt, Jan. 18,
1837.

Jones: Hom. Recorder, V. 4, p. 109.

Noack u Trinks: Hand. d. Arz., V. 3.

PRENANTHUS SERPENS.

Lazarus: N. A. J. Hom., V. 4, p. 352.

PRIMULA OBCONICA.

Kirk: Mo. Hom. Rev., V. 43, p. 570.

Ross: Hom. Recorder, V. 13, p. 101. Am. Hom't, V. 24,
p. 124.

————: N. A. J. Hom., V. 38, p. 834. Hahn. Mo., V. 27, p. 348. Hom. World, V. 25, p. 496.

————: Pac. Coast Jl. Hom., V. 2, p. 73.

PRIMULA VERIS OFFIC. Cowslip.

Schier: A. H. Z., V. 128, p. 178.

————: Pac. Coast Jl. Hom., V. 2, p. 314.

PRINOS VERTICILLATUS. Ilex v. Black alder. False alder. Fever bush. Virginia winter berry. Tinct. bark and leaves.

Allen: Cyclopædia, V. 8.

————: Bost. Med. Surg. Jl., 1833; V. 9, p. 383.

PROPHYLAMIN.

Chaffee: U. S. Med. Inv., V. 11, p. 478.

PROTONUCLEIN.

Macfarlan: Tr. Hom. Med. Soc. Penna., 1898, p. 346.

PRUNUS LAUROCERASUS. See Laurocerasus.

PRUNUS PADUS. Cerasus padus. Padus avium. P. racemosa. Bird cherry. Tinct. leaves and bark of small twigs.

Allen: Cyclopædia, V. 8.

Lembke: A. H. Z., V. 45, p. 376; V. 49, p. 179.

PRUNUS SPINOSA. Acacia Germanica. P. communis. P. Institia. Sloe. Blackthorn. Tinct. flower buds.

Allen: Cyclopædia, V. 8. Cyclop. Drug Path., V. 3. Hering: Guid. Symptoms, V. 8. Jahr: Symp. Codex.

Kretschmar: A. H. Z., V. 1, p. 24.

Wahle: Archiv hom. Heilk., V. 14, pt. 3, p. 169.

PSORINUM. Trit.

Allen: Cyclopædia, V. 8. Hering: Guid. Symptoms, V. 8. Macfarlan: High Pot. Provings.

Attomyr: A. H. Z., V. 4, No. 2.

Gross, Lilienthal: Hahn. Mo., V. 11, p. 147. Archiv hom. Heilk., V. 15, pt. 3, p. 177. N. A. J. Hom., V. 24, p. 166.

Deschere: N. A. J. Hom., V. 29, p. 477.

——: Archiv hom. Heilk., V. 13, pt. 3, pp. 38, 163. (Lilienthal.)

Hering: First preparation, N. A. J. Hom., V. 2, p. 366. Citation of cures, N. A. J. Hom., V. 2, p. 373.

Macfarlan: Hom. Phys., V. 12, pp. 95, 523; V. 13, pp. 292, 375, 380, 384, 437, 472, 535; V. 14, p. 56. Hahn. Mo., V. 27, p. 349.

Skinner: Med. Adv., V. 28, p. 395.

Usher: The Organon, V. 1, pp. 104, 236.

Young: Med. Century, V. 6, p. 97.

PSORICUM.

Hartmann: N. A. J. Hom., V. 33, p. 20. A. H. Z., V. 1, p. 163.

PTELIA TRIFOLIATA. Amyris elemifera. P. viticifolia. Hop tree. Shrubby trefoil. Swamp dogwood. Wafer ash. Wing seed. Tinct. of bark.

Allen: Cyclopædia, V. 8. Hering: Guid. Symptoms, V. 8.

Hale: Tr. Am. Inst. Hom., 1868. Tr. N. Y. State Hom. Soc., 1869.

Prize offered: N. A. J. Hom., V. 16, p. 320. Hahn. Mo., V. 3, p. 188. A. H. Z., V. 79, pp. 54, 70.

Hale: Monograph, 1867.

Williamson: Tr. Am. Inst. Hom., 1870.

PULEX IRRITANS.

Yingling: Hom. Phys., V. 12, p. 206.

PULQUE. Beverage prepared from the Agave.

——: N. Y. Med. Times, V. 17, p. 93.

PULSATILLA PRÆTENSIS. P. nigricans. Anemone prætensis. Herba venti. Meadow anemone. Pasque flower. Wind flower. Tinc. fresh plant.

Allen: Cyclopædia, V. 8. Cyclop Drug Path., V. 3. Jahr: Symp. Codex. Hahnemann: Fragmenta de Viribus. Mat. Med. Pura. Hering: Guid. Symptoms, V. 8. Macfarlan: High Pot. Provings.

Lembke: Neue Zeit. hom. Klinik, V. 8, p. 145.
Robinson: Brit. Jl. Hom., V. 35, p. 328.
Berridge: Am. Jl. Hom. Mat. Med., V. 8, p. 128.
Macfarlan: Hom. Phys., V. 12, p. 96. Hahn. Mo., V. 27, p. 350. Hom. Phys., V. 13, pp. 381, 437, 534.
Roberts et al.: Hahn. Mo., V. 27, p. 549. Zeit. Berl. hom. Ærzte., V. 12, p. 450.
Fincke: Hahn. Advocate, V. 37, p. 584. Tr. I. H. A., 1897. Jl. Soc. Gall., V. 5, pt. 3.
Clarus: Reil's Jl. Pharmakodyn, V. 1, p. 4, 1857.
James: Hom. Phys., V. 18, Nos. 10, 12.

PULSATILLA NUTTALLIANA. Anomone flavescens. A. ludoviciana. Clematis hirsutissima. Anemone patens. Pasque flower. Wind flower. Wood anemone. American pulsatilla. Tinct. fresh plant.

Allen: Cyclopædia, V. 8. Hale: New Rem., 2d ed.
Burt, Hale et al.: N. A. J. Hom., V. 14, p. 254. U. S. Med. Surg. Jl., V. 1, p. 65.
———: Am. Homœ't., V. 23, p. 397.
Wesselhœft: Tr. Am. Inst. Hom., 1867.

PYROCARBON.

Cattell: Brit. Jl. Hom., Jan., 1853. A. H. Z., V. 46, p. 121. Hom. Viertelj, V. 4.

PYROGENUM.

Boocock: Hom. Recorder, V. 7, p. 196.
Sherbino: Med. Adv., V. 25, p. 369. Revista Omiopatica, V. 38, p. 299. Tr. I. H. A., 1890.
Taft: Med. Adv., V. 25, p. 378. Revista Omiopatica, V. 38, p. 311.

PYRETHRUM PARTHENIUM. Chrysanthemum p.
Featherfew. Feverfew. Spanish pellitory. Tinct. of plant.

Allen: Cyclopædia, V. 8.

PYROLA ROTUNDIFOLIA.

Gatchell: Am. Hom. Obs., V. 13, p. 73.

PYROLIGNOSUM ACIDUM.

Haller: Hygea., V. 10, pt. 5.

PYRUS AMERICANA. Mountain ash.

Allen: Cyclopædia, V. 10.

Gatchell: Am. Hom. Obs., V. 15, p. 520. N. West. Annal-
ist, p. 62.

QUASSIA AMARA. Picrænia excelsa. Picrasma excelsa.
Simaruba excelsa. Bitter ash. Bitter wood. Tinct. of
wood.

Allen: Cyclopædia, V. 8.

Bednars: Neue Zeit. Hom., V. 9, No. 1.

Lembke: Neue Zeit. hom. Klinik, V. 6, p. 17. Neue Zeit.
f Hom., V. 10.

Lackner: A. H. Z., V. 61, p. 176. Neue Zeit. f Hom., V.
10.

Honigberger: Fruchte und Morgenlande. Erfahrungen
Wien., 1853.

Muller: Neue Zeit. f Hom. Klinik, V. 5, p. 1.

Hoppe: Monatsbl. A. H. Z., V. 64, sem. 5, No. 3, p. 17;
No. 5, p. 21.

Piedvache: N. A. J. Hom., V. 31, p. 557.

QUININE.

Rankin, Chevallier: Revue Hom. Belge, V. 14, p. 257. N.
Y. Med. Times, V. 16, p. 109.

Berridge: N. E. Med. Gaz., V. 9, p. 403.

Morgan: Am. Jl. Hom. Mat. Med., V. 8, p. 325.

Macdonald: Med. Adv., V. 21, p. 156.

————: Hahn. Mo., V. 27, p. 444. Hom. World, V. Mar. 1892.

Norton: Brit. Jl. Hom., V. 17, p. 463.

Shulz: Hom. Recorder, V. 3, p. 106.

QUININE HYDROCHLORATE.

Shultz: Mo. Hom. Rev., June, 1888. Hahn. Mo., V. 23, p. 536.

RANUNCULUS ACRIS. R. Californicus. R. canus. R.
delphinifolius. Bachelor's buttons. Crowfoot buttercup. Meadow crowfoot. Yellow weed. Tall buttercup. Tinct. fresh plant.

Allen: Cyclopædia, V. 8. Cyclop. Drug Path., V. 3. Jahr: Symp. Codex. Macfarlan: High Pot. Provings. Stapf: Additions to Mat. Med.

Franz: Archiv f Hom. Heilk, V. 7, pt. 3, p. 218.

Lembke: Mo. Hom. Rev., V. 11, p. 552. Neue Zeit. hom. Klinik, V. 12, p. 26.

Macfarlan: Hahn. Mo., V. 27, p. 350. Hom. Phys., V. 12, pp. 97; V. 13, pp. 381, 387, 389; V. 14, pp. 20, 56.

RANUNCULUS BULBOSUS. R. tuberosus. Bulbous crow-
foot. Field buttercup. Tinct. of fresh plant.

Allen: Cyclopædia, V. 8. Cyclop. Drug Path., V. 3. Hering: Guid. Symptoms, V. 9. Jahr: Symp. Codex. Stapf: Additions to Mat. Med.

Franz: Archiv hom. Heilk., V. 7, pt. 3, p. 165. Brit. Jl. Hom., Vol. 1, appendix.

Berridge: N. A. J. Hom., V. 20, p. 55.

Macfarlan: Hom. Phys., V. 13, p. 392.

Krapf: Exper. de nonnull. Ranuncul. ven. qualitate, Viennæ, 1766 (application to warts).

Portalius: Archiv hom. Heilk., V. 19, pt. 2, p. 181.

RANUNCULUS FLAMMULA. R. alismæfolius. R. am-
bigens. R. robini. R. lingua. Spearwort. Small or burning crow foot. Tinct. of fresh herb.

16

Jahr: Symp. Codex. Stapf: Additions to Mat. Med.
Franz: Archiv hom. Heilk., V. 7, pt. 3, p. 219.

RANUNCULUS GLACIALIS. R. chamissonis. Carline. Two flowered crowfoot. Tinct. of whole plant.

Allen: Cyclopædia, V. 8.

Codde: Jl. Soc. Gall., 1855, V. 6, p. 729. A. H. Z., V. 51, No. 15.

RANUNCULUS REPENS. R. clintonii. R. intermedias. R. languinosus. R. tomentosus. Common creeping crowfoot. Creeping buttercup. Tinct. of plant.

Allen: Cyclopædia, V. 8. Jahr: Symp. Codex. Stapf: Additions to Mat. Med.

Franz: Archiv hom. Heilk., V. 7, pt. 3, p. 215.

RANUNCULUS SCELERATUS. Herba sardoa. R. palustris. Celery-leaved buttercup. Celery-leaved crowfoot. Tinct. of plant.

Allen: Cyclopædia, V. 8. Cyclop. Drug Path., V. 3, and 4 appendix. Hering: Guid. Symptoms, V. 9. Jahr: Symp. Codex. Stapf; Additions to Mat. Med. Pura.

Franz: Archiv hom. Heilk., V. 7, pt. 3, p. 215. Brit. Jl. Hom., V. 1, appendix.

Clarus: Wiener Zeitsch, No. 18.

———: Archiv hom. Heilk., V. 13, pt. 2, p. 165.

Macfarlan: Hom. Phys., V. 13, p. 381.

Portalius: Annal. Univ. di Medicina, Feb., 1841. Archiv hom. Heilk., V. 19, pt. 2, p. 181.

Schier: Mo. Hom. Rev., V. 39, p. 76. A. H. Z., V. 129, pp. 169, 180, 206; V. 130, p. 6.

Schreter: Neue Archiv hom. Heilk., V. 3, pt. 3, p. 183.

RAPHANUS SATIVUS. R. hortensis. R. nigrum. Radish. Tinct. of fresh root.

Allen: Cyclopædia, V. 8, V. 10. Jahr: Symp. Codex. Hering: Guid. Symptoms, V. 9. Possart: Hom. Arz., pt. 1.

Berridge: Am. Hom. Obs., 1875, p. 307.

Curie: Jl. Soc. Gall., V. 5, p. 281. A. H. Z., V. 49, p. 164.

Martin: Am. Jl. Hom. Mat. Med., V. 4, p. 154.

Nusser: Hygea, V. 14, pt. 5. Revue de la Mat. Med. Hom., V. 1, p. 545.

Villars: Archiv hom. Heilk., V. 3, p. 191.

RATANHIA. Krameria triandra. Mapato. Pumacuchu. Rhatany. Tinct. of root.

Allen: Cyclopædia, V. 8. Cyclop. Drug Path., V. 3, V. 4. Hering: Guid. Symptoms, V. 9. Jahr: Symp. Codex. Teste: Mat. Med.

Cushing: Hom. Recorder, V. 1, p. 39.

Berridge: U. S. Med. Inv., V. 4, p. 574.

Macfarlan: Hom. Phys., V. 12, p. 527.

Hartl. u Trinks: Mat. Med., V. 3.

Trousseaux et Pidoux: Mat. Med.

————: Gaz. des Hop., 1843.

REINERZ. Warm spring in Prussia.

Allen: Cyclopædia, V. 8.

Neumann: Thorer Pract. Beitr. Z. Hom., V. 4, p. 176.

RESINA ITU. Resin of Brazil.

Allen: Cyclopædia, V. 8. Mure: Braz. Provings.

RHAMNUS CATHARTICUS. Frangula caroliniana. F. fragilis. Sarconphalus carolinianus. Buckthorn. Purging buckthorn. Tinct. of ripe berries.

Allen: Cyclopædia, V. 8.

————: A. H. Z., V. 2, p. 139.

RHAMNUS FRANGULA. Alder buckthorn. Black alder. Tinct. and trit. of bark.

Allen: Cyclopædia, V. 8.

A. H. Z., V. 2, p. 139.

RHAMNUS PURSHIANA. Cascara sagrada.

Morgan: Tr. Am. Inst. Hom., 1890. Hahn. Mo. V. 26, p. 135. (See Cascara.)

RHEUM OFFICINALE. R. compactum. R. emodi. R. muscoviticum. Rhubarb. Tinct. and trit. of dried root.

Allen: Cyclopædia, V. 8. Hahnemann: Fragmenta de viribus. Mat. Med. Pura. Hering: Guid. Symptoms, V. 9. Jahr: Symp. Codex.

Schneller: Frank's Mag., pt. 2, 1847.

Wibmer: Arzneimittel.

RHEUM PALMATUM.

Cyclop. Drug Path., V. 4.

Schneller: Wiener Zeits. d. k. k. Gesell, 1846, p. 400.

RHODIUM.

Allen: Cyclopædia, V. 8.

RHODODENDRON CHRYSANTHEMUM. R. officinale. Golden or yellow flowered rhododendron. Rosebay. Tinct. of leaves.

Allen: Cyclopædia, V. 8. Cyclop. Drug Path., V. 3. Hering: Guid. Symptoms, V. 9. Jahr: Symp. Codex. Stapf: Additions to Mat. Med. Pura. Macfarlan: High Pot. Provings.

Berridge: N. A. J. Hom., 1871, p. 57.

Cattell: Brit. Jl. Hom., V. 11, p. 342.

Lembke: Neue Zeit. hom. Klinik, V. 4, p. 197.

Macfarlan: Hom. Phys., V. 13, p. 390; V. 12, p. 97.

Seidel: Archiv hom. Heilk., V. 10, pt. 3, p. 139.

RHUS DIVERSILOBA.

Moore: Am. Hom. Obs., V. 15, p. 468. Annals Brit. Hom. Soc., V. 8, p. 466.

RHUS GLABRA. R. carolinense. R. elegans. Smooth or upland sumach. Tinct. fresh bark.

Allen: Cyclopædia, V. 8. Cyclop. Drug Path., V. 3. Hale: New Rem., 2d. ed.

Marshall: Hale's New Rem., p. 872.

RHUS LAURINA. Lithræa laurina. Tinct.

Rhees: N. A. J. Hom., V. 3, p. 356. Phila. Jl. Hom., V. 2, p. 284.

RHUS RADICANS. Poison Ivy. Poison Vine. Tinct. of leaves.

Allen: Cyclopædia, V. 8. Jahr: Symp., Codex. Possart: Hom. Arz., Pt. 3.

Berridge: N. A. J. Hom., V. 21, p. 501.

Joslin: Am. Hom. Rev., V. 1, p. 553; V. 2, pp. 325, 563. Reprint, 1859. A. H. Z., V. 63, pp. 70, 167; V. 64, pp. 55, 150, 175, 183, 191.
Haynes: Med. Adv., V. 30, No. 5.

RHUS TOXICODENDRON. R. humile. R. pubescens. R. verrucosa. Vitis canadensis. Mercury Vine. Poison Ash. Oak. Three-leaved Ivy. Tinct. of leaves.

Allen: Cyclopædia (includes Rhus tox. and Rhus rad.), V 8, V. 10. Cyclop. Drug. Path., V. 3. Hering: Guid. Symptoms, V. 9.

Jahr: Symp. Codex. Macfarlan: High Pot. Provings. Hahnemann: Materia Med. Pura.

Allen: Tr. N. Y. State Hom. Med. Soc., 1879.

Berridge: U. S. Med. Inv., V. 1, p. 99. N. A. J. Hom., V. 20, p. 56, V. 21, p. 499.
Conant, Roberts et. al.: Hahn. Mo., V. 27, p. 546. Zeit. Berl. hom. Aerzte, V. 12, p. 446.
Clarus: Wochenblatt, No. 18. Zeit. Gesell. Aerzte Wien., 1862.
Gruner: Hom. World, V. 6, p. 177. Hom. Times, V. 1, p. 424.
Hartl. u. Trinks: Mat. Med., V. 3.
Helbig: Heraklides, V. 1, p. 53.

Helbig: Hom. Pioneer, V. 1, p. 44.
——: Cincinnati Jl. Hom., V. 1, p. 124.
Farrington: Am. Jl. Hom. Mat. Med., V. 4, p. 107.
Du Fresnoy: Brit. Jl. Hom, 1870.
Macfarlan: Hom. Phys., V. 13, pp. 287, 375, 381, 390, 435;
    V. 14, p. 56. Hahn. Mo., V. 27, p. 350. Hom. Phys.,
    V. 12, pp. 97, 527.
Leonard: Med. Couns., V. 7, p. 516.
McNeil: Hahn Advocate, V. 37, p. 461.
Moore: Annals Brit. Hom. Soc., Aug., 1878. Am. Hom.
    Obs., V. 15, p. 465.
Kimball: Appendix to Symp. Codex, p. 1041.
Logee: Cincin. Med. Adv., V. 6, p. 168.
Norton: Hom. Times, N. Y., V. 2, p. 82.
H——: A. H. Z., V. 1, p. 144.
Robinson: Brit. Jl. Hom., V. 25, p. 330.
Payne: Am. Hom. Rev., V. 1, p. 251.
Ward: Hahn. Mo., V. 7, p. 344.
Young: Jl. Homœopathics, (Kent), V. 2, p. 258.

RHUS VENENATA. R. vernicifera. R. vernix. Dogwood. Poison ash. Poison elder. Poison sumach. Swamp sumach. Varnish sumach. Tinct. leaves and stems.

Allen: Cyclopædia, V. 8. Cyclop. Drug Path., V. 3. Hale:
    New Rem., 2d ed. Hering: Guid. Symptoms, V. 9.
    Jahr: Symp. Codex. Possart: Hom. Arz., pt. 3.

Burt-Hoyt: N. A. J. Hom., V. 13, p. 411. Am. Hom. Obs.,
    V. 2, p. 65. Am. Hom. Rev., V. 5, p. 23.
Bute: Archiv hom. Heilk., V. 15, pt. 1, p. 179.
Butman: N. E. Med. Gaz., V. 4, p. 200.
Clary: Tr. N. Y. State Hom. Soc., 1865. Am. Hom. Rev.,
    V. 5, p. 23. A. H. Z., V. 73, p. 167.
Kunze: Am. Hom. Obs., V. 5, p. 474. Zeit. hom. Klinik,
    V. 12, p. 155.
Hoyt: N. A. J. Hom., V. 7, p. 59.
Hawley: Med. Couns., V. 2, p. 125.
Œhme: Hom. Viertelj, V. 11, pp. 137, 154. N. A. J.

Hom., V. 15, p. 107. N. E. Med. Gaz., V. 1, pp. 121,
149. Also Monograph.

McGeorge: Hahn. Mo., V. 7, p. 314.

Reeves: Tr. Am. Inst. Hom., 1853, p. 384.

Thomas: Brit. Jl. Hom., April, 1856. A. H. Z., V. 52,
p. 54.

White: N. Y. Jl. Med., V. 17, p. 225.

RICINUS COMMUNIS. R. Africanus. R. levis. R. Euro-
pæus. R. lividus. R. viridis. Palma Christi. Castor oil
plant. Trit. of oil. Tinct. of seeds and leaves.

Allen: Cyclopædia, V. 8, V. 10.

Rockwith: Am. Jl. Hom. Mat. Med., V. 5, p. 290.

———: A. H. Z., V. 19, p. 64.

Sharp: Mo. Hom. Rev., 1876, p. 745.

ROBINIA PSEUDACACIA. Pseudacacia odorata. Robinia
fragilis. Black locust. False acacia. Yellow locust. Tinct.
of bark and flowers.

Allen: Cyclopædia, V. 8, V. 10. Cyclop. Drug Path., V.
3, V. 4, suppl't. Hering: Guid. Symptoms, V. 9.

Burt: Am. Hom. Obs., V. 1, p. 61.

Ball: Am. Hom. Obs., V. 2, (1865,) p. 327.

Douglas: Suppl't. U. S. Med. Surg. Jl., V. 1. Tr. West.
Inst. Hom., 1865.

———: Med. Couns., V. 10, p. 345.

Houat-Lilienthal: Tr. N. Y. State Hom. Soc., 1870. Nou-
velles Donnees.

Spranger: Am. Hom. Obs., V. 1, p. 271.

ROSMARINUS OFFICINALIS. Herba anthos. Libanotis.
R. hortensis. Rosemary. Seadew. Tinct. of plant .

Allen: Cyclopædia, V. 8.

Knorre: A. H. Z., V. 6, p. 37.

RUMEX ACETOSA. Field or sheep sorrel. Tinct. of leaves.

Allen: Cyclopædia, V. 8.

Berridge: Hom. World, V. 13, p. 505.
Hawks: Lond. Med. Gaz., 1847, p. 69.

RUMEX CRISPUS. Curled Dock. Garden Patience. Yellow Dock. Sour Dock. Tinct. of root.

Allen: Cyclopædia, V. 8. Cyclop. Drug. Path., V. 3.

Hering: Guid. Symptoms, V. 9. Arzneipruf. Macfarlan: High Pot. Provings. Hale: New Rem., 2d ed. Possart: Hom. Arz. Pt., V. 1, p. 2.

Bayard, Bowers et al: Am. Hom. Rev., V. 2, p. 30. Bull. Soc. Med. Hom. de France, V. 1, pp. 98, 160. Tr. Am. Inst. Hom., 1859.

Bowers, Rhees et al.: Trans. Am. Inst. Hom,, 1860.

Houghton: Inaug. Thesis Hom. Med. College Pa., 1852.

Joslin: Kirby's Am. Jl. Hom., V. 8, p. 118. Phila. Jl. Hom., V. 1, p. 289; V. 2, p. 705. Am. Hom. Rev., V. 1, p. 453. Tr. Am. Inst. Hom., 1858. Monograph. Reprint Am. Hom. Rev., 1859.

————: A. H. Z., V. 47, p. 117. Monatsbl. A. H. Z., sem., 1, Nos. 4, 5, 6. Hom. Viertelj., V. 4. Neue Zeit. Hom., V. 3.

Macfarlan: Hom. Phys., V. 12, p. 97; V. 13, p. 530; V. 14, p. 20.

Payne: Tr. Am. Inst. Hom., 1858.

Preston: U. S. Jl. Hom., V. 1. Supp't, May, 1860.

Rhees: Am. Hom. Rev., V. 2, p. 69.

RUSSULA FOETENS.

Allen: Cyclopædia, V. 8.

Barrelet: Neue Zeit. hom. Klinik, V. 18, p. 147.

RUTA GRAVEOLENS. R. latifolia. R. montana. Bitter herb. Countryman's treacle. Garden rue. Rue. Tinct. of plant.

Allen: Cyclopædia, V. 8. Cyclop. Drug. Path., V. 3. Hahnemann: Mat. Med. Pura. Hering: Guid. Symptoms, V. 9. Jahr: Symptomen codex.

Hering: Archiv. hom. Heilk., V. 15, pt. 1, p. 187.
Hartl. u Trinks: Mat. Med., V. 1.
Roth. Buchner: Toxokologie. Hygea, V. XI, pt. 5, p. 525.
Portalius: Archiv. hom. Heilk., V. 19, pt. 3, p. 171.
Schelliug: A. H. Z., V. 84, p. 44.

SABADILLA OFFICINARUM. Asagræa offic. Veratrum
sabadilla. Schœnocaulon offic. Hordeum causticum. Melanthium sabadilla. Cevadilla seeds. Indian caustic barley.
Semen sabadillæ. Tinct. and trit. of seeds.

Allen: Cyclopædia, V. 8. Cyclop. Drug Path., V. 3. Hering: Guid. Symptoms, V. 9. Jahr: Symp. Codex. Stapf:
Additions to Mat. Med. Pura.

Hartl. u Trinks: Mat. Med., V. 1.
Stapf: Archiv hom. Heilk., V. 4, pt. 3, p. 118.

SABINA. Juniperus sabina. J. fœtida. J. lucia. Savin.
Tinct. of leaves and tops.

Allen: Cyclopædia, V. 8. Cyclop. Drug Path., V. 4. Hering: Guid. Symptoms, V. 9. Jahr: Symp. Codex. Stapf:
Additions to Mat. Med. Pura.

Hering: Prakt. Mittheilungen, 1827.
Buchner: A. H. Z., V. 20, p. 304.
Hartl. u Trinks: Mat. Med., V. 1, p. 3.
Van der Warker: Detection of Criminal Abortion, Boston,
1872.
Stapf: Archiv hom. Heilk., V. 5, pt. 1, p. 151.

SABAL SERRULATA. Serenoa semulata. Chamœrops-
ser. Saw palmetto.

Berridge: Hom. World, V. 27, p. 277.
Boocock: Hom. Recorder, V. 7, p. 10.
———: Calcutta Jl. Med., V. 16, p. 44.
Hale: Hom. Recorder, V. 13, p. 103. Tr. Am. Inst. Hom.,
1892. Calcutta Jl. Med., V. 17, p. 258.
Langton: Rev. Hom. Belge, V. 24, p. 54.
Mullins: Am. Hom't, V. 18, pp. 225, 238. Tr. Am. Inst.
Hom., 1892.
———: Hom. Med. Record, India, V. 2, Nos. 4, 5.

SACCHARUM ALBUM. Cane sugar. White sugar. Tinct.

Allen: Cyclopædia, V. 8.

Lippe: Hahn. Mo., V. 3, p. 141.

Swan: Hahn. Mo., V. 7, p. 495.

SACCHARUM LACTIS. Sugar of milk.

Fincke: Revista Omiopatica, V. 36, p. 18.

Macfarlan: High Pot. Provings. Hom. Phys., V. 12, p. 98; V. 13, p. 292. Hahn. Mo., V. 27, p. 350.

Swan: Mat. Med., 1888. Hahn. Mo., V. 8, p. 210. The Organon, V. 3, p. 119.

SALAMANDRA LACERTA.

Vulpian: Zeit. hom. Ver. Aerzte Oesterr., V. 2, pt. 7. Gaz. de Paris, 1857, V. 2. Hom. Times, London, No. 176. A. H. Z., V. 46, No. 6.

SALICYLIC ACID. Trit.

Allen: Cyclopædia, V. 8, V. 10. Cyclop. Drug Path., V. 4. Hering: Guid. Symptoms, V. 9.

Allen: Tr. I. H. A., 1887, p. 95.

Chase: Tr. Mass. Hom. Med. Soc., 1871-'77. N. E. Med. Gaz., V. 12, p. 564.

Cushing: Tr. Mass. Hom. Med. Soc., 1878-'9.

Hering: New Remedies, March, 1892.

Lewi: Neue Zeit. hom. Klinik, V. 20, p. 106. (1875.)

Macfarlan, Schaffer: Allen, V. 8.

X——: Med. Adv., V. 19, p. 220.

North: Practitioner, V. 13, p. 184.

Reinke: Tr. I. H. A., 1887. Revista Omiopatica, V. 33, p. 333. Med. Adv., V. 18, p. 457.

Ringer: Therapeutics, 10th ed., p. 606.

Stuart: Practitioner, June, 1877.

SALICYLATE OF SODA.

Cyclop. Drug. Path., V. 4.

——: New Remedies, March, 1892. Hahn. Mo., V. 27, p. 444.

Mangliano: Centrall. f med. Wissen., Dec. 2, 1882.
Reiss: Berlin Klin. Wochensch., 1875, p. 674.

SALICINUM.

Cyclop. Drug Path., V. 4.   Allen: Cyclopædia, V. 8,V. 10.

Ringer: Jl. Anat. and Physiol., V. XI, pt. 4, p. 595.
Ranke: Prakt. Chem. Untersuch., 1851.
Stuart: Practitioner, 1877, p. 425.

SALIX NIGRA.   Black Willow.

Allen: Cyclopædia, V. 10.
Wright: Am. Hom. Obs., V. 12, p. 177.

SALIX PURPUREA.   Red or Purple Willow.   Tinct. of bark.

Allen: Cyclopædia, V. 8.   Cyclop. Drug Path., V. 4.

Duncan: Tr. N. Y. State Hom. Soc., 1870.
Nankivell: Annals Brit. Hom. Soc., V. 8, p. 364.

SALOL.

Clark: Hom. World, (1898,) V. 33, p. 118.

SALVIA OFFICINALIS.   Garden Sage.

Macfarlan: High Pot Provings.   Hom. Phys., V. 12, p. 99;
V. 13, p. 275.   Hahn. Mo., V. 27, p. 351.

SAMBUCUS CANADENSIS.   American elder.   Canadian elder.   Black elder.   Tinct. of flowers.

Allen: Cyclopædia, V. 8.

SAMBUCUS NIGRA.   Acinis albis. S. laciniatis follis. Black berried European elder.   Bore tree.   Tinct. of leaves and flowers.

Allen: Cyclopædia, V. 8. Cyclop. Drug Path., V. 4. Hahne-
mann: Mat. Med. Pura. Hering: Guid. Symptoms, V.
9. Jahr: Symp. Codex. Macfarlan: High Pot. Provings.
——: Jl. Soc. Gall., V. 2, pt. 1.   1852.

Lembke: A. H. Z., V. 49, p. 179.

Macfarlan: Hom. Phys., V. 12, pp. 99, 527; V. 13, pp. 289, 376, 385, 392, 437; V. 14, p. 57. Hahn. Mo., V. 27, p. 351.

SANGUINARIA CANADENSIS. S. acaulis. S. grandiflora. S. vernalis. Blood root. Indian paint. Pauson. Puccoon. Red puccoon. Red root. Tetter wort. Turmeric. Tinct. of root.

Allen: Cyclopædia, V. 8. Cyclop. Drug Path., V. 4. Hale: New Rem., 2d ed. Hering: Guid. Symptoms, V. 9. Jahr: Symp. Codex. Macfarlan: High Pot. Provings.

Bute: Archiv hom. Heilk., V. 17, pt. 3, p. 185. Correspondenzblatt, Feb. 8, 1837.

Downey: Experimental Inquiry. Inaug. Essay, Phila., 1803.

Fincke: N. A. J. Hom., V. 21, p. 359.

Hering: Neue Archiv hom. Heilk., V. 2, pt. 2, p. 114.

Hunt: N. A. J. Hom., V. 15, p. 207.

Kopp: Hom. World, V. 33, pp. 124, 504.

Macfarlan: Hom. Phys., V. 12, pp. 99, 523.

———: Tr. Am. Inst. Hom., V. 1, p. 219.

Mersh: Jl. Belge Hom., V. 2, p. 120.

Tinker: Tr. Am. Inst. Hom., 1870.

Tully: Prize Essay. Am. Med. Recorder, 1828.

SANGUINARIA NITRATE.

Owens: Revue Hom. Belge, V. 13, p. 212. Med. Adv., V. 9, p. 30; V. 17, p. 29. Hahn. Mo., V. 21, p. 641. Tr. Am. Inst. Hom , 1878.

Emery: Tr. Maine Hom. Med. Soc., 1895.

SANGUINARINUM.

Cyclop. Drug Path., V. 4.

Thomas: Tr. Am. Med. Assoc., 1863, p. 219.

SANICULA MINERAL SPRING WATER. (Ottawa, Ill.)

Deschere: N. A. J. Hom , V. 45, p. 657.

Gundlach: Med. Adv., V. 15, p. 345. Hom. Phys., V. 9,
p. 338; V. 10, p. 378. Tr. I. H. A., 1887. Revista
Omiopatica. V. 35, p. 142.

Patch: Med. Adv., V. 28, p. 161. Tr. I. H. A., 1891.

Sherbino: Hom. Phys., V. 9, p. 338. Tr. I. H. A., 1887.

SANTONINUM. Santoninic acid. Active principle of San-
tonica. Alcoholic solution. Trit.

Allen: Cyclopædia, V. 8, V. 10. Cyclop. Drug Path., V.
4. Macfarlan: High Pot. Provings.

Farqueharson: Brit. Med. Jl., 1871, V. 2, p. 466.

Falk: Monatsbl., A. H. Z., V. 61, pt. 2, 3.

————: Hahn. Mo., V. 6, p. 512.

Krauss: Ueber Wirk. Santonins, p. 46.

Macfarlan: Hom. Phys., V. 12, p. 99. V. 13, p. 387.

Menthner: Jl. f Kinderkrank, V. 22, p. 1.

Rose: Virchow's Archiv., V. 16, V. 18, V. 19, V. 20. A.
H. Z., V. 60, Sem. 1, No. 2.

Roberts: Tr. Hahn. Med. Assoc., Iowa, 1879.

Schmidt: Deutsche Klinik, 1852, No. 52, p. 595.

Smith: Dublin Quar. Jl. Med. Sc., V. 1, p. 266.

SAPO CAST.

Macfarlan: Hom. Phys., V. 12, p. 522.

SAPONIUM.

Allen: Cyclopædia, V. 8, V. 10. Cyclop. Drug Path., V. 4.

Keppler: N. Y. Med. Record, 1879, p. 153.

Hills: Tr. Hom. Med. Soc. N. Y. State, 1875.

Schroff: Lehrbuch der Pharm.

SAPONARIA OFFICINALIS. Bouncing Bet. Soapwort.
Web weed. Tinct. of root.

Payne (W. E.): Tr. Am. Inst. Hom., 1865.

SAP SODA.

Macfarlan: High Pot. Provings. Hom. Phys., V. 12, pp.
98, 523; V. 13, pp. 375, 381, 389, 535; V. 14, p. 56. Hahn.
Mo., V. 27, p.351.

SARRACENIA PURPUREA. Sarazina Gibbosa. S. hetero-
phylla. S. gronovii. S. leucophylla. Eve's cup. Fly trap.
Pitcher plant. Side saddle flower. Huntsman's cup. Tinct.
fresh plant or root.

Allen: Cyclopædia, V. 8, V. 10. Cyclop. Drug Path., V. 4.
Hering: Guid. Symptoms, V. 9. Hale: New Rem., 2d
ed. Macfarlan: High Pot. Provings.

Bute: Hahn. Mo., V. 2, p. 424.

Cigliano: Il. Dinamico, 1871. Am. Hom. Obs., 1871, p.
467.

Macfarlan: Hom. Phys., V. 12, pp. 100, 527; V. 13, pp.
376, 382, 441, 535.

Œhme: Hahn. Mo., V. 11, p. 535.

SARSAPARILLA. Smilax officinalis. S. medica. Sarza.
Wild liquorice, Tinct. trit. of root.

Allen: Cyclopædia, V. 8. Cyclop. Drug Path., V. 4.
Hahnemann: Mat. Med. Pura. Chr. Dis., 2d ed. Her-
ing: Guid. Symptoms, V. 9. Mat. Med., 1873. Jahr:
Symp. Codex.

Allen: Am. Hom. Obs., V. 11, p. 234.

Berridge: N. A. J. Hom., V. 21, p. 101. Am. Hom. Obs.,
V. 12, p. 305. Mo. Hom. Rev., V. 14, p. 107. The Or-
ganon, V. 1, p. 107.

Beauvais: Path. Wirkungen.

Nenning: Hartl. Mat. Med., V. 2.

Robert: The Organon, V. 3, p. 564.

Trinks: Archiv hom. Heilk., V. 9, pt. 1, p. 141.

SASSAFRAS. Laurus sassafras. Tinct. of bark.

Macfarlan: High Pot. Provings. Hom. Phys., V 12, p.
100; V. 13, pp. 390, 488; V. 14, p. 57.

SATHYRUS SATIVUS.

Bojanus: Am. Hom't, V. 23, p. 437.

SAW PALMETTO. See Sabal Serrulata.

SCAMMONIUM. Convolvulus scammonia. Scammony.
Trit. of dried or milky juice.

Allen: Cyclopædia, V. 8.

SCHINUS MOLLES. Chili pepper. Pepper tree. Peruvian
mastich. Tinct. of berries.

Allen: Cyclopædia, V. 8.

Poulsen: U. S. Med. Inv., V. 1, p. 449 (1875).

SCILLA MARITIMA. See Squilla.

SCOLOPENDRA. Centipede.

Allen: Cyclopædia, V. 8.

Wood: Am. Jl. Med. Sc., 1866, V. 2, p. 575.
Rounsarelle: Am. Hom. Obs., 1870, p. 31. (Nashville Jl.
Med.)
Sebastiany: Gaz. des Hop., 1870.

SCORPIO. Tinct. of living insect.

Allen: Cyclopædia, V. 8.

————: A. H. Z., V. 15, p. 63.

SCROPHULARIA MARILANDICA.

Cyclop. Drug Path., V. 4.
Blakely: N. A. J. Hom., V. 15, p. 187. Am. Hom. Obs.,
V. 4, p. 28.
Franz: Archiv Hom. Heilk., V. 17, pt. 3, p. 174.

SCROPHULARIA NODOSA. Carpenter's square. Fig
wort. Heal all. Scrofula plant. Tinct. of plant.

Allen: Cyclopædia, V. 8. Jahr: Symp. Codex.

————: Jl. Soc. Gall., V. 3, pt. 6.
Franz–Gross: Archiv hom. Heilk., V. 17, pt. 3, p. 184.

SCUTELLARIA LATERIFOLIA. Skull cap. Blue pim-
pernel. Hood wort. Mad dog skull cap. Mad dog weed.
Tinct. of fresh plant.

Allen: Cyclopædia, V. 8. Cyclop. Drug Path., V. 4.
Hale: New Rem., 2d ed. Macfarlan: High Pot. Provings.

Macfarlan: Hom. Phys., V. 12, p. 134; V. 13, p. 292.
Royal: Hom. Recorder, V. 12, p. 495. Tr. Am. Inst.
Hom. 1897.

SECALE CORNUTUM. Acinula clavus. Claviceps pur-
purea. Spermœdia clavus. Ergota. Sclerotium calvus.
Secale clavatum. S. corniculatum. S. mater. S. turgidum.
Cockspur. Cockspur rye. Ergot of rye. Horned rye.
Spurred rye. Tinct. and trit.

Allen: Cyclopædia, V. 8. Cyclop. Drug Path., V. 4. Her-
ing: Guid. Symptoms, V. 9. Macfarlan: High Pot.
Provings. Jahr: Symp. Codex.

Allen: Med. Adv., V. 16, p. 1. Tr. Am. Inst. Hom., 1885.
Also, Reprint.
Buchner: Brit. Jl. Hom., V. 5. Appendix.
Cordier: Frank's Mag., V. 3, p. 626; V. 1, p. 129.
F——: A. H. Z., V. 8, p. 136.
Glock: Diss. de Secale corn. Dorpat, 1837.
Cottmann: Brit. For. Med. Chir. Rev., V. 9, p. 563; V. 1,
p. 203; V. 10, p. 555.
Gibbon: Am. Jl. Med. Sc., 1844, V. 1, p. 244.
Gross: Med. Zeit. Preussens, 1846, V. 14, p. 59.
Attomyr: Archiv hom. Heilk., V. 11, pt. 3.
——: Zeit. Ver. hom. Ærzte Œsstr., V. 2, pt. 9; V. 3,
pt. 1.
Hooker: Bost. Med. Surg. Jl., V. 10, p. 298.
Hartl. u Trinks: Annalen hom. Klinik, V. 3, p. 228.
Hartmann: A. H. Z., V. 1, pp. 27, 68, 129, 131.
Helbig: Heraklides, 1833, p. 55.
Arnal: Bull. Gen. de Ther., V. 36, p. 534.
Lorinser: Versuch u Beobach. u d Wirk. Mutterkorns,
Berlin, 1824.
Macfarlan: Hom. Phys., V. 12, p. 134; V. 13, pp. 290, 376,
382; V. 14, p. 57.
Owens: Med. Adv., V. 16, p. 205.

Kimball: Med. Adv., V. 25, p. 379.
Parola: Œssterr Zeit., V. 3, pt. 2, 1847. Gaz. Med., 1844,
No. 19. A. H. Z., V. 85, p. 23.
Patze: A. H. Z., V. 27, p. 261.
Hufeland's Jl., V. 45, pt. 5, p. 72.
Ruckert: A. H. Z., V. 1, No. 9.
Seidel: A. H. Z., V. 1, No. 16.
Strahler: A. H. Z., V. 52, p. 112 (on dogs); V. 43, No. 24.
Wagner: A. H. Z., V. 1, No. 17.
Jablancky: A. H. Z., V. 30, p. 295.
Mrs. P.: Trans. I. H. A., 1890.

SECALE CEREALE. See S. Cornutum.

SEDINHA. Tinct. of leaves.

Allen: Cyclopædia, V. 8. Mure: Braz. Provings.

SEDUM ACRE. Sempervivum minoris. S. vermicularis.
Mossy stone crop. Small house leek. Tinct. of plant.

Jungst: N. A. J. Hom., V. 36, p. 511.

SELENIUM. Trit.

Allen: Cyclopædia, V. 8. Cyclop. Drug Path., V. 4.
Hering: Guid. Symptoms, V. 9. Jahr: Symp. Codex.
Berridge: N. A. J. Hom., V. 21, p. 501..
Hering: Archiv hom. Heilk., V. 12, pt. 3, p. 192.
Lippe: The Organon, V. 1, p. 347.
Schreter: Neue Archiv hom. Heilk., V. 3, pt. 2, p. 184.

SEMEN TIGLII.

Schuby: Hom. Phys., V. 9, p. 352.
Schulz: Hom. Recorder, V. 4, p. 171. A. H. Z., V. 118, p.
151.

SENECIO AUREUS. S. gracilis. False valerian. Golden
ragwort. Squaw weed. Uncum. Life root. Tinct. of
plant.

Allen: Cyclopædia, V. 8. Cyclop. Drug. Path., V. 4.
Hale: New Rem., 2d ed. Hering: Guid. Symptoms,
V. 9.

17

Bernard: Am. Med. Monthly, V. 17, p. 41.

Hoffman: U. S. Med. Inv., V. 19, p. 25.

————: Pacific Coast Jl. Hom., V. 3, p. 64. Hom. World, V. 30, p. 134.

Kopp: Hom. World, V. 33, p. 74; V. 34, p. 401. Hahn. Advocate, V. 37, p. 179.

Small: U. S. Med. Surg. Jl., V. 1, p. 150.

Washburn: Am. Hom't, V. 21, p. 59. So. Jl. Hom., Nov., 1894.

SENECIN.

Hale: On Abortion, Chicago, 1868, 2d ed., p. 255. New Remedies, 2d ed. (Senecio.)

SENEGA. Polygala senega. P. virginiana. Seneca. Rattle snake milk wort. Rattle snake root. Snake root. Tinct. of root.   •

Allen: Cyclopædia, V. 8, V. 10. Cyclop. Drug Path., V. 4. Hering: Guid. Symptoms, V. 9. Jahr: Symp. Codex. Macfarlan: High Pot. Provings. Stapf: Additions to Mat.' Med. Pura.

Bœcker: Beitr. zur Heilkunde, V. 2, p. 20.

Berridge: N. A. J. Hom., V. 2, p. 459.

Lambke: Neue Zeit. f Hom. Klinik, V. 13, p. 161.

Macfarlan: Hom. Phys., V. 12, pp. 134, 523.

Massie: Inaug. Dissert Univ'y Penn., 1803.

Seidel: Archiv hom. Heilk., V. 9, pt. 2, p. 175.

SENNA. Cassia acutifolia. C. lanceolata. Tinct. and trit. of leaves.

Allen: Cyclopædia, V. 8. Jahr: Symp. Codex.

Berridge: Am. Jl. Hom. Mat. Med., V. 8, p. 126.

SEPIA. S. octopus. S. succus. S. offic. Squid. Cuttle fish. Ink of cuttle fish. Tinct.

Allen: Cyclopædia, V. 8. Cyclop. Drug Path., V. 4, Hahnemann: Chr. Dis., 1st ed., 2d ed. Hering: Guid.

Symptoms, V. 9. Jahr: Symp. Codex. Macfarlan: High Pot. Provings.

Berridge: N. A. J. Hom., V. 20, p. 69; V. 22, p. 193. N. E. Med. Gaz., V. 9, p. 402.

Dunham: Tr. Am. Inst. Hom., 1875.

Gross: Archiv hom. Heilk., V. 19, pt. 3, p. 187.

Hartl. u Trinks: Mat. Med., V. 1.

Hartlaub: A. H. Z., V. 10, No. 10, 11.

Kruger: Bibl. Hom., Aug., 1878, p. 235.

———: Am. Hom't, V. 24, p. 289.

Macfarlan: Hom. Phys., V. 12, p. 134; V. 13, pp. 376, 382.

Robinson: Brit. Jl. Hom., V. 25, p. 331.

SERPENTARIA. Aristolochia serpentaria. · Virginia snake-root. Trit. of dried roots.

Allen: Cyclopædia, V. 8. Macfarlan: High Pot. Provings.

Jorg: Materialien, V. 1.

Macfarlan: Hom. Phys., V. 12, p. 135; V. 13, pp. 52, 376, 535.

SILICATED WATER. Aqua silicata.

Becker: Brit. J. Hom., V. 28, p. 471. Hygea, V. 22, pt. 5.

SILICEA. Silica. Silicic anhydride. S. oxide. Silex. Acidum silicicum. Pure flint. Silicious earth. Trit.

Allen: Cyclopædia, V. 9. Cyclop. Drug Path., V. 4. Hahnemann: Chr. Dis., 1st ed., 2d ed. Hering: Guid. Symptoms, V. 9. 12 Tissue Rem., 3d ed. Jahr: Symp. Codex. Macfarlan: High Pot. Provings.

Becker: Hygea, V. 22, pt. 5.

Berridge: Hom. Phys., V. 6, p. 77.

Hartl. u Trinks: Mat. Med., V. 3, 208.

Hencke: A. H. Z., V. 55, p. 135.

Hering: A. H. Z., V. 98, p. 172.

Knorre: A. H. Z., V. 6, p. 37.

Macfarlan: Hom. Phys., V. 12, p. 135; V. 13, p. 384; V. 14, p. 20.

———: X. Chironian, V. 2, p. 85.

Robinson: Brit. Jl. Hom., V. 25, p. 333.
Rockwith: Am. Jl. Hom. Mat. Med., V. 5, p. 289.
Ruoff: Hygea, V. 8, p. 1.
Sorge:. Zeit. Berlin Hom. Ærzte, V. 12, pt. 3, 4.
  Hahn. Mo., V. 28, p. 699.
Wahle: Archiv hom. Heilk., V. 15, pt. 2, p· 187.

SINAPIS ALBA. Brassica alba. Leucosinapis alba. White mustard. Yellow mustard seed. Tinct. of ripe seeds.

Allen: Cyclopædia, V. 9. Hering: Guid. Symptoms, V. 9.
Bojanus: N. A. J. Hom., V. 20, p. 563 Viertelj f Hom., V. 15, p. 56.

SINAPIS NIGRA. Brassica nigra. Melanosinapis communis. Black, brown or red mustard. Tinct. of seeds.

Allen: Cyclopædia, V. 9. Hering: Guid. Symptoms, V. 9.
Butler: N. A. J. Hom., V. 20, p. 540.
Cattell: Brit. Jl. Hom., V. 11, p. 524.

SIUM LATIFOLIUM. Water parsnip. Tinct. of root.

Allen: Cyclopædia, V. 9.
White: Phila. Med. Times, 1873, p. 47.

SMILACINUM.

Cyclop. Drug Path., V. 4.
Palotta: Jl. de Pharm., V. 10, p. 543.

SODIUM ARSENIATE. See Natrum arsenicatum,

SOL.

Fincke: Med. Adv., V. 30, No. 12. Tr. I. H. A., 1893.
Swan: The Organon, V. 3, p. 275.

SOLANINUM. Alkaloid of the solanums. Trit.

Allen: Cyclopædia, V. 9. Cyclop. Drug Path., V. 4.
Clarus: Jl. f Pharm., V. 1, p. 245.
Schroff: Pharmacologie, p. 623.

SOLANUM ACETICUM.

Clarus: Jl. f Pharmakodynamik Zeit. hom. Ærzte Œsterr.,
V. 2, pt. 7.

SOLANUM ARREBENTA. Arrebenta cavallos. Trit. of
leaves.

Allen: Cyclopædia, V. 9, Mure: Braz. Provings.

SOLANUM CAROLINENSE. Horse nettle.

Milwain: Am. Med. Monthly, V. 16, p. 113, June, 1898.

SOLANUM LYCOPERSICUM. See Lycopersicum.

SOLANUM MAMMOSUM. Nipple nightshade. Apple of
Sodom. Tinct. of ripe berries.

Allen: Cyclopædia, V. 9. Jahr: Symp. Codex.
Hering: Archiv hom. Heilk., V. 13, pt. 2, p. 184.

SOLANUM NIGRUM. S. crenato dentatum. S. pty-
canthum. Black nightshade. Common nightshade. Tinct.
of plant.

Allen: Cyclopædia, V. 9. Jahr: Symp. Codex.
Hale: Tr. N. Y. State Hom. Med. Soc., 1870.
Lembke et al.: U. S. Med. Surg. Jl., V. 6, p. 164. A. H. Z.,
V. 45, p. 74.
Hoyt: Am. Hom. Obs., V. 11, p. 372.

SOLANUM OLERACEUM. Gyquirioba. Juquerioba.

Allen: Cyclopædia, V. 9. Mure: Braz. Provings.

SOLANUM PSEUDO-CAPSICUM. Jerusalem cherry. Trit.
of fruit.

Allen: Cyclopædia, V. 9.

SOLANUM TUBEROSUM ÆGROTANS. Diseased potato.
Trit.

Allen: Cyclopædia, V. 9. Mure: Braz. Provings.

Mure: Jl. Med. Hom. de la Soc. Hahn. de Paris, V. 5,
March, 1849. A. H. Z., V. 39, pp. 31, 41; V. 41, pp. 263,
281, 292.

SOLANUM TUBEROSUM.

Allen: Cyclopædia, V. 9.

SPIGELIA ANTHELMINTICA. Anthelminthia quardi-
phylla. Pink root. Worm grass. Tinct. trit. of dry plant.

Allen: Cyclopædia, V. 9. Cyclop. Drug Path., V. 4, ap-
pendix. Hahnemann: Mat. Med. Pura. Hering: Guid.
Symptoms, V. 9. Jahr: Symp. Codex. Macfarlan:
High Pot. Provings.

Garnett: Revue Hom. Belge, V. 17, p. 149.

Hering: Hahn. Mo., V. 7, p. 174.

Helbig: Heraklides, 1833, p. 59.

Hoyne: Med. Adv., V. 16, p. 416. Tr. I. H. A., 1884-'5.
A. H. Z., V. 112, pp. 189, 196, 202.

Macfarlan: Hom. Phys., V. 12, p. 135; V. 13, p. 382; V. 14,
p. 17.

SPIGELIA MARILANDICA. Pink root. Indian pink.
Star bloom. Tinct. of root.

Allen: Cyclopædia, V. 9.

SPARTIUM SCOPARIUM. Cytisus scoparius.

Schier: Hom. Recorder, V. 14, p. 216. A. H. Z., V. 135,
pp. 161, 180.

SPIGGURUS MARTINI. S. spinosa. Porcupine. Chætomys
subspinosus. Trit. of bristles.

Allen: Cyclopædia, V. 9. Mure: Braz. Provings.

SPIRANTHES AUTUMNALIS. Lady's tresses. Tinct. of
plant.

Allen: Cyclopædia, V. 9. Possart: Hom. Arz., pt. 3.

Chagou: Jl. Soc. Gall., 1st ser., V. 7, p. 361; V. 8, pt. 6.

Gueyrard: A. H. Z., V. 53, No. 7.

SPIRÆA ULMARIA. Queen of the meadow. Hardhack. Meadow sweet. Tinct. of root.

Allen: Cyclopædia, V. 9. Cyclop. Drug Path., V. 4. Possart: Hom. Arz., pt. 3.

Bojanus: Hom. Viertelj. V. 14, p. 13. Neue Zeit. f Hom. Klinik, V. 10.
Schier: A. H. Z., V. 133, p. 193.

SPIRITUS NITRI DULCIS. See Nitri spiritus dulcis.

SPONGIA TOSTA. Sponge. Tinct. and trit.

Allen: Cyclopædia, V. 9. Cyclop. Drug Path. Hahnemann: Mat. Med. Pura. Hering: Mat. Med., V. 1. Guid. Symptoms, V. 9. Jahr: Symp. Codex. Macfarlan: High Pot. Provings.

Bell: Am. Jl. Hom. Mat. Med., V. 2, p. 211.
Berridge: N. E. Med. Gaz., V. 9, p. 403.
Fincke: Am. Hom. Rev., V. 1, p. 317.
Macfarlan: Hom. Phys., V. 12, p. 135; V. 13, p. 382.
Wells: Am. Hom. Rev., V. 3, p. 301.

SQUILLA MARITIMA. Cepa marina. Scilla maritima. Ornithogolum maritinum. Sea onion. Squills. Tinct. of bulbs.

Allen: Cyclopædia, V. 9. Cyclop. Drug Path., V. 4. Hahnemann: Mat. Med. Pura. Hering: Guid. Symptoms, V. 9. Jahr: Symp. Codex.

Berridge: N. Y. Jl. Hom., V. 2, p. 311.
Hammond: Am. Jl. Med. Sc. n. s., V. 37, p. 277.
———: Zeits. Gesell Ærzte zu Wien., 1847.
Pieper: Allg. Cent. Zeit., V. 24, p. 565.
Wibmer: Arzneimittel.

STACHEYS BETONICA. B. officinalis. Betony. Wood betony. Tinct. of plant.

Allen: Cyclopædia, V. 9.

Berridge: Mo. Hom. Rev , V. 13, p. 288.

STANNUM METALLICUM. Tin. Trit.

Allen: Cyclopædia, V. 9. Cyclop. Drug Path., V. 4.
Hahnemann: Mat. Med. Pura. Chr. Dis., 2d ed. Her-
ing: Guid. Symptoms, V. 9. Jahr: Symp. Codex. Mac-
farlan: High Pot. Provings.

Macfarlan: Hom. Phys., V. 12, p. 136, V. 13. p. 441.

Mohr: Tr. Penna. Hom. Med. Soc., 1889. Also, Reprint.

Pitet: Jl. Soc. Gall., V. 3, p. 209.

Stone: Tr. Am. Inst. Hom., 1885.

Angell: Ohio Med. Surg. Rep., V. 2, p. 152.

STANNUM PERCHLORATUM.

Pitet: Zeit. hom. Klinik, V. 6, No. 14. Jl. Soc. Gall., V.
3, Aug., 1852.

STANNUM MURIATICUM.

Meynel: Deutsch Klinik, 1851, No. 4, p. 437, Frank's
Mag., pt. 4.

STAPHISAGRIA. Delphinium staphisagria. S. macrocarpa.
S. pedicularis. Louse seeds. Staresacre. Lark-spur. Tinct.
trit. of seeds.

Allen: Cyclopædia, V. 9. Cyclop. Drug Path., V. 4.
Hahnemann: Mat. Med. Pura. Hering: Guid. Symp-
toms, V. 10. Jahr: Symp. Codex.

——: Jl. Soc. Gall., V. 3, pt. 6.

STELLARIA MEDIA. Chickweed. Tinct. of plant.

Kopp: Hom. World, V. 28, p. 560; V. 29, p. 216.

STICTA PULMONARIA. Lobaria pulmonaria. Muscus
pulmonaria. Lungwort lichen. Oak lungs. Tree lungwort.
Tinct. of lichen.

Allen: Cyclopædia, V. 9. Cyclop. Drug Path., V. 4. Her-
ing: Guid. Symptoms, V. 10. Hale: New Rem , 2d ed.

Burdick: N. A. J. Hom., V. 12, p. 202. Am. Hom. Obs.,
V. 1, p. 37. Am. Jl. Hom. Mat. Med., V. 2, p. 234.

——: Mo. Hom. Rev., V. 8, p. 146.

Lilienthal: Am. Jl. Hom. Mat. Med., V. 2, p. 234.

STILLINGIA SYLVATICA. Sapium sylvaticum. Cockup hat. Queen's delight. Queen's root. Silver leaf. Yaw root. Tinct. of root.

Allen: Cyclopædia, V. 9. Cyclop. Drug Path., V. 4, V. 4, appendix. Hale: New Rem., 2d ed. Hering: Guid Symptoms, V. 10. Macfarlan: High Pot. Provings.

Hale: Tr. Am. Inst. Hom., 1869.

Macfarlan: Hom. Phys., V. 12, p. 136.

Nichols et al.: Am. Hom. Obs., V. 4, p. 246.

Preston: Hahn. Mo., V. 6, p. 127. Tr. Hom. Med. Soc. Penna., 1870-'71.

Taber: Ohio Med. Surg. Rep., V. 9, p. 11.

STRAMONIUM. Datura lurida. Datura stramonium. Solanum maniacum. S. majus album. S. spinosum. Apple of Peru. Devil's apple. Thorn apple. Jamestown weed. Jimpson weed. Stink weed. Tinct. of plant.

Allen: Cyclopædia, V. 9, V. 10. Cyclop. Drug Path., V. 4. Hahnemann: Mat. Med. Pura. Fragmenta de viribus. Hering: Guid. Symptoms, V. 10. Mat. Med., 1873. Jahr: Symp. Codex. Macfarlan: High Pot. Provings.

Berridge: N. A. J. Hom., V. 21, p. 504. U. S. Med. Inv., V. 10, p. 298. Am. Hom. Obs., V. 9, p. 85. Mo. Hom. Rev., V. 15, p. 298; V. 16, p. 34.

Barbier: Mat. Med., 1824, V. 3, p. 415.

Coxe: Am. Hom. Rev., V. 4, p. 559.

Cranch: Tr. I. H. A., 1884-'5.

Hartl. u Trinks: Mat. Med., 1, 3.

Helbig: Heraklides, 1833, p. 61.

Macfarlan: Hom. Phys., V. 12, p. 136; V. 13, p. 488.

Miller: Med. Adv., V. 25, p. 134. Hahn. Mo., V. 25, p. 636.

Pratt: Thesis Hom. Med. College, Pa., 1852.

Robinson: Brit. Jl. Hom., V. 25, p. 337.

Hering: Am. Hom. Rev., V. 4, p. 559.

Stork: N. A. J. Hom., V. 3, p. 538. Libellus de Stramon., etc.

Schneller: Wien Zeits. Gesell, Jagrg. 2, Bd. 2, pt. 3. Frank's Mag.

Taylor: Guy's Hosp. Repts., 1865, p. 293.

Underwood: Tr. Mass. Hom. Med. Soc., 1871-'77.

Wibmer: Arzneimittel.

STRONTIA CARBONICA. Carbonas stronticus. S. carbonica. Strontic carbonate. Strontia. Trit.

Allen: Cyclopædia, V. 9. Hering: Guid. Symptoms, V. 10. Jahr: Symp. Codex. Macfarlan: High Pot. Provings.

Hartl. u Trinks: Mat. Med.

Macfarlan: Hom. Phys., V. 12, pp. 135, 527; V. 13, pp. 472, 488, 493; V. 14, pp. 17, 56.

STROPHANTHUS HISPIDUS.

Cyclop. Drug Path.

————: N. A. J. Hom., V. 35, p. 251.

Matthes: Hom. Recorder, V. 12, p. 508. A. H. Z., V. 135, p. 91.

Moir-Martiny: Rev. Hom. Belge, March, 1897.

Piedvache: Bull. Soc. Med. Hom. de France, V. 29, p. 673.

Gisevius: Zeit. Berl. hom. Ærzte, V. 16, p. 485.

STROPHANTHUS KOMBE.

Macfarlan: Hahn. Mo., V. 25, p. 223.

STRYCHNINUM. Alkaloid of Nux vomica. Trit. Tinct.

Allen: Cyclopædia, V. 9, V. 10. Cyclop. Drug Path., V. 4.

Hausman: A. H. Z., V. 92, pp. 81, 89.

Kolliker: A. H. Z., V. 56, p. 73. (Animals.)

Robinson: Mo. Hom. Rev., V. 13, pp. 252, 368, 414, 560, 618; V. 13, pp. 291, 479, 551, 608; V. 14, p. 104.

Noack u Trinks: V. 2.

Schlosser: A. H. Z., V. 56, No. 10.

SULPHONAL.

Bartlett: Hahn. Mo., V. 27, p. 294; V. 32, p. 559.

Rehm: N. A. J, Hom., V. 37, p. 502.

————: Hahn. Advocate, V. 36, p. 382.

SULPHUR AURATUM ANTIMONII. See Antimonium sulph. auratum.

SULPHURETTED HYDROGEN.

> Allen: Cyclopædia, V. 9.
>
> Cattell: Brit. Jl. Hom., V. 11, p. 343.
>
> Belhomme: A. H. Z., V. 19, p. 63.

SULPHUR. Flores sulphur. S. sublimatum lotum. Trit. dilutions.

> Allen: Cyclopædia, V. 9, V. 10. Cyclop. Drug Path., V. 4. Hahnemann: Chr. Dis., 1st ed., 2d ed. Mat. Med. Pura. Hering: Guid. Symptoms, V. 10. Macfarlan: High Pot. Provings. Jahr: Symp. Codex. Possart: Hom. Arz., pt. 3.
>
> Austrian reproving: Am. Hom. Obs., V. 20, p. 301.
>
> Arigler: Wurmb's Prov. Zeits. Ver. hom. Ærzte Wiens, V. 1, 1857.
>
> Andrieu: Mo. Hom. Rev., V. 1, p. 300.
>
> Berridge: Am. Jl. Hom. Mat. Med., V. 9, p. 251. N. A. Jl. Hom., V. 21, pp. 499, 503.
>
> Bœcker: Beitr. Heilk., V. 2, p. 388; V. 4. Hygea, V. 22, p. 305.
>
> Fincke: Hahn. Advocate, V. 37, p. 586. Tr. I. H. A., 1897.
>
> Gross: Archiv hom. Heilk., V. 19, pt. 3, p. 186.
>
> Hencke: A. H. Z., V. 55, No. 2, p. 14.
>
> Helbig: Heraklides, 1833, p. 64.
>
> Hartl. u Trinks: Mat. Med., V. 3.
>
> Knorre: A. H. Z., V. 6, p. 37.
>
> Macfarlan: Hom. Phys., V. 12, p. 136; V. 13, pp. 437, 488, 490; V. 14, p. 56.
>
> Molin: Archiv de Med. Hom., V. 3, p. 377, 1835.
>
> Laurie: Brit. Jl. Hom., V. 3, p. 13; V. 4, p. 92.
>
> Robinson: Brit. Jl. Hom., V. 25, p. 338.
>
> Sommer: Neue Archiv hom. Heilk., V. 1, pt. 2.
>
> Thompson: Tr. Mass. Hom. Med. Soc., 1871-'77.
>
> Wurmb: Zeit. Ver. hom. Ærzte Wiens, V. 1, p. 9, et seq. Brit. Jl. Hom., V. 15, pp. 365, 577; V. 16, pp. 1, 227, 391.
>
> Wibmer: Die Arzneimittel.

SULPHUR IODATUM.

Allen: Cyclopædia, V. 9.   Cyclop. Drug Path., V. 4 and 4,
Appendix.

——: Med. Adv., V. 32, p. 22.

Morgan et al.: Tr. Am. Inst. Hom., 1889.

Kelsall: Mo. Hom. Rev., V. 2, p. 154.

SULPHURIC ACID.

Allen: Cyclopædia, V. 9.   Cyclop. Drug Path., V. 1.
Hahnemann: Chr. Dis., 2d ed. Hering: Guid. Symp-
toms, V. 10. Jahr: Symp. Codex. Peters-Marcy: New
Mat. Med., Sup. N. A. J. Hom., Nov., 1855. Macfarlan:
High Pot. Provings.

Attomyr: Neue Archiv hom. Heilk., V. 1, pt. 1, p. 178.

Macfarlan: Hom. Phys., V. 12, pp. 136, 523; V. 13, p. 435.

Richards: Med. Adv., V. 15, p. 224.

Stapf: Archiv hom. Heilk., V. 8, pt. 3, p. 190.

Thorer: A. H. Z., V. 3, p. 98.

Wibmer: Die Arzneimittel.

SULPHURATUM CARBONIUM.   See Carbonium sulph.

SULPHUROUS ACID.

Allen: Cyclopædia, V. 9.

Braid: Edin. Med. Surg. Jl., V. 13, p. 353.

C. W.: Hom. World, May, 1891.   Hahn. Mo., V. 26, p. 675.

SUMBUL.   Sumbulus moschatus.   Ferula sumbul.   Jata-
manski. Nardostachys jatamanski.   Musk root.   Spikenard
of the ancients.   Tinct. trit. of root.

Allen: Cyclopædia, V. 9. Hering: Guid. Symptoms, V. 10.
Possart: Hom. Arz., pt. 2.

Altschul: Hom. Viertelj, V. 4.   Brit. Jl. Hom., V. 11, p.
678.

Becker: Quar. Hom. Jl., V. 1, p. 262.

Cattell: Brit. Jl. Hom., V. 9, p. 256.

Hale: N. A. J. Hom., V. 20, p. 464.

Hencke: A. H. Z., supplt. to A. H. Z., V. 55, No. 4; V. 55, No. 2.

Lembke: A. H. Z., V. 34, p. 273.

Morgan: Am. Hom. Obs., V. 11, p. 416.

SYPHILINUM. Leusinum.

Allen: Cyclopædia, V. 10. Hering: Guid. Symptoms, V. 10.

Berridge: Hom. Phys., V. 2, p. 77.

Ostrom: The Organon, V. 2, p. 262.

Swan: Hom. Phys., V. 10, p. 318. Hom. World, V. 17, p. 545. Revista Omiopatica, V. 36, p. 315. Med. Adv., V. 21, p. 123.

SYMPHORICARPUS RACEMOSUS.

Moffat: N. A. J. Hom., V. 31, p. 207.

SYMPHYTUM OFFICINALE. Consolida majoris. Comfrey. Gum plant. Healing herb. Tinct. of root.

Hering: Guid. Symptoms, V. 10. Jahr: Symp. Codex, V. 2, p. 1042. Macfarlan: High Pot. Provings.

Macfarlan: Hom. Phys., V. 12, p. 137; V. 13, pp. 289, 376, 383, 387, 441, 493.

TABACUM. Nicotiana tabacum. N. macrophylla. N. auriculata. Hyoscyamus Peruviana. Consolida indica. Tobacco. Tinct. of leaves.

Allen: Cyclopædia, V. 9, V. 10. Cyclop. Drug Path., V. 4. Hahnemann: Mat. Med. Pura. Hering: Guid. Symptoms, V. 10. Jahr: Symp. Codex. Macfarlan: High Pot. Provings.

Berridge: U. S. Med. Inv., V. 1, p. 100. Am. Jl. Hom. Mat. Med., V. 9, p. 244. Bibl. Hom., V. 4, p. 275. Hom. Phys., V. 10, p. 321. Revista Omiopatica, V. 38, p. 311.

Dunnell: Med. Union, V. 1, p. 227.

Frost: Hahn. M>, V. 5, p. 409; V. 7, p. 289; V. 8, p. 22.

Hammond: Am. Jl. Med. Sc. n. s., V. 32, p. 316.

Hartl. u Trinks: Mat. Med., V. 3.
————: Hom. Times, London, No. 7.
Miller: N. A. J. Hom., V. 22, p. 86. Hahn. Mo., V. 7, p.
  530. Tr. N. Y. State Hom. Soc., 1872.
Macfarlan: Hom. Phys., V. 12, p. 137; V. 13, pp. 468, 530.
Norton: Hahn. Mo., V. 21, p. 202. Am. Hom't, V. 12,
  p. 33.
Reiner-Schneider: De Herba Nicotianæ, 1840.
Piper: A. H. Z., V. 19, p. 90.
Lembke: Neue Zeit. hom. Klinik, V. 12, p. 97.
Seidel: A. H. Z., V. 12, pp. 153, 166.
Schreter: Hartl. u Trinks, Mat. Med., V. 3, p. 100.
Schlosser: A. H. Z., V. 56, No. 10.
Yeldham: Brit. Jl. Hom., V. 33, p. 508.
Sherbino: Tr. I. H. A., 1890.

TANACETUM VULGARE. Athanasia. Tansy. Tinct. of plant.

Allen: Cyclopædia, V. 9, V. 10. Cyclop. Drug Path., V.
  4. Jahr: Symp. Codex.
Burt: Med. Inv., V. 2, March, 1865, p. 63.
Chase, Cullis et al.: Tr. Mass. Hom. Med. Soc., 1861-'66,
  p. 162.
Hale: N. A. J. Hom., V. 13, p. 406, 1865.
Hills: N. Y. Hom. Times, V. 8, p. 49. A. H. Z., V. 101,
  pp. 86, 94, 99, 110, 116, 124.
————: Bost. Med. Surg. Jl., V. 10, p. 30.
Hering: Archiv hom. Heilk., V. 13, pt. 1, p. 170.
Van der Warker: Crim. Abortion, Boston, 1872, p. 74.
Lembke: A. H. Z., V. 102, p. 27.

TANGHINIA VENENIFERA. Madagascar poison nut. Trit. of seed.

Allen: Cyclopædia, V. 9, V. 10.

TANNIC ACID.

Peters-Marcy: New Mat Med. Suplt. N. A. J. Hom.,
  Nov., 1855.

TANNIN. Digallic acid. Trit.

Allen: Cyclopædia, V. 9.

TARAXACUM. T. dens leonis. Lactuca pretense. Leonto-
dontis. Balloon plant. Dandelion. Monkshood. Puff
ball. Tinct of plant.

Allen: Cyclopædia, V. 9. Cyclop. Drug Path., V. 4. Her-
ing: Guid. Symptoms, V. 10. Jahr: Symp. Codex.
Hahnemann: Mat. Med. Pura.

Macfarlan: Hom. Phys., V. 13, pp. 377, 435; V. 14, p. 20.
Smyth: Lancet, 1845, V. 2, p. 506.

TARANTULA. Lycosa tarentula. Large hairy spider. Tinct.
of live spider.

Allen: Cyclopædia, V. 9, V. 10. Cyclop. Drug Path., V. 1.
Hering: Guid. Symptoms, V. 10.

Baglivi: Dissertatio de Anat. Morsu et Effectibus Taran-
tulæ.

Fenamosin: A. H. Z., V. 8, p. 297.

Gross: Am. Hom. Obs., V. 7, p. 32.

Hardenstein: Am. Jl. Hom. Mat. Med., V. 4, p. 106.

Navarro: N. Y. Hom. Times, V. 6, p. 294.

Nunez: Estudio Medico del Veneno Tarantula segun el
Metodo de Hahnemann, Madrid, 1864. N. A. J. Hom.,
V. 20, p. 387. Art Medical. A. H. Z., V. 68, pp. 104,
111.

Sherman: N. E. Med. Gaz., V. 10, p. 241.

Ide: Zeit. d Berl. V. hom. Ærzte, V. 6, p. 38.

TARTARIC ACID.

Allen: Cyclopædia, V. 9. Cyclop. Drug Path., V. 1.
Peters-Marcy: New Mat. Med. Suplt. N. A. J. Hom.,
Nov., 1855. Jahr: Symp. Codex.

Cattell: Brit. Jl. Hom. V. 11, p. 337.

Nenning: Prakt. Mittheil, 1827, p. 27.

TAURI FEL. Ox gall.

Buchner: A. H. Z., V. 20, No. 19.

TAXUS BACCATA. Yew. Ground hemlock. Tinct. fresh leaves.

Allen: Cyclopædia, V. 9. Jahr: Symp. Codex. Stapf: Lesser Writings.

Gastier: Bibl. Hom. de Geneve, V. 4, p. 193, 1835. Jl. Soc. Gall., V. 2, pt. 11; V. 6, pt. 20.

Hering: Archiv. hom. Heilk., V. 15, pt. 1, p. 187.

Schroff: A. H. Z. Monattbl., V. 1, p. 48, 1859.

TELLURIUM METALLICUM. Trit.

Allen: Cyclopædia, V. 9. Cyclop. Drug Path., V. 4. Hering: Guid. Symptoms, V. 1. Macfarlan: High Pot. Provings. Possart: Hom. Arz., pt. 1.

Berridge: Am. Jl. Hom. Mat. Med., V. 9, p. 247.

Croker: Am. Jl. Hom. Mat. Med., V. 9, p. 247.

———: Hom. Times, London, V. 4, p. 417.

Hering-Dunham: Am. Hom. Rev., V. 5, pp. 26, 75, 125, 166, 218, 366, 426, 466, 507, 542.

Macfarlan: Hom. Phys., V. 12, p. 138; V. 13, p. 377. —

Metcalf: N. A. J. Hom., V. 2, p. 405. A. H. Z., V. 46, p. 287. Zeit. hom. Klinik, 1853, Nos. 16, 24.

TEINACH IN WIRTEMBURG.

Griesselich: Hygea, V. 9, pt. 3, p. 224.

TEPLITZ. Mineral water.

Allen: Cyclopædia, V. 9. Possart: Hom. Arz., pt. 1.

Perutz: Die Mineralquellen z Teplitz als hom. Heilmittel betrachtet, Prag., 1848. A. H. Z., V. 49, pp. 139, 148; V. 34, p. —, V. 43, No. 19.

Perutz: Der innere Gebrauch des Teplitzer Thermalwassers, 1861.

———: Brit. Jl. Hom., V. 15, p. 11.

Reclan: Die Teplitzer Heilquellen, etc., Leipzig, 1832. A. H. Z., V. 1, p. 75.

TERROR.

Attomyr: Neues Archiv hom. Heilk., V. 2, pt. 1, 1844.

TEREBINE.

Garland: N. A. J. Hom., V. 34, p. 616.

TEREBINTHINA. Oleum terebinthinæ. T. laricina. T. veneta. Oil of turpentine. Venice turpentine. Trit. alcoholic solution.

Allen: Cyclopædia, V. 9. Cyclop. Drug Path., V. 4. Hering: Guid. Symptoms, V. 10. Jahr: Symp. Codex. Macfarlan: High Pot. Provings.

Bouchardet: A. H. Z., V. 46, p. 369.
Bruckner: A. H. Z., V. 68, p. 131.
Copland: Lond. Med. Phys. Jl., V. 46, p. 107. A. H. Z., V. 32, p. 291.
Demeures: Jl. Soc. Gall., V. 4. A. H. Z., V. 47, p. 6.
Hering: N. A. J. Hom., V. 26, p. 243, 1877.
Hoppe: Neue Zeit. hom. Klinik, V. 7, p. 178.
Kurtz: A. H. Z., V. 32, p. 291.
Macfarlan: Hom. Phys., V. 12, pp. 139, 524; V. 13, pp. 290, 376, 383, 385, 473, 488; V. 14, pp. 16, 58.
Money: Med. Chir. Rev., V. 3, p. 452.
Piton: Traite de Mat. Med., V. 2, p. 265.
X——: Hahn. Advocate, V. 36, p. 569.
Sommer: A. H. Z., V. 24, p. 351.
Schleicher: A. H. Z., V. 52, p. 30 (Nos. 20, 24).
Trousseau: A. H. Z., V. 24, No. 22.
Woost: Hartl. u Trinks, Annalen, V. 3, p. 118.
Ross: Hom. Phys., V. 17, p. 227.

TETRADYMITE. Crystals from N. C. and Georgia. Trit.

Allen: Cyclopædia, V. 9.

Hering: A. H. Z., V. 77, p. 205.

TEUCRIUM MARUM VERUM. See Marum verum, t.

THALLIUM. Trit.

Allen: Cyclopædia, V. 9.

18

Lamy: Gaz. des Hop., 1863, p. 104. Jl. de Chemie, 1863,
V. 9, p. 721.
Marme: Raue's Record, 1870, p. 21.

THALLIUM ACETATE.

Huckard: Hom. World, V. 33, p. 242.

THEA CHINENSIS. Tea. Tinct. of leaves.

Allen: Cyclopædia, V. 9. Jahr: Symp. Codex.
Berridge: Hom. Phys. Hahn. Mo., V. 24, p. 606.
Gregg: Hom. Quarterly, V. 2.
Gunther: Buchner Repertorium, V. 9, ser. 2.
———: Prak. Mittheil, 1827, p. 30.
———: Zeit. hom. Klinik, V. 4, p. 65.
Howells: Med. Adv., V. 17, p. 32.
Medicus: Mo. Hom. Rev., V. 11, p. 510.
Swan: N. Y. Jl. Hom., V. 2, pp. 193, 202.
Teste: N. A. J. Hom., V. 2, p. 188. Jl. Soc. Gall., V. 2,
pt. 4, ser. 1. A. H. Z., V. 42, p. 329.
Wesselhœft: N. E. Med. Gaz., V. 21, p. 350; V. 2, p. 169.
Roth: Mat. Med., V. 1, p. 511.
Percival: Dublin Hosp. Rpts., 1818, p. 220.
Frank's Mag., V. 1, p. 290.
Wibmer: Wirkung Arzneimittel.
Erdmann: Hufeland's Jl., V. 64.
Dixon: Practitioner, V. 9, p. 265.
Adams: U. S. Med. Inv., V. 6, p. 257.
Miller: N. A. J. Hom., V. 22, p. 87.

THEBAINUM.

Cyclop. Drug Path., V. 4.

THEREBA.

Simon: Bibl. Hom., V. 15, p. 371.

THERIDION CURASSAVICUM. Aranya. Black spider.
Tinct. and trit.

Allen: Cyclopædia, V. 9. Cyclop. Drug Path., V. 1. Her-

ing: Guid. Symptoms, V. 10. Mat. Med., 1873. Mac-
farlan: High Pot. Provings. Jahr: Symp. Codex.

Hering: Archiv hom. Heilk., V. 14, pt. 1, p. 157. Ap-
pendix to Hahn. Mo. Mat. Med., 16 Remedies. Mono-
graph.

Macfarlan: Hom. Phys., V. 12, p. 139; V. 13, pp. 289, 435,
489.

THLASPI BURSA PASTORIUS. Capsella bursa pastoris.
Shepherd's Purse. Tinct.

Hering: Guid. Symptoms. V. 10.

Chapman: Hom. Recorder, V. 13, p. 119. Tr. Am. Inst.
Hom., 1897.

Fahnestock: Hom. Recorder, V. 11, p. 409. A. H. Z., V.
134, p. 41.

See also: Bursa past.

THUJA OCCIDENTALIS. Arbor vitæ. Cedrus lycea. Tree
of Life. White Cedar. Tinct. of leaves.

Allen: Cyclopædia, V. 9. Cyclop. Drug Path., V. 4.,
Hahnemann: Mat. Med. Pura. Hering: Guid. Symp-
toms, V. 10. Jahr: Symp. Codex. Macfarlan: High
Pot. Provings. Metcalf: Hom. Provings.

Berridge: Hahn. Mo., V. 3, p. 505. U. S. Med. Inv., V. 4,
p. 573.

Dudgeon: Brit. Jl. Hom., V. 29, p. 185. A. H. Z., V. 82,
p. 207.

Lembke: A. H. Z., V. 45, p. 26.

Macfarlan: Hom. Phys., V. 12, p. 140; V. 13, p. 473.

Mersch: Jl. Belge Hom., V. 2, p. 119. Hahn. Mo., V. 30,
p. 686. Zeit. Berl. V. hom. Arzte, V. 12, p. 346.

Mayerhofer (Vienna Provings): Hom. Exam. n. s., V. 2,
pp. 159, 198, 332, 389, 444. Œsterr. Zeit. f Hom. V. 2
(1846).

pt. 2, 3. N. A. J. Hom., V. 1, appendix to Aug., 1851.

Schreter: A. H. Z., V. 45, pp. 71, 94, 143 (Leidbeck); V.

57, Nos. 5, 6, 9, 12, 18; V. 62, p. 37; V. 63, pp. 39, 62, 87, 95, 134, 196,202; V. 66, p. 207; V. 68, p. 86.

Robinson: Brit. Jl. Hom., V. 25, p. 340.

THYROIDIN.

Clarke: Hom. World, V. 29, p. 251.

Morrison: Jl. Brit. Hom. Soc., July, 1894. Hahn. Mo., V. 29, p. 752.

TILIA EUROPŒA. Linden. Lime tree. Tinct. of blossoms.

Allen: Cyclopædia, V. 10. Possart: Hom. Arz., pt. 1.

Vienna Provings: Œsterr. Zeit. f Hom., V. 4, pt. 2, p. 380. A. H. Z., V. 38, pp. 285, 300.

TINASPORA CORDIFOLIA.

Banerjee: Hom. Phys., V. 14, p. 367. Jl. Belge, Hom., V. 2, p. 55.

TITANIUM. Trit.

Allen: Cyclopædia, V. 10. Cyclop. Drug Path. V. 4, Appendix. Sharp's Essays.

———: Am. Hom. Rev., V. 3, p. 516.

TONGO. Baryosma tongo. Coumarouma odorata. Dipterix odorata. Tongo bean. Tonka bean. Torquin bean. Sweet-scented tonquin bean. Tinct. trit. of dried seeds.

Allen: Cyclopædia, V. 10. Jahr: Symp. Codex.

Hartl. u. Trinks: Annalen, V. 4, p. 125.

TOXICOPHLŒA THUNBERGI. Arrow poison of the Bushmen.

Allen: Cyclopædia, V. 10.

Gray: Brit. Med. Jl., 1874, p. 169, V. 2.

TOXICOPHIS PUGNAX. Moccasin Snake.

Allen: Cyclopædia, V. 10.

Ingalls: Bost. Med. Surg. Jl., V. 27, p. 170; V. 29, p. 42.

TRACHINUS DRACO et VIPERA. Weever. Sting Bull. Sting Fish.

Allen: Cyclopædia, V. 10.

Tarenfeld: A. H. Z., V. 8, p. 136.

TRADESCANTIA DIURETICA. T. commelina. Spiderwort. Tinct. of leaves.

Allen: Cyclopædia, V. 10. Mure: Braz. Provings.

TRIFOLIUM ALBUM. White clover.

Macfarlan: High Pot. Provings. Hom. Phys., V. 12, p. 140; V. 13, p. 377.

TRIFOLIUM PRATENSE. Red clover. Tinct. fresh flowers.

Allen: Cyclopædia, V. 10. Macfarlan: High Pot. Provings.

Duncan: Tr. N. Y. State Hom. Soc., 1870, p. 237.

Macfarlan: Hom. Phys., V. 12. p. 140; V. 13, pp. 377, 383 390, 442, 473, 530.

TRIFOLIUM REPENS. White clover. Tinct. of flowers.

Allen: Cyclopædia, V. 10.

Douglass: U. S. Med. Surg. Jl., V. 1, suppl't. May, 1860.

Duncan: Tr. N. Y. State Hom. Soc., 1870.

TRIFOLIUM FIBRINUM.

Hahnemann: Mat. Med. Pura.

TRIGONOCEPHALUS CONTORTRIX.

Ott: Med. Couns., V. 8, p. 232.

TRIGONOCEPHALUS PISCIVORUS.

Macfarlan: High Pot. Provings. Hom. Phys., V. 12, p. 14

TRILLIUM CERNUUM. Nodding trillium.

Allen: Cyclopædia, V. 10, p. 637.

Minton: Thesis Hom. Med. College, Pa., 1853.

TRILLIUM PENDULUM. T. erectum. T. album. Beth root. Birth root. Cough root. Ground lily. Indian balm. Jews harp. Nodding wakerobin. Snake bite. Tinct. of root.

Hering: Guid. Symptoms, V. 10. Hale: New Rem., 2d ed. Macfarlan: High Pot. Provings.

Macfarlan: Hom. Phys., V. 12, p. 141; V. 14, p. 16.
C. M. L.: U. S. Med. Inv., V. 17, p. 414.

TRIMETHYLAMINUM. Alkaloid of certain plants.

Allen: Cyclopædia, V. 10. Cyclop. Drug Path., V. 4.

Chaffee: U. S. Med. Inv., June 15, 1880.

Dujardin-Beaumetz: Nouvelles Recherches sur la Trimethylamine, Paris, 1873.

TRIOSTEUM PERFOLIATUM. Bastard ipecac. Cinque. Doctor Tinker's weed. Dog grass. Fever root. Fever wort. Horse gentian. Wild coffee. Witch grass. Tinct. of root.

Allen: Cyclopædia, V. 10. Hale: New Rem., 2d ed. Jahr: Symp. Codex.

Tallmadge: Am. Hom. Obs., V. 4, p. 69.
Williamson: Tr. Am. Inst. Hom., V. 1, p. 249.

TRITO. Water salamander.

Vulpians: Zeit. Ver. hom. Ærzte Œssterr., V. 2, p. 7.

TRITICUM REPENS.

Macfarlan: High Pot. Provings. Hom. Phys., V. 12, p. 141; V. 13, pp. 383, 387, 530; V. 14, pp. 16, 61.
————: Revista Omiopatica, V. 26, p. 30.
Swan: The Organon, V. 3, p. 114.

TROMBIDIUM MUSCÆ DOMESTICÆ. Leptus autumnalis. Red acarus found under wings of house fly. Tinct.

Allen: Cyclopædia, V. 10. Hering: Guid. Symptoms, V. 10. Macfarlan: High Pot. Provings.

Harvey: Hahn. Mo , V. 1, p. 83. A. H. Z., V. 72, pp. 41, 49.

Macfarlan: Hom. Phys., V. 12, p. 141; V. 13, pp. 289, 388; V. 14, pp. 16, 57.

TUBERCULINUM KOCHII.

Clarke: Hom. World, V. 26, pp. 155, 224. Zeit. Berl. V. hom. Ærzte, V. 10, p. 169.

TUBERCULINE.

Experiments with Tuberculin. 8th Ann. Rep't Vt. State Agricultural Experiment Station, 1894, p. 71.

Hering: Guid. Symptoms, V. 10.

Burnett: New Cures, 1885, p. 90.

Biegler–Nichols: Pop. Science News, April, 1891.

Straten: Med. Adv., V. 33, p. 98.

Swan: The Organon, July, 1879.

TUSSILAGO FAFARA. Bull's foot. Common colt's foot.

Macfarlan: High Pot. Provings. Hom. Phys., V. 12, p. 142.

TUSSILAGO FRAGRANS. Petasites fragrans. Italian tussilage. Tinct. of plant.

Allen: Cyclopædia, V. 10.

Demeures: Jl. Soc. Gall., V. 4, p. 109; A. H. Z., V. 47, p. 6.

TUSSILAGO PETASITES. P. vulgaris. Butter bur. Colt's foot. Pestilent Wort. Tinct. of plant.

Allen: Cyclopædia, V. 10. Jahr: Symp. Codex., V. 2, p. 1044.

Berridge: Hom. Phys., V. 9, p. 349. Hahn. Mo., V. 24, p. 605.

Kuchenmeister: A. H. Z., V. 32, p. 129.

Macfarlan: Hom. Phys., V. 13, pp. 468, 473.

TYROTOXICON.

Vaughan: N. Y. Hom. Times, V. 14, p. 179.

UPAS TIEUTE. Strychnos tieute. Upas tree of Java.

Allen: Cyclopædia, V. 10. Possart: Hom. Arz., pt. 1.

Mannkopff: Monatsbl. A. H. Z., V. 65, sem. 6, No. 3,
p. 20.

Meyer: Frank's Mag., V. 1.

Pitet: Jl. Soc. Gall., ser. 1, V. 4, June, 1853. A. H. Z., V.
46, p. 372.

URANIUM NITRICUM. Trit. aqueous solution.

Allen: Cyclopædia, V. 10. Cyclop. Drug Path., V. 4.
Hering: Guid. Symptoms, V. 10.

Blake: Hahn. Mat. Med., London, pt. 2. Brit. Jl. Hom.,
V. 26, pp. 1, 585. Tr. Am. Inst. Hom., 1871.

Buchner: Neue Zeit. hom. Klinik, V. 18, p. 170.

McMichael: N. A. J. Hom., V. 42, pp. 715, 791. Hahn.
Mo., V. 30, p. 143. Calcutta Jl. Med., V. 1, pp. 101, 459.
Tr. N. Y. State Hom. Med. Soc., 1896, p. 169.

N. Y. Hom. Mat. Med. Soc.: Tr. N. Y. State Hom. Med.
Soc , 1895, p. 27.

UREA.

Allen: Cyclopædia, V. 10.

Collier: Lancet, 1845, V. 2, p. 503.

URARE. See Curare.

URTICA CRENULATA. East Indian nettle.

Allen: Cyclopædia, V. 10.

Sigmond: Lancet, 1836, V. 2, p. 889.

URTICA GIGAS. Stinging tree of Australia.

Allen: Cyclopœdia, V. 10.

URTICA URENS. U. minora. Stinging nettle. Dwarf
nettle. Tinct. of plant or seeds.

Allen: Cyclopædia, V. 10. Cyclop. Drug. Path., V. 4.
Hering: Guid. Symptoms, V. 10. Jahr: Symp. Codex.
Hale: New Rem., 2d ed.

Fiard: Archiv hom. Heilk., V. 19, pt. 1, p. 187. Jl. de
Pharm., 1835, p. 290. A. H. Z., V. 8, p. 81.

———: Am. Hom. Obs., V. 8, p. 522.

Trinks u Muller: Mat. Med.

USTILAGO MAIDIS. Fungi. Ergot of corn. Maize smut. Tinct. trit. of ripe fungi.

Allen: Cyclopædia, V. 10. Hering: Guid. Symptoms, V. 10.

Burt: Am. Hom. Obs., V. 5, pp. 305, 361. Monograph, Detroit, 1868.

Hoyne: Tr. Am. Inst. Hom. 1872.

Southwick: U. S. Med. Inv., V. 20, p. 50.

Swan: Hom. Phys., V. 9, p. 252.

UVA URSI. Arctostaphylos offic. Daphnidostaphylos fendleriana. Bear berry. Tinct. of leaves.

Allen: Cyclopædia, V. 10. Hering: Guid. Symptoms, V. 10. Jahr: Symp. Codex. Macfarlan: High Pot. Provings.

Macfarlan: Hom. Phys., V. 12, pp. 138, 527; V. 13, pp. 377, 442, 489, 531.

Mitchell: Essay on Arbutus, Uva ursi, etc., Phila., 1803.

Noack u Trinks:

UVARIA TRILOBY. Asimina triloba. Paw Paw.

Taylor: Med. Adv., V. 6, p. 25.

VACCINUM.

Allen: Cyclopædia, V. 10. Hering: Guid. Symptoms, V. 10.

Berridge: Am. Jl. Hom. Mat. Med., V. 8, 126.

Hencke: A. H. Z., V. 45, p. 373.

Kanstatt: A. H. Z., V. 45, p. 373.

Power: Phila. Jl. Hom., V. 1, p. 493.

———: Physiolog. proving on sheep. Ohio Med. Surg. Rep., V. 7, p. 340.

Peltrie: Tr. Am. Inst. Hom., 1873.

Le Normand: Hygea, V. 10, p. 68.

Schuklitsch: A. H. Z., V. 4, p. 12.
Swan: Hom. Phys., V. 7, p. 168.

VANILLA AROMATICA.

Madiedo: La Homeopatia, Bogota, V. 2, p. 325, 1867.

VALERIANA OFFICINALIS. Phu germanicum. P.
parvum. V. angustifolia. V. minor. All-heal. Great wild
valerian. Valerian. Tinct. of root.

Allen: Cyclopædia, V. 10. Cyclop. Drug Path., V. 4.
Hahnemann: Fragmenta de viribus. Hering: Guid.
Symptoms, V. 10. Macfarlan: High Pot. Provings.
Stapf: Additions to Mat. Med. Pura. Jahr: Symp. Codex.

Abell: Bost. Med. Surg. Jl., 1856, p. 117.
Barallier: Des Effets phys. et de l'Emploi Therap. de
l'Huile de Valeriene, Paris, 1860. Bull. Therap. V. 59,
p. 243. Monatsbl. A. H. Z., sem. 4, No. 2.
Franz: Archiv hom. Heilk., V. 2, pt. 2, p. 153.
Hartl. u Trinks: Annalen, V. 3.
Engler: Jorg's Materialien, 1825.
Macfarlan: Hom. Phys., V. 12, p. 142; V. 13, p. 489.
Piper: A. H. Z., V. 19, p. 201.

VARIOLINUM.

Hering: Guid. Symptoms, V. 10. Macfarlan: High Pot.
Provings.

Macfarlan: Hom. Phys., V. 12, p. 142.
Swan: Hom. World, V. 17, p. 166.
Fincke: Zeit. Berliner Ver. hom. Ærzte, V. 5, p. 26.

VERATRINUM. Alkaloid of Sabadilla, root of Veratrum
album, Lobelia. Trit.

Allen: Cyclopædia, V. 10. Hahnemann: Mat. Med. Pura.
Jahr: Symp. Codex.

Muller: A. H. Z., V. 32, No. 22, 24.
Kurz: A. H. Z., V. 53, No. 24.
Kolliker: A. H. Z., V. 56, p. 74.
Roth: Jl. Soc. Gall., V. 2, pt. 9.

VERATRUM ALBUM. Elleborum album. Helleborus albus. H. præcox. White hellebore. European hellebore. Tinct· of root.

Allen: Cyclopædia, V. 10. Cyclop. Drug Path., V. 4. Hahnemann: Fragmenta de viribus. Mat. Med. Pura. Dissert. on Helleborism of Ancients, Leipzig, 1812. Hering: Guid. Symptoms, V. 10. Jahr: Symp. Codex.

Beauvais: Pathog. Wirkungen.

Buchner: A. H. Z., V. 24, No. 7; V. 47, p. 48.

Demeures: Jl. Soc. Gall., V. 4, pt. 6.

Lembke: A. H. Z., V. 49, No. 23. Neue Zeit. hom. Klinik, V. 7, p. 73.

Cattell: Brit. Jl. Hom., V. 11, p. 343.

Schelling: A. H. Z., V. 83, pp. 19, 28.

Schmidt: Jahrbucher Hom Viertelj, V. 6.

Roth: Gaz. Hom. de Paris, pt. 5, 1850.

Waltl: Buchner's Repertorium, V. 27, p. 75.

Woodward: Tr. Hom. Convention (Am. Inst. Hom.), 1881, p. 34.

VERATRUM VIRIDE. Helonias viridis. American hellebore. American white hellebore. Green hellebore. Indian poke. Itch weed. Wolf's bane. Tinct. of root.

Allen: Cyclopædia, V. 10. Cyclop. Drug. Path., V. 4. Hale: New Rem., 2d ed. Hering: Guid. Symptoms, V. 10. Possart: Hom. Arz., pt. 3.

Abbott: Bost. Med. Surg. Jl., 1862, p. 186. Monatsbl. A. H. Z., V. 65, sem. 6. No. 3, p. 29.

Berridge: N. A. Jl. Hom., V. 20, p. 505; V. 21, p. 500.

Scales: Tr. Mass. Hom. Med. Soc., V. 4, p. 283.

Cutter: Mo. Hom. Rev., V. 6, p. 496.

Osgood: Am. Jl. Med. Sc., V. 16, p. 302.

Rice: Brit. Jl. Hom., V. 24, p. 343.

Woodward: Phila. Med. Surg. Rep., Nov. 3, 1860, p. 109.

Watson: Edin. Med. Jl., V. 9, p. 616.

W——: Bost. Med. Surg. Jl., V. 10, p. 216.

VERATROIDIA. Cyclop. Drug. Path., V. 4.

VERBASCUM THAPSUS. Thapsus barbatus. Blatteria. Common mullein. Hare's beard. Itch weed. Long taper. Shepherd's club. Yellow moth. Tinct. of fresh plant.

> Allen: Cyclopædia, V. 10. Cyclop. Drug Path., V. 4. Hahnemann: Mat. Med. Pura. Hering: Guid. Symptoms, V. 10. Jahr: Symp. Codex. Macfarlan: High Pot. Provings.
>
> Berridge: Hom. World, V. 13, p. 303.
> Bellows: N. E. Med. Gaz., V. 22, p. 365.
> Lane: Prov. Med. Jl., V. 6, p. 90.
> Macfarlan: Hom. Phys., V. 12, p. 142; V. 13, pp. 389, 468, 473; V. 14, p. 57.
> ———: Chironian, V. 1, p. 100.

VERBASCUM NIGRUM. Verbascum jenachi.

> Berridge: Hom. World, V. 13, p. 303.

VESPA CRABO. Wasp. Tinct.

> Allen: Cyclopædia, V. 10. Hering: Guid. Symptoms, V. 10. Amerikanisch. Arzneiprufungen.
>
> A. R.: A. H. Z., V. 79, p. 47.
> Berridge: N. A. Jl. Hom., V. 21, p. 100. U. S. Med. Inv., V. 1, p. 100. Mo. Hom. Rev., V. 14, p. 106.
> Blake: Mo. Hom. Rev., V. 19, p. 418.
> Boyce: Amer. Hom. Rev., V. 3, p. 192.
> Burnett: Mo. Hom. Rev., V. 22, p. 544.
> Catron: Med. Surg. Rep., V. 24, p. 66.
> Cooper: Brit. Jl. Hom., V. 35, p. 345.
> Disbro: Ohio Med. Surg. Rep., V. 5, p. 347.
> Dufresne: Bibl. Hom. de Geneve, V. 2.
> Flint: Mo. Hom. Rev., V. 13, p. 607.
> Huvelka: Bull. Soc. Med. Hom. de France, July 1, 1870. Raue's Record, 1872, p. 36.
> ———: Jl. Brit. Hom. Soc., V. 7, p. 226.
> Menninger: Hom. Phys., V. 14, p. 403. Pacific Coast Jl. Hom., V. 4, p. 78.
> ———: Jl. Homœopathics, V. 2, p. 54, 1890.

Mease: Am. Jl. Med. Sc., 1836, V. 2, p. 266.
Madge: Lancet, 1864, V. 2, p. 509.
Rice: Bost. Med. Surg. Jl., V. 57, p. 298, 1857.
Rowbotham: The Organon, V. 2, p. 79.
Winans: Tr. I. H. A., 1886.
———: A. H. Z., V. 130, p. 94.

VIBURNUM OPULUS. V. edule. V. oxycoccus. Cramp
bark. High cranberry. Sheep's berry. Snowball. Guelder
rose. Nanny bush berry. Tinct. of bark.

Cyclop. Drug Path., V. 4. Hering: Guid. Symptoms, V. 10.

Allen: Calcutta Jl. Med., V. 10, p. 156. Revista Omiopatica,
V. 27, p. 325. Hom. Phys., V. 1, p. 101. Tr. Am. Inst.
Hom., 1881.
Fenton: Pacific Coast Jl. Hom., V. 3, p. 285.
———: N. E. Med. Gaz., V. 30, p. 405.

VIBURNUM PRUNIFOLIUM. Black haw. Plum leaved
viburnum. Sweet vibernum. Tinct. of bark or fruit.

Hale: Med. Era, V. 1, p. 5, 1883.
Higbee: U. S. Med. Inv., V. 10, p. 294.

VICHY. Water of Vichy Mineral Spgs.

Allen: Cyclopædia, V. 10.

Croserio: Annals de la Med. Hom., V. 2, p. 109, Oct., 1842.

VINCA MINOR. Lesser Periwinkle. Wintergreen. Tinct.
of plant.

Allen: Cyclopædia, V. 10. Cyclop. Drug Path., V. 4. Her-
ing: Guid. Symptoms, V. 10. Jahr: Symp. Codex.

Rosenberg: Archiv. hom. Heilk, V. 17, pt. 2, p. 40. A. H.
Z., V. 17, p. 39.
Schier: Zeits. Berlin Ver. hom. Aerzte, pt. 11, 12, 1894.
Hahn. Mo., V. 29, p. 541. A. H. Z., V. 128, pp. 49, 65.

VINUM.

Boecker: Frank's Mag., 2 Thl. Hom. Viertelj, V. 1, 1850.

VIOLA ODORATA. V. sauvis. Sweet violet. Tinct of plant.

> Allen: Cyclopædia, V. 10. Cyclop. Drug. Path., V. 4.
> Hering: Guid. Symptoms, V. 10. Jahr: Symp. Codex.
>
> Gross: Archiv hom. Heilk., V. 8, pt. 2, p. 182.

VIOLA TRICOLOR. V. trinitatis. Jacea. Heart's Ease. Pansy. Tinct. of plant.

> Allen: Cyclopædia, V. 10. Cyclop. Drug Path., V. 4.
> Hering: Guid. Symptoms, V. 10. Jahr: Symp. Codex.
>
> Stapf: Archiv hom. Heilk., V. 7, pt. 2, p. 173; V. 8, pt. 2, p. 182.

VIRIDIA.

> Cyclop. Drug Path., V. 4.
>
> Wood: Am. Jl. Med. Sc., 1870, V. 1, p. 53.

VIPERA ACUSTICA CARINATA.

> Swan: Hom. Phys., V. 6, p. 55.

VIPERA BERUS. Common Viper. Adder of England.

> Allen: Cyclopœdia, V. 10. Hering: Schlangengiftes, 1837.
> ———: A. H. Z., V. 47, p. 110. Hom. Times, London, July, 1853.

VIPERA LACHESIS FEL.

> Allen: Cyclopædia, V. 10.
>
> Berridge: N. Y. Jl. Hom., V. 2, p. 461. Hom. Times, July, 1853. (London.)

VIPERA REDI. Italian Viper.

> Jahr: Symp. Codex.
>
> Hering: Schlangengiftes, 1837. Archiv hom. Heilk., V. 10, pt. 2. Hom. Times, July, 1853. (London.)

VIPERA TORVA. German viper.

> Jahr: Symp. Codex.
> Hering: Schlangengiftes. A. H. Z., V. 47, p. 110.

VISCUM ALBUM.   V. flavescens.   Mistletoe.   Tinct. berries and leaves.

Allen: Cyclopædia, V. 10.   Cyclop. Drug Path., V. 4.

Black: Viscum album.   The Common Mistletoe.   History, &c.   New Provings, London, 1899.   A. H. Z., V. 139, Nos. 17, 18.   Mo. Hom. Rev., V. 42, pp. 536, 632.

———: A. H. Z., V. 128, pp. 39, 93.

———: Brit. Jl. Hom., V. 36, p. 271.

Proll: A. H. Z., V. 24, No. 9; V. 96, p. 70.   Zeit. Berl. V. hom. Aerzte., V. 9, p. 221.

Proll: A. H. Z., V. 130, p. 139.

VISCUM QUERCINUM.

Schier: A. H. Z., V. 130, p. 100.

VOSLAU.   Mineral spring.

Allen: Cyclopædia, V. 10.

Rosenberg: Archiv hom. Heilk., V. 20, pt. 1, p. 162.

WILDBAD.

Allen: Cyclopædia, V. 10.

Hartl. u Trinks: A. H. Z., V. 84, pp. 161, 170, 180, 186.

Kallenbach: Viertelj. f. Hom., V. 12, p. 194.

WEILBACH WATER.

Griesselich: Hygea, V. 9, pt. 3.

WEISBADEN WATER.

Allen: Cyclopædia, V. 10.

Apelt: Archiv hom. Heilk., V. 17, pt. 1, p 145.

Magdeburg: Die Thermen du Weisbaden, 1873.

WINIT.

Simon: Bibl. Hom., V. 15, p. 371.

WISTERIA.

Macfarlan: High Pot. Provings. Hom. Phys., V. 12, pp. 143, 523.

WOORARI.

Macfarlan: High Pot. Provings.

Macfarlan: Hom. Phys., V. 12, pp. 143, 523; V. 13, pp. 289, 292, 377, 389, 442.

Murray, History of: Calcutta Jl. Med., July, 1899.

——: Suplt. to Scien. American, June 17, 1899.

WYETHIA HELENIOIDES. Alarconia helenioides. Melathiza inuloides. Tinct. of root.

Allen: Cyclopædia, V. 10.

Selfridge: U. S. Med. Inv., V. 6, p. 348. Pacific Coast Jl. Hom., V. 7, No. 4; V. 2, p. 86. Hom. Phys., V. 18, p. 375.

X-RAY.

Fincke: Med. Adv., July, 1897. Hom. Phys., V. 17, p. 304. Tr. I. H. A., 1897. A. H. Z., V. 135, pp. 98, 115.

XANTHOXYLUM AMERICANUM. X. fraxineum. Hylax fraxineum. X. clava herculis. Angelica tree. Prickly ash. Pellitory. Suterberry. Yellow wood. Toothache tree. Tinct. of bark.

Allen: Cyclopædia, V. 10. Cyclop. Drug Path., V. 4. Hale: New Rem., 2d ed. Hering: Guid. Symptoms, V. 10.

Cullis: Tr. Mass. Hom. Med. Soc., 1851-66.

Normandie: Tr. Mass. Hom. Med. Soc., 1885. N. Y. Med. Times, V. 14, p. 293.

Southwick: Hahn. Mo., V. 20, p. 724.

XIPHOSURA AMERICANA. Limulus cyclops. L. polyphernus. Horse foot. King crab. Sauce pan. Long tailed molucca crab. Tinct. and trit. of blood.

Hering: Amerikan. Arzneiprufungen.

YERBA SANTA. See Eryodiction.

YOLOTXOCHITL. See Polyandria.

YUCCA FILAMENTOSA. Bear grass. Tinct. of root.

Allen: Cyclopædia, V. 10.
Rowell: N. A. J. Hom., V. 24, p. 29.

ZINCUM ACETICUM.

Allen: Cyclopædia, V. 4.   Cyclop. Drug Path., V. 4.
Franz: Archiv. hom. Heilk., V. 6, pt. 2, p. 192.
Roth: Jl. Soc. Gall. Mat. Med. Pura, V. 1, p. 491.
Smith: Trans. Am. Inst. Hom., 1888.

ZINCUM CYANATUM.

Allen: Cyclopædia, V. 10.
Roth: Jl. Soc. Gall. Mat. Med. Pura, V. 1, p. 496.

ZINCUM FERROCYANATUM.

Allen: Cyclopædia, V. 10.
Roth: Jl. Soc. Gall. Mat. Med. Pura, V. 1, p. 497.
Hufeland's Jl., V. 1, p. 106.

ZINCUM MURIATICUM.

Allen: Cyclopædia, V. 10.   Cyclop. Drug Path., V. 4.
Franz: Archiv hom. Heilk., V. 6, pt. 2.

ZINCUM PHOSPHORATUM.

Allen: Cyclopædia, V. 10.
Fulmer: Tr. Am. Inst. Hom., 1888.
Mohr et al: Tr. Penn. Hom. Med. Soc., 1889.   Zeit. Berl.,
    V. hom. Aerzte, V. 8, p. 120.

ZINCUM SULPHURICUM.

Allen: Cyclopædia, V. 10.   Macfarlan: High Pot. Prov-
    ings.   Jahr: Symptomen Codex.
Franz: Archiv hom. Heilk., V. 6, pt. 2.
Macfarlan: Hom. Phys., V. 12, p. 143; V. 13, pp. 383, 392,
    489, 531.
Roth: Jl. Soc. Gall. Mat. Med. Pura, V. 1.
    19

ZINCUM IODATUM.

Cylop. Drug Path., V. 4.

Mohr et al: Tr. Penna. Hom. Med. Soc., 1889. Zeit. Berl.,
V. hom. Aerzte, V. 8, p. 118.

Rodes et al: Tr. Am. Inst. Hom., 1888.

ZINCUM OXIDUM.

Allen: Cyclopædia, V. 10. Jahr: Symp. Codex. Mac-
farlan: High Pot. Provings.

Macfarlan: Hom. Phys., V. 12, p. 143.

Pereira: Mo. Hom. Rev., V. 6, p. 23.

Wernek: A. H. Z., V. 3, p. 97.

ZINCUM PICRICUM.

Mohr et al: Hahn. Mo., V. 23, p. 762. Tr. Penna. Hom.
Soc., 1888. Zeit. Berl. V. hom. Aerzte, V. 8, p. 125.
Monograph. Reprint, 1888.

Pitcairn: Med. Couns., V. 8, p. 842. Tr. Penna. Hom.
Med. Soc., 1883.

ZINCUM VALERIANICUM.

Cyclop. Drug Path., V. 4.

Finney et al: Tr. Am. Inst. Hom. 1888. Zeit. Berl. V.
hom. Aerzte, V. 8, p. 122.

Rockwith: Am. Jl. Hom. Mat. Med., V. 5, p. 289.

ZINCUM METALLICUM.

Allen: Cyclopædia, V. 10. Hering: Guid. Symptoms, V.
10. Jahr: Symp. Codex. Hahnemann: Chr. Dis., 1st
ed.; 2d ed.

Berridge: Am. Jl. Hom. Mat. Med., V. 8, p. 125.

Buchner: Hygea, V. 14, pp. 481, 487.

Franz: Archiv hom. Heilk., V. 6, pt. 2, pp. 152, 188.

Hartl. u Trinks: Mat. Med., V. 2.

Macfarlan: Hom. Phys., V. 13, p. 392; V. 14, p. 16.

Middleton: Hahn. Mo., V. 6, p. 436; V. 7.

Michaelis: Archiv. hom. Heilk., V. 10, p. 123.

Northrop et al: Tr. Am. Inst. Hom., 1888. Zeit. Berl. v.
hom. Aerzte, V. 8, p. 109.

Smith: N. E. Med. Gaz., 1871, p. 333.

Wernek: Med. Chir. Zeit., 1831, V. 3, pp. 317, 484.

Schreter. Neue Archiv hom. Heilk., V. 3, pt. 3, p. 187.

ZINGIBER. Ginger.

Allen: Cyclopædia, V. 10. Hering: Guid. Symptoms, V.
10. Jahr: Symp. Codex. Macfarlan: High Pot. Prov-
ings. Hering: Mat. Med., 1873.

Franz: Archiv hom. Heilk., V. 15, pt. 1, p. 182.

Gundelach: New Provings, Monograph, 1866.

Hering: Hahn. Mo., V. 1; March, April, appendix, 1866.

Macfarlan: Hom. Phys., V. 12, p. 143; V. 13, p. 473.

Roth: Jl. Soc. Gall., V. 1. Mat. Med. Pura.

ZIZIA AUREA. Golden Alexander. Meadow parsnips.

Allen: Cyclopædia, V. 10. Hering: Guid. Symptoms, V.
10. Hale: New Rem., 2d ed. Cyclop. Drug Path., V. 4,
supplement. Possart: Hom. Arz., pt. 1.

Marcy: N. A. J. Hom., V. 4, p. 52. A. H. Z., V. 51, p. 69.

ADDENDA.

ACONITINUM.
Hughes: Brit. Jl. Hom. Appendix. Oct., 1882.

ANAGALLIS ARVENSIS.
Fitz. Med. Adv., V. 26, p. 358.

ANHALONIUM LEWINII. Muscale Buttons.
Henning, Lewin: Exper. on animals. Therap. Gazette, 1888. p. 235. Reprint.

ASTACUS FLUVIATILIS.
Roth: N. Am. Jl. Hom., V. 1, p. 478.

CACTUS.
Kunze: Cactus, its History, Classification, Proving and application. Before N. Y. State Eclectic Med. Soc'y, Oct., 1874. (Contains the Fitch Provings.)

COLA ACUMINATA. Kola, Guru, Gouron, Kokkoroku, Makasso, Ombéné, Naugoué, Bichy, Noix du Soudan, Kalanuss, Sterculia a. Bichea Solitaria, etc.
Parke, Davis & Co.: Pharmacology of Kola, 1895.
Suchardt: Die Kola-Nuss, Weimar, 1889. (Bibliography.)
Loginoff: Vratch, No. 19, 1891.
Monavon: Lyon Medical, Nov. 15, 1891.
Frith: Practitioner, July, 1889.

HYOSCYAMUS.
Leonard: N. W. Jl. Hom., V. 1, p. 16.

IRIS TENAX. Dr. Wigg's Proving of *Iris minor* should be Iris tenax. (See Hom. World, July, 1900, pp. 297, 332). The proper botanical name is tenax.

lATRIS SPICATA. Snake root.

————: Minneap. Hom. Mag., V. 2, p. 3.

ATRODECTUS MACTENS.

Jones, S. A.: Hom. Recorder, July, 1889.
Semple, G. W.: Va. Med. Mo., V. 2, p. 633.   (1875.)

HOSPHORUS.

Physiological and Therapeutic Action of Free Phosphorus.
Merrit Essay, New York, 1877. (Experiments on Dogs.)

INDEX TO MANY CASES OF POISONING, RECORDED IN THE FOLLOWING MAGAZINES.

BY DR. E. W. BERRIDGE.

Phar. Jl., Mo. Hom. Rev., V. 21, p. 552.

London Med. Surg., Jl. Mo. Hom. Rev., V. 22, p. 487.

Dublin Hosp. Gazette, M. H. Rev., V. 22, p. 491.

The Practitioner, M. H. Rev., V. 22, p. 545.

Provincial Med. Surg. Jl., Mo. Hom. Rev., V. 23, p. 485.

Phila. Jl. Med. Phys. Sciences, M. H. Rev., V. 23, p. 488.

Trans. Calcutta Med. Phys. Soc., M. H. Rev., V. 23, p. 489.

Madras Quarterly, M. H. Rev. V. 23, p. 489.

Am. Med. Recorder, M. H Rev., V. 23, p. 490.

Lancet, 1823-'68. Mo. Hom. Rev., V. 14, p. 547.

London Med. Surg. Journal, 1828-'37. Mo. Hom. Rev., V. 16, p. 97.

Guy's Hospital Reports. Mo. Hom. Rev., V. 16, p. 97.

Medical Quarterly Review. Mo. Hom. Rev., V. 16, p. 98.

British Med. Journal. Mo. Hom. Rev., V. 16, p. 167. (1853-'68.)

Glasgow Med. Journal. Mo. Hom. Rev., V. 16, p. 169.

Edinburgh Med. Surg. Jl. Mo. Hom. Rev., V. 16, p. 281. (1865- .)

Edinburgh Med. Jl., 1855-1868. Mo. Hom. Rev., V. 16, p. 283.

Medical Repository, New York, 1800-1812. 15 vols. Mo. Hom. Rev., V. 16, p. 426.

Med. Political Record, Dec., 1820-1821. Mo. Hom. Rev., V. 16, p. 426.

Med. Record, 1842. (6 Nos.) M. H. Rev., V. 16, p. 426.

Medical Mirror, 1864-1869. M. H. Rev , V. 16,p. 426

Dublin Jl. of Med. and Chemical Science, 1832-1843.

Dublin Quar. Jl. of Med. Science (Contin. of previous jl.), 1846-1870. M. H. Rev., V. 16, p. 427.

Dublin Med. Press, 1839-'65. M. H. Rev., V. 16, p. 485.

Med. Phil. Commentaries, Edinburgh, 1773. M H. Rev., V. 16, p. 552.

Med. Examiner, 1830. M. H. Rev., V. 16, p. 553.

Dublin Hosp. Reports, V. 1, 2. M. H. Rev., V. 16, p. 553.

Med. Adviser and Guide to Health, 1824. M. H. Rev., V. 16, p. 553.

Edinburgh Jl. Med. Sc., 1826. M. H. R., 16, p. 553.

Medico-Chir. Rev. and Jl. of Med. Sc., 1820. M. H. Rev., V. 17, p. 224.

Brit. and Foreign Med. Rev. M. H. Rev., V. 17, p. 225.

Brit. and For. Med. Chir. Rev., V. 1, 46, 1848-'70. M. H. Rev., V. 17, p. 226.

London Med. Gaz. M. H. Rev., V. 17, p. 415.

Med. Circular. M. H. Rev., V. 17, p. 418.

Ranking's Abstract. M. H. Rev., V. 17, p. 420.

Med. Times. M. H. Rev., V. 18, p. 30.

Medical and Physical Journal, 1799-1833. M. H. Rev., V. 18, p. 92.

Brit. Annals of Medicine. M. H. Rev., V. 18, p. 93.

Boston Med. Surg. Jl. Mo. Hom. Rev., V. 20, p. 227.

American Jl. Med. Sciences. M. H. Rev., V. 20, pp. 230, 300.

Ennemoser's History of Magic. Mo. Hom. Rev., V. 20, p. 296.

Trans. Am. Med. Assoc., V. 1-13. M. H. Rev., V. 20, p. 296.

Miscell. Jls. M. H. R., V. 18 p. 94; V. 19, p. 503; V. 20, p. 297.

New Sydenham Soc. Year Book (Biennial Retrospect Medicine and Surgery), 1859-'75. Mo. Hom. Rev., V. 21, p. 230.

Pharmaceutical Jl. Mo. Hom. Rev., V. 21, p. 492.

PART III.

BIBLIOGRAPHY.

BOOKS CONTAINING PROVINGS.

INCLUDED IN INDEX.

ACONITE. The Homœopathic Medical Library. Phila. Dorsey. 1843.

ALLEN, H. C. Secale cornutum. A Fragmentary Proving. Pittsburg. 1885.

ALLEN, T. F. Encyclopædia of Pure Materia Medica. New York. Boericke & Tafel. 1874-'79. 10 vols.

APELT, CARL. Die Arnicatinktur. Leipzig. 1851.

BAER. Gekronte Preisschrift uber Digitalis und Digitalin. Leipzig. 1859.

BEAUVAIS (de St. Gratien). Effets toxiques et pathog. de plusieurs medicaments sur l'ecomomie animale dans l'etat de santé. Paris. 1838.

BOECKER, F. W. Beitrage zur Heilkunde insbesondere zur Krankheits-Genussmittel und Arzneiwirkungslehre.

BLAKELY, W. J. Provings of Mercurius Proto-jodatus. Phila. Tafel. 1866.

BURT, W. H. Monograph on Polyporus officinalis and Polyporus pinicola. Detroit. Lodge. 1867.
   Monograph on Ustilago maidis. Detroit. Lodge. 1868.
   Cinchona officinalis and Sulphate of Quinine. St. Louis. Munson & Co., 1871.

CHALLAND, CH. Etude exper. et clin. sur L'Absinthisine et L'Alcoolisine. Paris. 1871.

COOPER, J. F. Proving of Arseniate of Soda. Hahnemann Print. Phila. 1876.

COUCH, L. B. Physiological Action of Picric Acid; experiments on Animals. New York. 1878. (Hom. Times, Apr., 1878.)

CUSHING, A. M. Monograph on Dioscorea villosa and Dioscorein. Detroit. Lodge. 1869.

DAKE, J. P. Cyclopædia of Drug Pathogenesy. London. 1885. 4 vols. (Hughes.)

DAVIS, J. J. List of Plants reported medicinal in Wisconsin. Tr. Wis. Hom. Soc., 1882.
———. List of Plants in Michigan. Tr. Mich. Hom. Soc., 1882.

FRANK, J. Magazin fur physiolog. und klinische Arzneimittellehre und Toxikologie. Leipzig. 1845-'55. 4 Bande.

GERSTEL, ADOLPH. Mezereum. Physiological Study. World's Convention. Reprint. 1876.

GOULLON, H. Apis mellifica. Repr. World's Convention. 1876. Phila.

GOURBEYRE, A. I. Memoir on Arnica. Repr. World's Convention. Phila. 1876.

GREEN, W. E. Provings of Onosmodium Virginianum. Repr. Hahn. Monthly. June. 1885.

GUNDELACH, C. H. New Provings of Zingiber. Publ. with Cistus and Cobalt, by Hering. 1866.

HAHNEMANN. Essay on the Effects of Coffee. 1803.
  Fragmenta de viribus medicamentorum positivis sive in sano corpore humanis observatis. Lipsiæ. 1805. 2 vols.
  Reine Arzneimittellehre. 2d edition. Dresden. 1822-'27. 6 vols.
  Materia Medica Pura. London. 1880. 2 vols.

Die chronischen Krankheiten. Leipzig. Arnold. 2d ed.
1835-'39. 5 vols.

The Chronic Diseases. Phila. Boericke & Tafel. 1896.

Materia Medica. Part 1. By Drs. Drysdale, Dudgeon.
Black. London. 1852.

The Same. Part 2. Uranium nit. 1871.

The Same. Part 3. Belladonna. By R. Hughes. 1874.

HALE, E. M. Monograph on Gelsemium. Detroit. Lodge.
1862.

Homœopathic Materia Medica of the New Remedies. De-
troit. Lodge. 1867. 2d ed.

Essay before Illinois State Hom. Society. Ptelia trifoliata.
A Proving. 1867.

Pathogenesis of Myrica cerifera. Detroit. Lodge. 1868.
The Same. Repr. Am. Inst. Hom'y. 1869.

Essay on the Action of Digitalis. Detroit. Lodge. 1868.

Pathogenesis of Kali bromatum. Detroit. Lodge. 1870.

The Bromides; their pathogenetic and therapeutic Action.
Chicago. 1871.

Ilex cassine. Aboriginal North American Tea. Wash-
ington. 1891.

HARTLAUB U TRINKS. Reine Arzneimittellehre. Leipzig.
1828-'31. 3 vols.

Annalen der homoopath. Klinik. Leipzig. 4 vols.
1830-'34.

HEMPEL, C. J. New System of Materia Medica and Thera-
peutics. New York. Radde. 1845.

———. The New Remedies; their Description, pathogenetic
Effects, and their therapeutical Application to homœopathic
Practice. New York. Radde. 1868.

Treatise on the use of Arnica. New York. Radde. 1845.

HERING, CONST. Wirkungen des Schlangengiftes. Allen-
taun. 1837.

Amerikanische Arzneiprufungen. Leipzig. Winter. 1857.
(Neue Archiv. hom. Heilk., V. 2, pt. 3, p. 63.)

Cistus canadensis, its Pathogenesis. Phila. Tafel. 1866.

New Provings of Cistus canadensis, Cobaltum, Zingiber, Merc. prot. jod., etc. Phila. Tafel. 1866. (As Appendix to Hahn. Monthly, V. 1.)

Materia Medica, with pathological Index. Vol. 1. Containing 16 Remedies. New York. Boericke & Tafel. 1873. (Originally publ. as supplement to Am. Jl. Hom. Mat. Medica, and Hahn. Monthly.) (Contains complete bibliography of each remedy.)

Guiding Symptoms of the Materia Medica. Phila. 1878-'91. 10 vols. (Reference to provings of each remedy.)

Twelve Tissue Remedies of Schussler. Phila. Boericke & Tafel. 1875. 3d ed.

HIGGINS, S. B. Ophidians; arrangement of Genera, their Poisons. Galls as antidotes to the Venom. Phila. Boericke & Tafel. 1873.

HOYNE, T. S. Proving of Carbolic acid. (Bacmeister, Duncan, etc.) Chicago. 1869

HUMPHREYS, FREDERICK. Proving of Apis mellifica. Utica. Curtiss. 1852.

Plantago major; its Pathogenesis or Proving. New York. 1871.

JAHR, G. H. G. Symptomen Kodex. Trans. by Hempel. New York. Radde. 1848. 2 vols.

Gedrangte Total. Uebersicht aller zur Zeit eingefuhrten Heilmittel. 1843. 2 Bande.

JONES, S. A. Ailanthus glandulosa. Detroit. Lodge. 1874. On the Erythremalysis produced by Picric acid. Repr. World's Convention. Phila. 1876.

Our Indigenous Remedies. Ephephigus Virginiana. Repr. Boericke & Tafel's Bulletin, No. 51.

JORG. Materialien zu einer kunftigen Heilmittellehre durch Versuche der Arzneien an gesunden Menschen gewonnen u. gesammelt. Leipzig. 1825.

Kritische Hefte fur Aerzte, 3 Hefte. Leipzig. 1822-'24.

JOSLIN, B. F. Homœopathic Practice and Provings, early and recent. New York. 1859.

    First Proving of R'us radicans. Am. Hom. Review, Sept., 1859. New York. Smith. 1859.

    Verified Symptoms of Rumex crispus. New York. 1859. (Am. Hom. Rev., V. 1, p. 453. Tr. Am. Inst. Hom. 1859.)

LAWSHE, J. Z. Proving of Chionanthus Virginica. Thesis. 1883.

LIPPE, AD. Cactus grandiflorus. (Rubini.) Phila. Tafel. 1865.

MACFARLAN, M. Provings and Clinical Observations of High Potencies. Phila. Hom. Physician Reprint. 1894.

MARCY, E. E.; J. C. PETERS; FULLGRAFF, OTTO. Elements of a New Materia Medica. Appendix to N. Am. Jl. Homœopathy, 1856–'61. V. 4, 5, 6, 7, 8.

MATERIA MEDICA of American Provings. By Drs. Hering, Jeanes, etc. Phila. Rademacher & Sheek. 1853. (Vol. 1, of the Am. Inst. of Homœopathy.)

METCALF, J. W. Homœopathic Provings. Containing the Vienna Provings of Colocynth, Thuja, etc. New York. Radde. 1853. (Appendix to N. Am. Jl. Homœopathy.)

MITCHELL, S. WEIR. Researches upon the Venom of the Rattlesnake. Washington. 1860.

MOHR, C. Proving of Zincum picricum. Repr. Trans. Hom. Med. Society of Penna. 1888.

    Orig nal Provings conducted by. Repr. Trans. Hom. Med. Soc. of Penna. 1889. (Stannum met.)

MURE, B. Dr. B. Mure's Materia Medica, or Provings of the Principal Animal and Vegetable Poisons of the Brazilian Empire. New York. Radde. 1854.

NEIDHARD, CHAS. On the Efficacy of Crotalus horridus in Yellow Fever. New York. Radde. 1860.

    The Same. 2d ed. 1868.

NIESZ, JOHN. Short Treatise on the Use of Arnica. Canton, O. 1851.

NOACK U TRINKS. Handbuch der Arzneimittellehre. Leipzig. 1843-'48. 3 Bande.

OEHME, F. G. Rhus venenata, Rhus vernix, Dogwood, etc. Provings. Repr. N. E. Med. Gaz., V. 1, p. 121.

PAYNE, W. E. Monograph on Lilium tigrinum. Detroit. Lodge. 1870. (Am. Inst. Hom. 1870.)

PETERS. Elements of New Materia Medica. (See Marcy.)

POSSART. Homoopathische Arzneimittellehre aller in den Jahr 1850-'62. Gepruften Mittel. Nordhausen. 1858. 3 Theile. 1850-'57, 1858-'59, 1860-'61.

RAUE, C. G. Annual Record of Homœopathic Literature. Phila. Boericke & Tafel. 1870-'75. 6 vols.

RECLAM. Die Teplitzen Heilquellen den gesunden Menschen und als antipsorisches Heilmittel. By G. W. Gross. Leipzig. 1832.

REIL, A. Monograph on Aconite. Trans. by H. B. Millard. New York. 1860.

RUBUNI, ROCCO. Cactus grand. Phila. 1865. (Lippe.)

SCHROFF, C. D. Einiges ueber Aconitum in Pharmacognostischer, Toxikologischer und Pharmakologischer Hinsicht. Geschreiben in December. 1853.

SORGE. Gekronte Preisschrift; Der Phosphor, ein grosses Heilmittel. Leipzig. 1862.

SMITH, H. M. List of medicines mentioned in Homœopathic Literature. New York. Smith. 1879.

STAPF. Beitrage zur reinen Arzneimittellehre. Leipzig. 1836. (Additions to the Materia Medica Pura. Hempel. New York. 1846.)

SWAN, SAM'L. Materia Medica containing Provings and Clinical Verifications of Nosodes and Morbific Products. New York. Pusey & Co. 1888. (Edited by Berridge.)

WELLS, P. P. Translations of Apis, Aloes, Allium cepa (as Appendix to V. 6 of Am. Hom. Review).

WIBMER, C. Wirkung der Arzneimittel und Gifte. München. 1832-'42. 4 Bande.

WILLIAMSON, WALTER. Report of Provings made between 1867-1869. Tr. Pa. Hom. Med. Soc., 1869.

WOLFF, C. W. Apis mellifica, or the Poison of the Honey Bee. Phila. Radde. 1858.

JOURNALS CONTAINING PROVINGS

It has been deemed advisable to arrange the journals by countries, and under three heads: 1st. Complete sets of journals examined. 2d. Partial sets of journals examined. 3d. Journals it has been impossible to obtain. This shows exactly the ground that has been covered. Lists of books, transactions of societies, etc., follow.

COMPLETE SETS OF JOURNALS EXAMINED.

AUSTRIA.

Œsterreiche Zeitschrift für Homöopathie. Vienna. 1844-'48. 4 vols.

Prager Monattschrift für Homöopathie. Prague. 1853-'65. 13 vols.

Zeitschrift des Vereins der homöopathisch Ærzte Œsterreichs. 1862. 2 vols.

Zeitschrift des Vereins homöopathischen Ærzte Œsterreich. Dr. Müller. 1857. 2 vols.

AUSTRALIA.

Homœopathic Echo. Auckland. 1855. 1 vol.

BELGIUM.

Journal Belge d'Homœopathie. Bruxelles. 1894. 6 vols.
Revue Homeopathique Belge. 1874. 1 to 25 incl. Exm.

BRITISH AMERICA.

Canadian Journal of Homœopathy. 1856. Vols. 1, 2.

ENGLAND.

Annals and Transactions of British Homœopathic Society.
London. 1860–'72. 12 vols.

British Journal of Homœopathy. 1843–'84. 42 vols.

Homœopathic Observer. 1860–'65. 4 vols.

Homœopathic Times. 1849–'54. 5 vols.

Homœopathic World. 1866–'99. Vols. 1–34.

Journal of the British Homœopathic Society. 1893–'99.

Monthly Homœopathic Review. 1856–'99. 43 vols.

The Organon. Liverpool. 4 vols. 1878–1881.

FRANCE.

Journal de la Société Gallicane de Medicine Homœopathique.
Paris. 1850–'60. 12 vols.

Journal de la Médicine Homœopathique. Paris. 1845–'50.
6 vols.

Gazette Hom. de Paris. Roth. 1850.

GERMANY.

Allgemeine homöopathische Zeitung. 1832–'99. Leipzig.
Vols. 1 to 140.

Allgemeine Zeitung für Homöopathie. Augsburg. Buchner.
1848. 2 vols.

Allg. Repertorium der hom. Journalistik. Leipzig. 1834.
Griesselich. 4 pts. 1834–'35.

Annalen der hom. Klinik, Hartlaub u Trinks. 4 vols. 1830–
'33.

Archiv für die homöopathische Heilkunst. Stapf. Leipzig.
1821–'46, 23 vols.

Fliegende Blätter fur Staadt und Land über Homœopathie.
Lutze. 1858–'83. 26 vols.

Die Homœopathie Volksblatter. Günther. 1858. 3 vols.

Homöopathische Arzneimittellehre. Possart. Kleinert.
Nordhausen. 1850-'57. 1858–'9. 1860–'61. 3 vols.

Homöopathische Monattsblätter. Stuttgart. 1876–1900.

Homöopathische Vierteljahrschrift. Müller. 1850–'64. 16 vols.

Heraklides. Helbig. Dresden. 1833. 6 vols.

Hygea, Zeitschrift f Heilkunst. 1834–'48. 23 vols.

Jahrbucher der hom. Heil-und Lehranstalt zu Leipzig. 1833–'4. Pts. 1–3.

Journal fur homöopathische Arzneimittellehre Hartmann u Noack. 1834–'39 2 vols.

Monattsblätt zum 50 Bds. fur Allg. hom. Zeitung. 1860–'72.

Praktische Mittheilungen der Coresponden Gesellschaft hom. Ærzte. Leipzig. 1826–'28.

Praktische Beitrage im Gebiete der Homöopathie. Leipzig. Thorer. 1834–'40. 4 vols.

Volksblätter fur homöopathisches Heilverfahren. Wahrhold. Leipzig. 1835. Vols. 1–5.

Zeitschrift fur homöopathischen Klinik. B. Hirschel. Dessau. 1851–'79. 28 vols.

Zeitschrift des Berliner Vereines homöopathischer Ærzte. Vols. 1–18.

SWITZERLAND.

Bibliothique Homœopathique de Geneve. 18 vols. 1833–'42.

UNITED STATES.

Every Homœopathic Journal ever published in the United States has been examined except a few college journals and popular issues.

PART II.

SETS OF JOURNALS PARTIALLY EXAMINED.

AUSTRALIA.

New Zealand Homœopathic Gazette. Auckland. 1872.

Australasian Homœopathic Medical Gazette. Duneden. 1895.

BELGIUM.

L'Homœopathie Militante. Bruxelles. 1878. Vols. 1, 2. Ex.

L'Union Homœopathique. Anvers. 1886. Vols. 1, 2, 5, 6. Ex.

BRITISH AMERICA.

Homœopathic Messenger. Montreal. 1896.

ENGLAND.

Homœopathic Medical Progress. London. 1882.
.Homœopathic Record. Northampton. 1851-'55. Vol. 2.
·Norwich Homœopathic Journal. 1852.
Northampton Homœopathic Record.
Provincial Hom. Gazette. Vol. 1. 1853.
Manchester Hom. Lancet. Nos. 1 to 6. 1853.

FRANCE.

Bulletin de la Société Medicale Homœopathique de France.
1860. Vols. 1, 2, 3, 4, 5, 11.
Bibliothèque Homœopathique. Paris. 1868. Vol. 1 to 15.

GERMANY.

Archiv für Homöopathie. Villers. Dresden. 1891. Vols.
2, 3, 5.
Internationale Homöopathische Presse. C. Müller. Leipzig.
1872-'77. 10 vols. Examined—1, 2, 3, 7, 9.
Populaire Hom. Zeitung zur aufklarung des Volkes, etc. Dr.
Bolle. Paderborn. 1855. Vols. 1-10.
Populaire Zeitschrift für Homöopathie. Leipzig. 1870.
Zeitung der Naturgesetzlichen Heilkunst. Schweickert.
Leipzig. 1830. 11 vols. publ. Ex. Vols. 1, 2, 7, 9.

INDIA.

Indian Homœopathic Review. Calcutta. 1882-'99. Ex.
Vols. 3, 4, 5, 6, 7.
Homœopathic Medical Record. Lahiri. Calcutta. 1893.
Indian Homœopathician. 1899. Calcutta.
Calcutta Journal of Medicine. Vols. 1, 2, 3, 4, 5, 6, 7, 8, 10,
11, 12, 13, 14, 15, 16, 17.

ITALY.

Il Dinamico. Dr. Cigliano. Napoli. 1870. Vol. 1. Ex.
Revista Omiopática. Dr. Pompili. Rome, 1855. Ex. Vols.
14 to 38.

20

MEXICO.

La Homeopatia.   Organo de la Sociedad Hahnemann.   City of Mexico. 1893.

El Propagador Homeopatico.   Mexico City.   1870.

La Reforma Medica.   Mexico.   1877.   Ex.   Series 2.   Vols. 1, 2, 3, 4.

SOUTH AMERICA.

Boletin de Homeopatia.   Montevideo.   Dr. Fontela.   1889.

SPAIN.

Archivos de la Medicina Homeopatica.   Dr. Hurtado.   1877. 1st ser.   1840.

El Criterio Médico.   Organo de la Soc.   Hahnemanniana Matritense.   1860.   Ex.   Vols. 10 to 19.

El Consultor Homeopatico.   Barcelona.   1887.

Revista Homeopatica.   Barcelona.   Sanllehy.   1890.   Ex. Vols. 1, 3.

WEST INDIES.

La Bandera de Homeopatica en la Habana.   Zapertero.   1856. Ex.   Vol. 1.

PART III.

JOURNALS WHICH HAVE NOT BEEN EXAMINED.

AUSTRIA.

Homöopathische Blätter.   Dr. Dudits.   1877-'8.   Budapest.

Hasonzenvi Lapok.   (Hom. Blätter.)   1866-'71.

AUSTRALIA.

Australian Homœopathic Progress.   Melbourne.   1870.

Notes on Homœopathy.   Hobart Town.   1872.

BELGIUM.

L'Homœopathie Belge.   Bruxelles.   1858.

Journal du Dispensaire Hahnemann de Bruxelles.   1862-'74.

Revue Internationale de la Doctrine Homœopathique. Bruxelles.   1856-'62.

La Revolution Medicale.   Bruxelles.   1876.

BRITISH AMERICA.

Canada Health Journal. London. 1870.

DENMARK.

Manedsskrift for Homoopathi. Copenhagen. 1860. Dr. Hansen.

Homeopathy, or Medical Art Reformed. Copenhagen. Dr. Lund. 1833.

ENGLAND.

Journal of Health and Hydro-Homœopathic Reformer. London. 1854.

Notes of a New Truth. Dr. Epps. 1856-'69.

Hahnemann Fly Sheet. 1851.

Monthly Journal of Homœopathy. 1846. 7 vols.

FRANCE.

Almanach Homœopathique. Catellan Freres. 1860.

Gazette Homœopathique de Bordeaux. Com. July, 1847. 1 vol. (Nos. 2, 5, 6. Exam.)

Gazette Homœopathiqne de Metz. 1869. Roussel.

Journal Populaire de Médicine Homœopathique. Orth. 1894.

Médicine Homœopathique des Familles. Rouen. 1852.

L'Observateur Homœopathique de la Loire Inferieure. 1844. Nantes. One number issued.

La Propaganda Homœopathique. Paris. Flaschœn.

Propageteur Homœopathique. Com. 1857. Driard.

L'Homœopathie Populaire. Paris. 1888.

Anales de la Médicine Homœopathique. L. Simon. Paris. 1842. 2 vols. publ.

Archives de la Médicine Homœopathique. 1834. Paris. 6 vols. publ.

L'Art Médical. Tessier. Paris. 1855. (Examined. Vol 70.)

Bulletin de l' Art de Guerer. 1861. Jahr.

Bulletin de la Société Hom de Paris. 1845. 7 vols. publ.

Congres International de Médicine Homœopathique. 1851 et 1857. 3 vols. publ. Paris.

Journal de la Médicine Homœopathique. 1833. Paris. Simon Curie.

Journal de la Doctrine Hahnemannienne. Paris. 1840. 2 vols. publ. Molin.

Revue Homœopathique du Midi. Marseilles. January, 1848. Dr. Charge. 1 vol. publ.

Revue Critique et Retrospective de la Matiere Médicale Homœopathique. Paris. 1840. 5 vols. publ.

Revue Homœopathique du Midi. Avignon. 1853.

L'Hahnemannisme. Paris. 1867-'74.

L'Homœopathie des Familles et des Médicins. Nimes. 1875. 1 vol.

L'Homœopathe Nimois. Nimes. 1883-'85.

Journal Populaire de Médicine Homœopathique. Prof. Orth. 1894.

Revue Homœopathique Francaise. Paris. 1890.

Le Veterieaire Populaire. Orth. 1891. Toulouse.

GERMANY.

Corespondenzblätt des Vereines von Freunden der Homöopathie in Trier. 1869.

Der Gesundheitswachter. Hamburg. 1860.

Deutsche Populare Monattsschrift fur Homöopathie. Stuttgart. 1881.

Homöopathische Monättssblatter fur Volksthumliche Gesundheitspflege u Heilkunde. Drs. Kolbe u Lindner. 1875-'80. 6 vols.

Homöopathische Rundschau. Goullon. 1877. 6 vols.

Leipziger Monattshefte f Homöopathie und allg. Heilkunde. Leipzig. 1895. Michælis.

Medizinische Monattshefte f Homöopathie. 1894. Michælis.

Mittheilungen an die Mitglieder des Centralvereins homöopathischer Ærzte. 1872-'77.

Jahrbuch der Leistuugen der Homoopathie.

Monattschrift f Elektro-Homöopathie. Danzig. 1887.

Repertorium der Thierheilkunde nach homöopathischen Grundsatzen. Leipzig. 1836.

Schleswig-Holsteinischer Volksarzt. Dr. Harbeck.

Wegweiser zur Gesundheit. Schlegel. 1888.
Willst du Gesund Werden? Leipzig. 1895.
Volkthumliche homöopathische Rundschau. H. Fischer.
1889.
Sammlung Wisserschaftlicher a d Gebiete d Homöopathie.
Heinige. 1878.
ᵧ Zeitschrift fur hom. Thierheilkunde. H. Fischer. Leipzig.
Der Pionier. Berlin. 1885..

HOLLAND.

De Homoopathische Geneeswijze. 1860. Rotterdam.
Giornale di Medicina Omiopatica. Pesaro. 1840. 12 vols.
L'Hahnemann. Giornale Omiopatico. Palermo. Dr. Caval-
laro. 1851.

INDIA.

Datta's Homœopathic Series. In Bengalee. Calcutta. 1876.
Hahnemann. In Bengalee. 1883.
Chikisaka-O-Samalochaka. Calcutta. 1895. In Bengalee.

ITALY. `

Clinica Omiopatica. Padova. 1871.
La Scula Medica Italiana O Bulletino Soceta Nazionale di
Omiopatica. Firenze. 1870.
Annali di Medicina par la Sicilia. De Blasi. 1837. Palermo·
Second Series: Hahnemann, o annili de medicina omiopatica
per la Sicilia. Dr. Cavallero.
Effemeridi de Medicina Omiopatica. Pezzillo. Napoli. July,
1829. 2 vols. published.
Giornale di Medicina Omiopatica. 1848. Torino. 2 vols.
publ.
Omiopatia in Italia. Brentano. Milano. 1864.
Il Secolo Omiopatico. Palumbo. July, 1891. Napoli. (Exam.
Vol. 1.)

MEXICO.

La Homœopatia, ante las ciensias positivos. Mexico. 1892.
El Faro Homœopatico. Mexico City. 1874.

NETHERLANDS.

Homoopathisch Maanblad.   1890.   Gravenhave.

PORTUGAL.

Gazeta Homœopathica Portuense. S.   Vincente Palo.   Semi-monthly.   1853-'55.

Revista Portuguense de Therapeutica Homœopathica.   Jousset.   Lisbon.   July, 1880.

RUSSIA.

Derricker's Homœopathic Journal.   St. Petersburg.   1861-'3.   Publ. three years.   Dr. Fleming.   (Wratsch Homœopath.)

Journal of the Society of Homœopathic Physicians of St. Petersburgh.   1871.   Contin. a short time.

Annuaire Homœopathique de la Pharmacie Homœopathique Centrale de St. Petersburgh.

Journal Homœopathique.   La Médicine Homœopathique (Wratsch Homœopath.)   Fleming's Jl.   1861-'63.

Journal Homœopathique Westnik.   (La Nouvelle Homœopathique.)   St. Petersburgh.

Journal Homœopatizeski Lezenie.   (The Hom. Cure.)   St. Petersburgh.

Der Homöopathische Sammler.   Moscow.

Journal de la Société des Médicins.   Dr. Leon de Brasol.   St. Petersburgh.   Com.

SOUTH AMERICA.

La Medicina Moderna.   Bogota.   Dr. Guerrero.   1884.

La Clinica Homeopatica Argentina.   1895.   Dr. Tuali.

Anales de la Homeopatia.   Dr. Sanmiguel.   Bogota.   1876.

La Homeopatia.   Bogota.   Dr. Alvarez.   1866.

La Homeopatia.   Lima.   1884.   Dr. Deacon.

La Homeopatia.   Organe de Institut Homœopathique de New Granada.   Bogota.   Pambo.   1891.

O Homeopatia.   Pernambuco.   Pinho.   1882.

Revista Homeopatica.   Organo de la Sociedad Hahnemanniana Uruguaya.   Montevideo.   1881.

SPAIN.

Boletin Oficial de la Sociedad Hahnemanniana Matritense. Madrid. 1846. Five vols. publ.

Boletin Clinico del Instituto Omiopatico de Madrid. 1881. In 1884 contin. as Revista Hahnemanniana. (Exam. Vols. 1, 2.)

La Homœopatia. Madrid. 1846. Contin. of Gazeta.

La Lanterne. 1850.

Moniteur Medico Chirurgical. 1834. Madrid. Publ. but a short time.

Le Sentinel.

Anales de la Medicina Homœopatica. Madrid. Hahnemann Society. 1851. Six vols. publ.

Anuario de Medicina Homœopatica. 1862. Madrid. Arango y Cueller.

Castellano Homœopatica. Valladolid.

El Debate.

La Decada Homœopatica. 1854. By Spanish Hom. Academy.

Gazeta Homœopatica de Madrid. 1845. Semi-monthly.

El Guende Homœopatica. (The Hobgoblin.) Madrid. Four Nos. publ.

El Propagador y la Reforma Medica.

El Propagador Balear. Palma.

El Progresso Medico. Alcoy.

Revista General de Homœopatia. Bilboa. 1886. A. Mateos. Vols. 1-3.

Revista Hahnemanniana. Madrid. 1884. Pellicer. But one vol. publ.

El Propagador Homeopatico. Dr. Hysern. Madrid. 1896.

La Homeopatica. Lima. 1894.

La Reforma Medica. Madrid. Hysern. 1865.

Revista Homeopatica Catelana. Barcelona. 1883.

El Hahnemanniano. Dr. Terry. Habana. 1878.

SWEDEN.

Homoopathiska Underrattelser For Svenska Folket. Dr. Leidbeck. Stockholm. 1855.

SWITZERLAND.

Dorfdoktor. Drs. Fellenberg-Ziegler u F. Rodiger. Zurich. 1868.

Schweizer Volksarzt. Wochenschrift f Homöopathie. Zurich. Ziegler u Rodiger.

Bauernzeitung Wochenschrift f Land und Volkswirthschaft. Ziegler.

TRANSACTIONS THAT HAVE BEEN EXAMINED.

Society Transactions containing Provings. Examined as follows:

In most cases this includes all the Transactions published.

American Institute of Homœopathy. 1844–'99.

Connecticut Homœopathic Society. 1866, 1869, 1870, 1889 to 1899.

Chicago Homœopathic Medical Society. 1859. Vol. 1.

Dakota Homœopathic Medical Association. 1886. (See Minna Med. Monthly. Vols. 1, 2.)

Homœopathic Physicians' Society of Iowa. 1870–'76.

Hahnemannian Association of Iowa. 1877, 1879, 1880, 1881, 1882.

Hom. Med. Assoc., Iowa. 1862. (1).

International Hahnemann Association. 1881 to 1899.

Illinois Homœopathic Medical Association. 1857, 1858, 1862, 1863, 1864, 1867, 1869.

Indiana Institute of Homœopathy. 1867 to 1899.

Kansas State Homœopathic Society. 1888.

Massachusetts Hom. Medical Society. 1840–1899.

Maine Homœopathic Medical Society. 1888 to 1899.

Michigan Institute of Homœopathy. 1847, 1855, 1860–'70, 1866.

Michigan Homœopathic Medical Society. 1871 to '99.

Minnesota State Homœopathic Institute. 1867–'81, 1882, 1883, 1884, 1885, 1888.

Missouri Institute of Homœopathy. 1885.

New York State Homœopathic Medical Society. 1851 to 1899.

New Jersey State Homœopathic Medical Society.   1855-1888;
1890-'91.

Northwestern Provers' Union.   1866.

Ohio Homœopathic State Medical Society.   1865 (I), 1867,
1869, 1870, 1871, 1872, 1881, 1882, 1885.

Oneida County (N. Y.) Homœopathic Society.   1860, 1861,
1864.

Ontario and Yates County (N. Y.) Homœopathic Society.
1862.

Philadelphia Co. Hom. Med. Society.   1882.

Pennsylvania Homœopathic State Society.   1866-'99.

Pacific Homœopathic Society of California.   1874-'76.   V. I.

Ulster County (N. Y.) Homœopathic Medical Society.   1865.
V. I.

Wisconsin Homœopathic Medical Society.   V. 7.   1881, 1882.

Vermont Hom. Med. Society.

Western Institute of Homœopathy.   V. 1-6.   1864-'69.

Southern Hom. Med. Association.